인지재활 및 감정조절 훈련

뇌인지워크북

Authorised translation from the English language edition published by Routledge,
a member of the Taylor & Francis Group

뇌인지워크북

The Brain Injury Workbook

2023년 1월 10일 1판 1쇄 인쇄
2023년 1월 15일 1판 1쇄 발행

지은이 | Trevor Powell
옮긴이 | 공명자 · 박순영 · 박충순 · 황윤정
펴낸이 | 김진환
펴낸곳 | 학지사메디컬
04031 서울특별시 마포구 양화로 15길 20 마인드월드빌딩
대표전화_ 02-330-5188 팩스_ 02-326-0338
등 록 | 2010년 2월 8일 제313-2010-36호
메 일 | hakjisamd@hakjisamd.co.kr
홈페이지 | http://www.hakjisamd.co.kr

ISBN 979-11-92867-13-7 93510

가 격 | 20,000원

인지재활 및 감정조절 훈련

뇌인지워크북

Trevor Powell 저

공명자 · 박순영 · 박총순 · 황윤정 편역

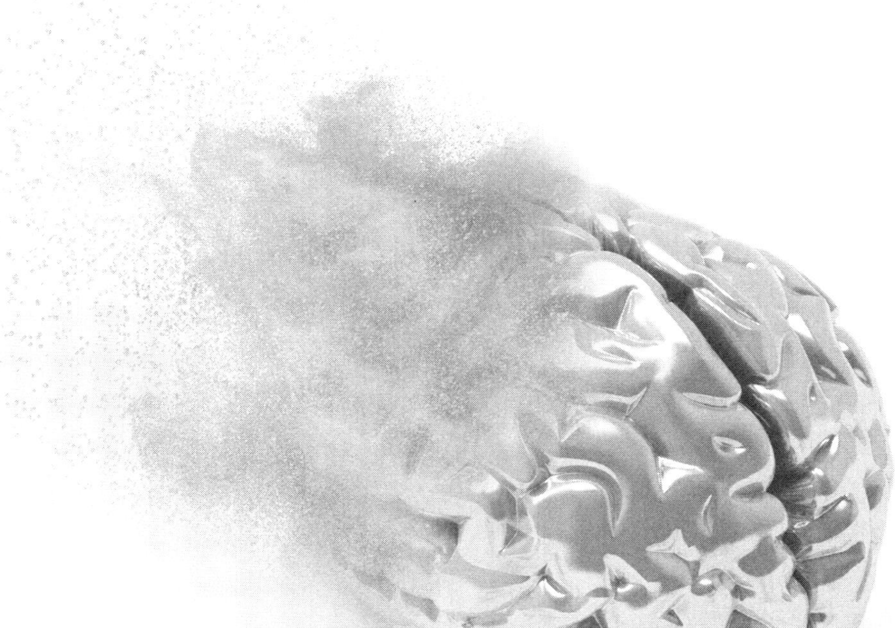

학지사메디컬
HAKJISA MEDICAL

편역자 소개

공명자 혜전대학교 작업치료과 겸임교수, 연세인지심리상담연구소 대표원장

박순영 단국대병원 정신건강의학과 작업치료사

박총순 분당서울대병원 정신건강의학과 작업치료사

황윤정 여주대학교 작업치료과 교수

머리말

임상에서 뇌 손상 환자들을 위한 인지 프로그램들은 많지만 환자의 인지 및 정서적 증상에 맞게 프로그램을 제공하는 책은 부족한 실정입니다. 임상현장에서 우리는 이 책의 프로그램을 환자 및 보호자에게 적용하면서 매우 유용하다고 느꼈습니다. 그래서 임상과 교육 경험이 많은 역자들이 모여 1년여 동안 우리나라 임상현장에 맞추어 편역을 하였습니다.

특히, 뇌졸중, 경도인지장애, 초기 치매, 초로기 치매, 외상성 뇌 손상 환자들뿐만 아니라 경계성 지적 장애를 가진 청소년들을 위한 워크시트로서 Part I부터 끝까지 적용해 보면 좋은 효과를 얻을 수 있을 것입니다. 자기인식 측면에서 자신의 인지 문제 및 정서 문제를 깨닫게 될 것이며, 훈련의 필요성을 알게 될 것입니다. 또한 부족한 인지 기능 훈련을 할 수 있고, 사회성 측면에서는 자신의 취약성을 상대에게 설명하면서 협력적 관계를 만들어 가며 사는 방법을 습득하게 될 것입니다.

Part I은 환자와 보호자 및 대학생들의 교육용 자료로 사용할 수 있는 뇌 손상에 대한 일반적인 정보를 담았습니다. Part II에서는 인지 자극, 인지 기능 훈련 및 장애를 보완하기 위한 대체전략들을 기술하였습니다. 인지 문제가 있는 사람들은 의외로 심리, 정서 문제가 많이 동반됩니다. 이를 위해 보호자와 함께 정서조절 문제를 다룰 수 있는 전략을 Part III에 수록하였습니다. 감정조절, 통찰력 및 뇌 손상에 대한 수용 및 적응 능력을 훈련하는 지침들이 있습니다.

모든 프로그램은 개별 치료뿐만 아니라 집단 치료로 활용할 수 있습니다.

이 책은 한국의 의료기관 재활의학과 및 정신건강의학과, 지역사회 치매안심센터, 방문요양 및 방문재활, 지역사회 정신건강복지센터, 인지 치료를 배우는 대학생 및 임상실습 학생들을 위한 교재로 활용하기에 유익한 책이 될 것입니다.

어려운 출판 환경에서도 기꺼이 책 출판을 지원해 주신 학지사메디컬 김진환 사장님, 전체 진행을 이끌어주신 이병진 이사님, 번역과 편집을 도와주신 김하영 선생님과 박민주 선생님께 감사를 드립니다.

끝으로 인지 문제로 어려움을 겪고 있는 분들과 가족들에게 가정과 지역사회에서 행복한 공동체를 만드는 데 도움이 되기를 염원합니다.

편역자 일동

감사의 말

이 책은 지난 15년간 뇌 손상 이후 삶의 정상적 회복을 위해 분투하는 환자들을 대상으로, 그룹 치료 및 개별 치료했던 경험을 담아 편찬하게 되었습니다. 이 책에 나온 모든 사례의 클라이언트 여러분들께 감사를 전하고 싶습니다. 특히 Headway 치료 그룹과 목요 모임인 Battle 병원의 치료 그룹 여러분들께 감사드립니다.

또한 지난 수년간 함께 일했던 여러 임상의 중 감사한 분들이 참 많습니다. 특히 Battle 병원의 동료 의사인 Tanja Gillham에게 감사를 표합니다. Anne Jeavons, Rob Stevens, Marigold Hayes, Huw Williams, Bob Lamperd 선생님들께도 감사드립니다. 원고 리딩에 도움을 주신 Headway Thamas Valley, West Berks 임상 심리학과, Battle 병원 재활부서 관계자 여러분들 모두 감사합니다. 이 밖에 저에게 기꺼이 아이디어를 빌려주시고 기꺼이 쓰게 해 주신 모든 분들께 감사드리고 싶습니다.

2003년 10월

Trevor Powell

2판을 출간하며

지난 9년간 뇌 손상 환자들과 그룹 및 개별 치료한 사례들을 추가, 보완하여 개정판을 출간하였습니다. 달라진 점은, 보다 쉽게 접근할 수 있도록 세 부분으로 나누어 편집한 것입니다. Part I은 뇌 손상 관련 각종 정보 및 조언들을 서술하였습니다. Part II는 인지 재활 환자들에게 자극을 주고 대처 방안을 개발하는 데 도움이 될 만한 훈련 방법들을 정리하였습니다. Part III는 뇌 손상 이후의 감정 조절능력 및 통찰력, 수용 능력 등을 향상시키기 위한 훈련들을 다루고 있습니다. 또한, 도움이 되었으면 하는 몇 가지 새로운 훈련을 추가하였습니다. 저의 동료인 Tanja Gillham, Bob Lamperd, Anne Jeavons, Sophie Williams, Rachael Gilson, Rosie Fakhraee, Louise Acker 및 Royal Berkshire 병원, Headway Thamas Valley 및 Berkshire 의료서비스 NHS Trust 관계자 여러분들께 감사드립니다. 또한, 제가 정말 좋아하는 단편소설인 James Joyce의 '죽은 사람들(The dead)'의 전문 일부를 발췌해서 실을 수 있도록 허락해주신 작가의 신탁 관리 이사님께도 감사드립니다. 마지막으로, Daily Mail에 처음 공개된 훈련 방법을 저희 책에 활용할 수 있도록 허락해주신 Puzzler Media company에 감사를 표합니다.

2012년 5월
Trevor Powell

목차

우리나라 집단 프로그램 운영

규모

2명 이상을 집단이라고 한다. 집단은 소집단과 대집단으로 나눈다. 소집단은 약 10명 이하의 집단이며, 대집단은 10명 이상에서 20명까지를 말한다. 임상에서 집단으로 환자를 치료할 때에는 환자의 상태와 프로그램의 특성에 따라서 집단을 나누게 된다. 환자의 상태에 따라서 자 · 타해 안전의 위험성이 있는 경우, 전담 보조치료자가 프로그램에 함께 참여해야 한다. 뇌 손상 환자의 경우는 대부분 신체적 · 정신적 문제를 함께 가지고 있기 때문에 경미한 환자의 경우 5~8명을 집단으로 구성하여 주 치료자와 보조치료자가 함께 프로그램에 참여하는 것이 가장 적합하다.

집단원

이 책에서는 환자 각각의 상태와 특성이 빠져있다. 그렇다 보니 환자의 목표설정 과정과 요구도가 반영되지 못했다. 실제 프로그램을 시행할 때는 치료 전 환자의 상태에 대한 평가를 시행하는 것이 좋다. 특히 환자와 보호자의 요구도 및 목표를 설정할 수 있는 다양한 평가를 활용하여 환자의 요구도가 치료에 반영될 수 있도록 한다(예: Canadian Occupational Performance Measure, Interest Checklist, Occupational Questionnaire). 집단 구성 시, 환자의 일상생활 및 사회성 기술 능력에 따라 팀을 만들면 집단 응집력 발달 및 안전한 분위기에서 소통을 촉진시킬 수 있다(예: Assessment of Motor and Process Skill, Evaluation of Social Interaction).

치료시간

보통 그룹 치료시간은 45~60분 정도이다. 환자에 따라서 집중도가 낮거나 피로도가 높은 경우 중간에 쉬는 시간을 두어(예: 활동 30분 후 쉬는 시간) 휴식할 수 있도록 하거나 치료시간에 집중하는 시간을 치료 목표로 설정하는 것도 좋다.

형식

처음 시작은 현실인식훈련으로 약 10분 정도 서로에 대해서 인식하고 지난 활동과 오늘 활동에 대해서 확인할 수 있도록 한다. 본 프로그램은 약 30분 정도 활동에 집중하여 수행할 수 있도록 하고 활동이 끝나면 오늘 수행한 활동에 대해서 자신의 생각과 느낌을 함께 나눌 수 있도록 하여 활동을 마무리한다.

회기

프로그램 목표마다 다를 수 있지만 10~12회기(2~3개월), 주 1~2회기로 프로그램에서 수행한 활동이 일상생활에서 일반화될 수 있도록 기간을 설정하는 것이 좋다.

들어가며

이 책은 지난 25년간 뇌 손상 환자들 가운데 후천적 뇌 손상 환자들을 대상으로 치료 프로그램을 운영한 경험을 토대로 점진적으로 발전시켜온 결과물이다. 치료 과정에는 심리치료도 있고, 교육학적 부분도 있으며, 반구조화 형태로도 운영해 왔다. 이 책은 그룹 치료에 사용한 훈련, 게임 및 관련 정보 목록을 취합한 것이다. 이러한 치료 활동은 비슷한 문제가 있는 사람들이 모여서 서로 도움을 주고 정보를 공유하도록 한다는 점에서 클라이언트들끼리 서로 많은 지지를 받고 있다.

연구에 따르면 '소그룹 모임' 또는 치료 환경을 제공하는 것은 재활에 있어서 매우 중요한 요소이다. '함께 모여서 정보를 공유한다'는 측면과 5가지 뇌 기능 측면에 중점을 두고 진행해왔다.

1. 집중된 자극 제공

한 치료사는 치료를 시작하면서 이렇게 외치곤 한다. "자 여러분, 작은 회색 세포들, 활동 좀 시켜볼까요?" 최신 연구에 따르면, 적절한 정신 운동이 뇌 특정 부분을 활성화 또는 '불을 켜주는' 역할을 한다고 한다. 어떤 심리학자들은 '함께 불붙은 세포들은 서로 연결된다'고 표현한다. 어떤 이들은 "손상된 신경의 길을 다시 만든다"라고도 말한다. 우리가 새롭게 알아가고 있는 뇌의 특징은, 뇌 기능은 일종의 근력과 같아서 운동과 훈련이 필요하다는 것이다.

2. 문제 해결 방법 학습하기

만약에 내 몸에 장애가 있으면 해결하거나 견디는 방법을 찾아야 할 것이다. 신체 장애가 있을 때 지팡이를 짚고 걸어야 하듯이, 인지 문제가 있으면 보완하거나 대처할 방법을 찾아야 한다. 일기를 쓴다거나 시각 이미지 등의 내적 기억 전략을 활용할 수도 있을 것이다. 이러한 접근은 Barbara Wilson과 같은 초창기 임상가들의 연구에 근거하고 있다. Wilson은 '기억 훈련 그룹(Memory Training Groups)' 관련 초창기 저자 중 한 사람이다. 기억력, 주의집중력 및 운동 기술 향상에서부터 분노 및 피로 관리 등 다양한 문제에 심리학적으로 접근하였다.

3. 통찰력 및 인식능력 향상시키기

통찰력 및 인식력 저하는 뇌 손상, 특히 뇌 손상 이후 발생하는 심각한 문제이다. 자신에 대해 객관적으로 바라보는 것은 정상인에게도 어려운 일이며 뇌 손상 이후에는 더욱 어렵다. 손상 이후 남아있는 어려운 문제들이 산에 안개가 걷히듯이 서서히 보이기 시작한다. George Prigatano는 뇌 손상 클라이언트의 치료란, 깜깜한 방에 불을 서서히 밝혔을 때 방안을 가득 채운 곰덫을 발견하듯이 문제를 하나하나 파악해 나가는 과정을 돕는 일이라고 비유했다. 이 과정은 수년이 걸릴 수도 있고, 부분적으로만 파악하는데 그칠 수도 있다. 연구에 따르면 통찰력의 부족이 일과 일상생활로 복귀하는데 가장 큰 장애물이 됨을 알 수 있다. 이 책에 나온 모든 훈련들은 자신을 분명하고 정확하게 보고, 자기 통제력 및 자신감을 갖도록 도움으로써 통찰력을 향상시키고자 하는 것이다.

4. 감정조절

뇌 손상은 삶을 송두리째 바꾸는 사건이지만, 처음에는 실상을 잘 파악하지 못할 수 있다. 서서히 통찰력이 발달하면서 기대수준을 조절하고 한계를 수용하게 될 것이다. 어려운 도전과 감정적 격변의 시기를 지나면 조절 및 수용이 따르고, 성장의 단계에 도달할 것이다. 삶이 이제 어느 정도 변했으며 예전으로 돌아갈 수 없음을 인정하게 된다. 이것은 사랑하는 사람을 잃고 상실감과 슬픔을 겪는 과정과 비슷하다. 변화를 수용하면 자신에게 일어난 일을 말할 수 있게 되고, 새로운 삶을 인정하며 살아갈 수 있게 된다. 이 책의 마지막 단계에는 조절에 중점을 둔 훈련 방법이 나와있다.

5. 통제력이 있다고 느끼는 자기 효능감 향상

뇌 손상 후에 대부분의 사람들은 통제력을 잃었다고 느끼며 통제력 회복을 위한 지식과 조언을 간절히 원한다. 여기에 제공된 훈련 방법과 정보의 목적은 당면한 문제에 대처하도록 적절한 정신 자극 활동을 하여, 통제력 향상에 도움이 되게 하는 것이다. 이로 인해 '내가 문제에 대처하기 위해 무엇인가 할 수 있다'는 자기 효능감이 향상되고 스스로 역량이 강화되었다고 느끼게 될 것이다. 그 결과 동기 부여가 촉진되고 자신감이 향상된다.

이 책의 주요 내용

2판은 보다 명확하고 보기 쉽게 재구성되었다. Part I은 일반 정보를 제공한다. Part II는 기억, 주의집중력, 집행 기술 향상을 위한 인지재활 훈련 방법에 관한 장이며, Part III은 통찰력, 인지력 및 조절능력 향상을 위한 훈련 방법을 다룬다.

누구를 위한 책인가?

이 책은 다양한 방법으로 활용될 수 있다. 기본적으로는 그룹 치료에 사용하기 위해 만든 것으로써, 뇌 손상 환자들의 그룹 치료 시에 치료사들이 활용할 자료로써 제작하였다. 기본 자료집이나 '요리책'처럼 환자들이 활용할 유인물로 배포하거나 치료에 사용할 수 있다. 그러나 클라이언트의 개별 치료에도 활용할 수 있다. 또한, 뇌 손상이 있는 환자 본인이 스스로 활용할 수 있다. "기억력이나 사고력를 향상시키려면 어떻게 하면 될까?" 클라이언트 또는 가족들이 종종 이렇게 질문한다. 보호자, 가족, 주간보호센터 직원들이 뇌 손상 환자들의 자극 활동을 제공하는데 이 책을 활용할 수도 있다.

워크북의 한계

이 워크북 사용 시 주의할 점이 있다. 첫째, 시의적절성, 둘째, 민감도 및 적절성에서 주의할 점이 있다. 뇌 손상 이후, 환자는 다양한 회복 단계를 거치는데 각 단계에 맞는 재활 활동이 모두 다르다. 예를 들어, 조절능력 관련 훈련은 뇌 손상 후 첫 몇 달 동안에는 그다지 적절하지 않다. 왜냐하면 여러 기능들의 향상이 진행되는 가운데 어느 부분의 조절에 집중해야 할지 잘 모르기 때문이다. 그러나, 이 경우에 일반 정보는 잘 활용할 수 있다. 마찬가지로, 뇌 손상의 유형도 여러 가지가 있다: 집행 기술이 비교적 우수한 사람도 있고, 그렇지 못한 경우도 있다. 일반적으로 다 아는 사실은 기억력이나 집행 능력이 심하게 저하된 부족한 사람들은 내적 기억 전략이 별 효과가 없는 반면, 기억력 손상 정도가 경미하거나 집행 기술이 비교적 손상되지 않은 사람들은 좀 더 효과를 볼 수도 있다는 것이다. 많은 뇌 손상 환자들은 장애인이라고 불리는 것을 달가워하지 않지만, 별로 개의치 않는 사람들도 있다. 이러한 요소들도 세심하게 따져보고 개별적 요구에 맞춘 훈련 방식을 선택해야 한다.

그룹 치료 및 프로그램 운영

규모

그룹의 규모를 정확히 몇 명이라고 정하기는 어렵다. 지난 수년간 운영해온 치료 그룹은 크게 두 가지로 분류할 수 있다. Headway 센터에서 진행한 그룹 치료의 경우 많으면 20명 정도였고, 다소 능력치가 우수한 환자들의 경우 7~9명 정도의 소규모 그룹으로 진행한다. 소규모 그룹 클라이언트들의 주요 치료 방향은 직장 복귀 및 업무 수행과 관련한 감정조절 능력 향상에 중점을 두었고, 대규모 그룹의 경우에는 자극 치료 및 문제해결력 학습 위주로 진행하였다.

진행 시간

세션의 진행 시간은 중요한 문제이나 역시 정해진 룰은 없다. Headway 그룹은 보통 1시간 정도 진행한다. 참여자들의 집중력, 인내심, 피로도를 고려할 때 1시간이 최대치라 할 수 있다. 소규모 그룹의 경우 1시간 15분까지도 진행한다. 50분 진행하고 중간에 휴식 시간을 갖기도 한다. 규칙이 있다면 참여자의 피로도, 집중 시간, 인내심 정도를 잘 파악하여 정도를 넘지 않도록 하는 것이다.

형식

수년간 정형화된 활동과 자유로운 근황 토크를 접목하여 치료 그룹에 맞는 포맷을 개발하였다. 통상적으로 그룹 참여자 모두 각각 자기 이야기를 돌아가면서 하는 것으로 시작한다. 소그룹에서는 지난주에 있었던 일 중 좋았던 일과 좋지 않았던 일을 한 가지씩 이야기하도록 한다. 세션 종료 시에 참여자 모두가 시각화 또는 마음속 그림 저장 등의 방법으로, 각각의 좋은 일과 나쁜 일을 누가 말했는지 연결시킬 수 있어야 한다. 이러한 훈련은 기억 훈련, 자극 제공, 타인과 삶을 나누고 통찰력 및 조절력을 향상시켜줄 기회를 제공하는 등 여러 측면에서 치료 효과가 있다. 이후에 정형화된 사고력 훈련, 기억력 증진 훈련 및 관리실행 기술 훈련 등을 해볼 수 있다. 이다음 순서로는 보통 인지 및 조절과 관련된 훈련을 하는데, 이때 뇌 손상 이후 각자의 삶에 대해 토론하는 시간을 갖는다. 이것은 이 파트의 가장 중요한 부분이다. 뇌 손상 환자인 클라이언트들은 인지력 및 통찰력이 다소 떨어지므로, 일반 심리치료 그룹에서처럼 토론 주제가 즉흥적으로 나오도록 두기보다는 토론 주제를 정형화하는 것이 중요하다.

다음 페이지에 나온 문장은 그룹 치료 참여자 중 한 사람이 쓴 것으로, 그룹 치료 및 본 자료의 본질을 잘 보여주고 있는 것 같아 옮겨보았다.

이 책이 다른 치료 전문가, 동료, 간병인 및 클라이언트들에게 어떻게 받아들여질지는 알 수 없으나, 적어도 수년간 여러 사람들과 사용해온 여러 가지 활동을 정형화하고 정리하는데 유용한 방법일 것이다. 모쪼록 이를 토대로 더 많은 내용을 추가 및 보완할 기회를 가졌으면 하는 바람이다.

consultant & clinical neuropsychologist
Trevor Powell

그룹 치료에서 내가 얻은 것들

치료 그룹에서는 나 자신을 있는 그대로 받아들여 줍니다.

그들은 이전의 나를 몰랐기에 현재의 나를 그대로 수용해 줍니다.

그래서 내가 온전하게 마음을 놓을 수 있고, 자기 방어를 할 필요가 없습니다.

그들은 나의 행동, 언어 및 태도를 손상 이전의 나와 비교하지 않습니다.

종종 슬퍼지고 화가 나기도 하지만, 큰 혼란 없이 마무리되고, 더 깊이 이해할 수 있게 됩니다.

그들도 다 겪어본 일이니까요.

워크북은 내게 필요한 부분을 적절하게 도와주어서 매우 유용합니다.

핵심을 짚어주고 내가 미처 생각하지 못했던 문제들을 일깨워줍니다.

나 자신을 한 인격체로서 더 많이 이해하게 되었고 성장했다는 생각이 듭니다.

그룹 치료 규모는 크지도 작지도 않고 적당합니다.

모두에게 원하는 만큼의 공간이 주어집니다.

매 세션마다 발견의 기쁨이 있습니다.

지루하지 않고 웃을 일이 매번 생깁니다.

Jill

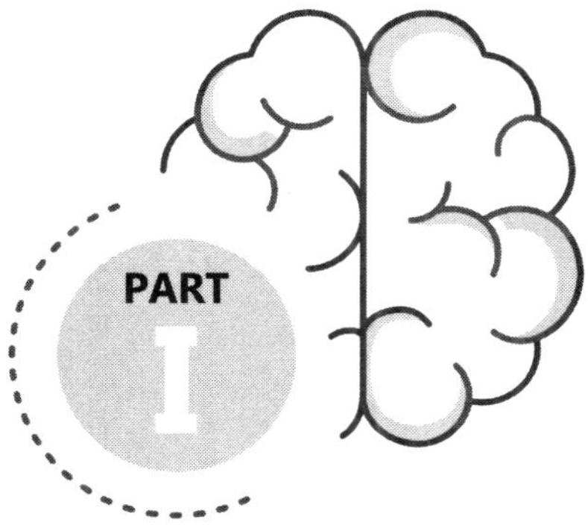

뇌가 손상된 상태로 살아간다는 것

Living with brain injury

뇌가 손상된 상태로 살아간다는 것

PART I

Living with brain injury

PART I

뇌가 손상된 상태로 살아간다는 것

Living with brain injury

주의집중력, 집행 및 언어, 지각기술

피로, 감정 및 행동 변화

뇌가 손상된 상태로 살아간다는 것

PART I

Living with brain injury

자기인식, 통찰 및 조절

1 뇌 손상에 관한 정보

한국에서는 10년 동안 약 275만 명의 외상성 뇌 손상 환자가 발생한다. 이중 약 13.3%만이 입원하고 약 80%의 환자는 입원치료를 받지 않는다. 손상 정도는 뇌 손상 환자 전체의 20%가 심각한 수준이며, 나머지는 중증 또는 경미한 정도이다.

뇌 손상 원인	%
도로 교통사고	약 30%
가정 또는 산업장	약 40%
스포츠레크레이션	약 10~15%

출처: 2020 손상 유형 및 원인 통계-질병관리청

뇌 손상 가능성이 높은 사람들 유형

- 남성이 여성보다 3배 이상 많이 발생
- 10~15세 젊은 남성들에게 가장 많음(5배 이상)
- 65세 이상 인구가 손상 위험에 많이 노출됨
- 음주 시, 위험 증가
- 모험을 즐기는 성격 유형
- 과거 뇌 손상 병력이 있는 사람들

뇌 손상 환자의 생존자 수가 계속 증가하고 있어 '조용한 전염병'이라는 표현을 쓰기도 한다. 삶의 패턴이 전반적으로 빨라짐에 따라 뇌 손상 환자가 늘어나고, 기술이 발전함에 따라 생존율도 높아진 결과이다. 오늘날 뇌 손상 환자 생존자 중, 90%는 30년 전에는 사망했을 것이다.

1. 요즘 사람들의 뇌 손상 생존율이 더 높아진 이유는 무엇인가요?
2. 어떤 사람들에게 뇌 손상이 더 많이 발생할까요?

본 정보가 본인과 연관성이 높다고 생각하시나요? 매우 그렇다 ☐ 약간 그렇다 ☐ 별로 없다 ☐ 가장 중요한 점은 무엇이었나요?

2 뇌 손상 시 어떤 일들이 발생하는가?

뇌가 손상될 때, 두개골 내에서 뇌의 가속과 감속이 발생한다. 부드러운 두부를 상자에 넣고 흔든다고 상상해본다. 부러지고 찢어지고 금이 갈 것이다. 손상은 1차적 손상과 2차적 손상으로 나누어 설명할 수 있다.

1차적 손상

(a) 미만성 축삭 손상: 뇌에 충격이 가해지면, 뇌에 압박이 가해지거나 찢겨짐에 따라, 미세신경섬유, 접합 부분 및 축삭돌기 수초가 늘어나거나 파열된다.

(b) 타박상: 전두엽과 측두엽이 두피 내부의 딱딱한 골융기와 충돌하는 경우이며, 가장 흔하게 발생하는 손상 유형이다.

(c) 출혈 및 혈종: 동맥 및 혈관이 찢어지고 혈종이 형성되면, 뇌에 압박이 가해질 수 있다.

2차적 손상

(a) 뇌부종: 뇌가 부어오르는 증상으로, 혈액과 산소가 뇌세포에서 원활하게 돌지 못하여 뇌동맥 혈압이 높아진다.

(b) 감염: 두피가 골절되면 뇌에 세균 감염이 발생할 수 있다.

(c) 호흡곤란(산소결핍): 심장이나 폐 등 신체 다른 부분이 손상되면, 호흡곤란으로 인해 뇌 혈액 내에 산소 흐름이 원활하지 않게 될 수 있다.

(d) 2차적 출혈: 서서히 발생하는 출혈은 추후에 발견될 수 있다(경막하, 경막외, 뇌내 출혈).

(e) 세포 변화: 글루타메이트, 칼슘, 자유라디칼 등 다양한 독성 신경전달물질이 발생하여 뇌세포가 사망에 이르는 등, 다양한 생화학적 변화가 연속적으로 발생한다.

1. 1차적 손상에는 어떤 것이 있나요?
2. 2차적 손상에는 어떤 것이 있나요?

본 정보가 본인과 연관성이 높다고 생각하시나요? 매우 그렇다 □ 약간 그렇다 □ 별로 없다 □ 가장 중요한 점은 무엇이었나요?

3 뇌 손상의 심각성 측정

대부분 폐쇄성 뇌 손상 유형이다. 뇌는 골절되지는 않았으나, 두개골 내에서 뇌의 가속과 감속이 발생한다. 이와는 달리, 총격 등으로 인한 뇌 손상은 개방성, 침투성 손상이라 할 수 있다.

뇌 손상이 얼마나 심각한지를 측정하는 방법에는 두 가지가 있다.

(a) 의식: 외부 자극에 반응하는 정도에 따라 운동 반응, 언어 반응, 눈 뜨기 수준 반응을 단계별 반응 능력으로 측정할 수 있다. 통증, 언어, 지시 등의 자극에 반응하는 것을 보고 체크한다. 글라스고우 혼수 척도(Glasgow Coma Scale)는 코마 및 의식 상태를 1~15 사이의 수치를 이용하여 표현한다. 점수가 낮을수록 뇌 손상이 심각한 것이다. 13~15점이면 경미한 손상이라 볼 수 있다.

(b) 외상 후 기억상실증(PTA): 뇌 손상 시점부터 시간, 날짜, 주변상황 등 일상적인 기억을 회복할 때까지의 기간을 말한다. PTA를 대략 측정하려면, 사고 이후 일어난 일들을 떠올려보는 것이다. 뇌 손상 후 PTA가 얼마나 지속되는가? 1시간 내로 회복이 되면 경미한 뇌 손상이라 볼 수 있다. 1~24시간 PTA가 지속된다면, 중증 뇌 손상으로 판단한다. 24시간 이상 PTA가 나타나면 심각한 손상, 7일 이상 지속되면 매우 심각한 단계라 볼 수 있다. PTA 기간이 길어질수록, 글라스고우 혼수 척도가 낮을수록, 뇌 손상이 심각하고 장기적 · 영구적으로 문제들이 지속될 가능성이 높다. 이 두 가지가 손상 결과를 예측하는 데 가장 유용한 척도이다.

1. 폐쇄성 뇌 손상과 개방성 뇌 손상의 차이점은 무엇인가요?
2. 뇌 손상의 심각도를 어떻게 측정하나요?

본 정보가 본인과 연관성이 높다고 생각하시나요? 매우 그렇다 □ 약간 그렇다 □ 별로 없다 □ 가장 중요한 점은 무엇이었나요?

4 뇌 손상으로 인한 흔한 문제점들

신체적

- 마비 – 신체 부위가 마비되거나 움직이기 어려움, 기동성 저하
- 운동실조증 – 운동 협응력 부족, 떨림
- 감각기능 저하
- 청력 손상 및 이명
- 시각능력 저하 – 복시
- 후각과 미각 손상
- 균형 감각 저하 – 어지럼증
- 두통
- 피로 – 체력 저하
- 간질
- 성적 각성

인지적

- 집행 기술 장애 – 계획, 수립, 착수, 문제해결, 멀티태스킹 능력 저하
- 기억력 손상 – 단기 기억력, 새로운 것의 습득 능력이 떨어짐
- 정보 처리 속도 감소
- 주의집중력 결핍 – 주의를 집중, 분산, 전환하는 능력 저하
- 지각력/시공간 능력 저하
- 언어 능력 문제 – 이해(듣기) 및 표현(말하기)
- 변화와 결핍에 대한 통찰력 및 인지력 감소

감정 및 행동

- 좌절감을 견디는 힘이 떨어짐 – 분노 발작, 쉽게 화냄
- 감정 기복이 심함 – 우울감과 불안 증가
- 감정동요(lability)가 심해짐 – 울고 웃는 감정이 수시로 변함
- 감정 장애 – 감정이 둔해지는 경향 (감정 둔마)
- 무감정 – 동기 부족 및 계획 수립, 추진 등의 능력 저하
- 탈억제 – 충동성, 위험성이나 사회적 규범을 고려하지 않고, 감정이나 생각을 여과없이 표현, 사회적 판단력 저하
- 걱정, 우울감, 집착 – 사고의 유연성 부족

뇌 손상 후에 발생하는 가장 심각한 다섯 가지 문제는 무엇인가요?

본 정보가 본인과 연관성이 높다고 생각하시나요? 매우 그렇다 □ 약간 그렇다 □ 별로 없다 □ 가장 중요한 점은 무엇이었나요?

5 해부학적 뇌 영역 및 기능

뇌의 무게는 약 1kg으로, 호두를 두 조각으로 나눈 모양처럼 생겼으며, 두부와 같은 농밀도를 가지고 있다.

우뇌와 좌뇌. 좌뇌는 오른쪽 신체의 움직임과 감각을, 우뇌는 반대로 왼쪽을 조절한다. 좌뇌는 언어 능력에 중요하고, 우뇌는 공간 및 비언어적 기술에 중요한 역할을 한다.

전두엽. 이마 바로 밑에 있으며, 뇌의 나머지 부분을 통제 및 관장한다. 다른 종과 달리 인간에게만 있는 계획 수립, 문제해결, 멀티태스킹 및 기타 집행 기술에 관여한다. 또한 성격, 기질, 기분, 감정 및 말하기에도 관여한다.

측두엽. 귀 바로 위에 위치하며, 기억, 청각 및 언어 이해에 관여한다.

두정엽. 귀 뒤에 위치하며, 머리 뒤 부분에 있다. 공간 지각력, 감각 정보 해석, 읽고 쓰기 및 그림 해석 등에 관여한다.

후두엽. 머리 뒤에 위치하며 시각, 사물 인지 및 색깔 구별 등에 관여한다.

소뇌. 머리 뒤쪽, 후두엽 아래에 위치하고 있으며, 협응, 소근육 운동, 균형감각, 보행 자세 및 말하기에 중요한 역할을 수행한다.

뇌간. 뇌를 척수와 연결하는 부분으로서, 각성, 호흡, 삼키기 등 자율신경활동에 중요하다.

간뇌 및 대뇌변연계. 가장 먼저 발달하는 뇌 부분으로서, 뇌 중심에 있는 피질 하부구조이며, 원초적 감정 및 충동에 관여한다. 땅콩만 한 시상하부(체온, 배고픔, 피로, 수면 등 대사운동조절), 편도체(두려움 및 분노 등의 감정에 관여), 해마(기억 관여) 등이 포함된다.

1. 계획, 추리 등 집행 기술에 가장 중요한 뇌 부분은 어디이며, 이 부분이 동물보다 사람에서 더 큰 이유는 무엇일까요?
2. 동작이 어설프고, 협응 능력이 떨어지고, 손 기민성이 떨어진다면, 뇌의 어느 부분이 손상되었을까요?

본 정보가 본인과 연관성이 높다고 생각하시나요? 매우 그렇다 ☐ 약간 그렇다 ☐ 별로 없다 ☐ 가장 중요한 점은 무엇이었나요?

6 뇌 교차단면

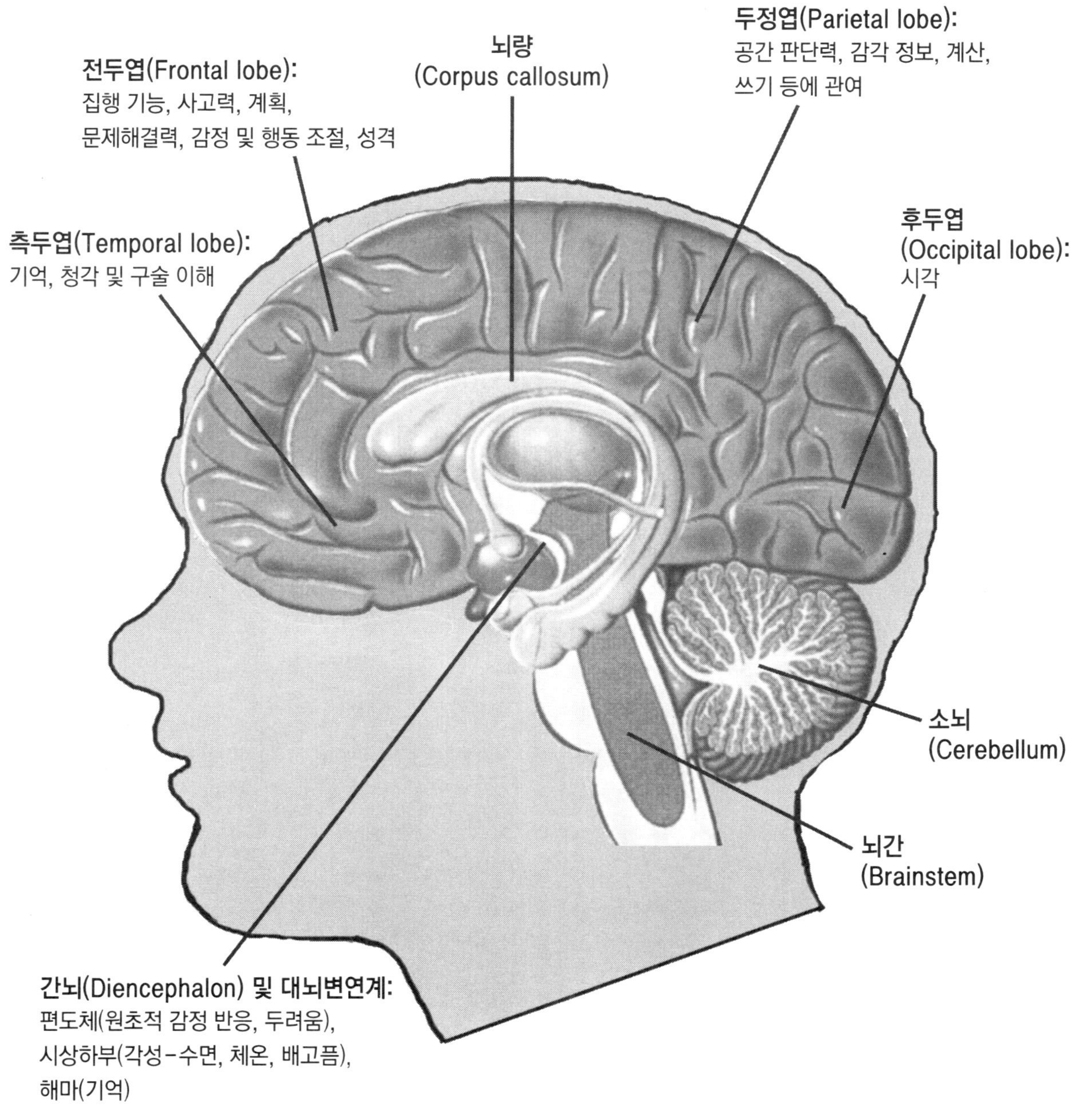

본 정보가 본인과 연관성이 높다고 생각하시나요? 매우 그렇다 □ 약간 그렇다 □ 별로 없다 □ 가장 중요한 점은 무엇이었나요?

7 뇌졸중 정보

뇌졸중

뇌가 기능을 하려면, 혈관을 통해 필수 영양소와 산소가 지속적으로 뇌세포에 전달되도록 해야 한다. 뇌졸중이란 뇌혈관이 막혀서 뇌세포가 죽거나 심각하게 손상되는 의학적 증상이다.

뇌졸중에는 크게 두 가지 유형이 있다.

- **허혈성**: (전체 뇌졸중의 80%를 차지) 혈액이 응고되면서 뇌혈관이 막혀 뇌가 손상되는 질환
- **출혈성**: 혈관이 약해져서 파열되는 증상으로 뇌내출혈과 지주막하출혈이 있음

이밖에, 일과성 허혈성 발작(TIA)은 뇌로 혈액 공급이 일시적으로 중단되어 발생하는 가벼운 뇌졸중(mini stroke)이다. 증상은 뇌졸중과 비슷하나, 지속시간이 24시간 이내로 짧다.

뇌졸중은 어떤 사람들이 많이 걸리나? 뇌졸중은 매년 10만 명 당 200명꼴로 발병한다. 발병 환자의 약 1/3은 사망하고, 1/3은 회복되며, 나머지 1/3은 장애를 가지고 살아간다. 뇌졸중 장애를 가지고 살아가는 사람들 중, 25%만이 65세 미만이다. 뇌졸중 환자의 50~80%는 초기에 한쪽 신체가 조기 마비된다. 뇌졸중 발병 위험을 높이는 요소로는 흡연, 과체중, 운동 부족, 영양결핍, 고혈압, 고콜레스테롤 및 당뇨 등이 있다.

뇌졸중의 영향

뇌졸중은 손상받은 뇌의 영역, 손상의 심각도, 손상 전 건강 상태에 따라 다양한 방식으로 영향을 미친다. 뇌졸중은 종종 다음과 같은 영향을 줄 수 있다.

- 신체 기능: 신체 일부의 기능 저하 및 상실 (뇌 손상부위와 신체 방향은 반대임)
- 사고력: 인지 기능, 기억, 집행 기능 및 지각 기술
- 기분과 감정
- 의사소통 – 말하기 및 듣고 이해하기

1. 뇌졸중의 두 가지 유형을 이야기해 보세요.
2. 뇌졸중이 발병하면 영향을 받는 네 가지 주요영역은 어디인가요?

8 뇌졸중 이미지

출혈성 뇌졸중(Haemorrhagic stroke)

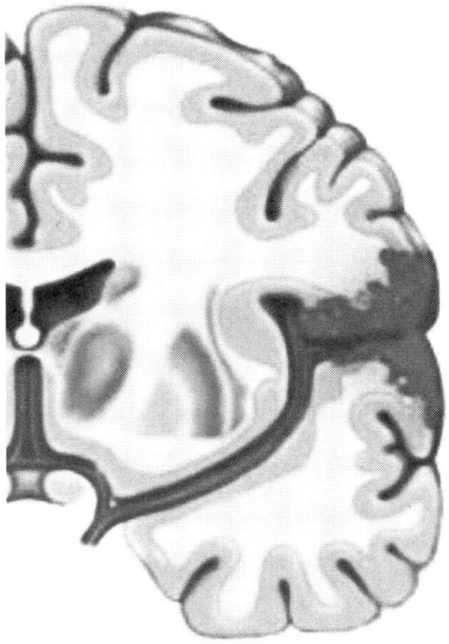

혈액이 뇌조직으로 침투한 상태

허혈성 뇌졸중(Ischemic stroke)

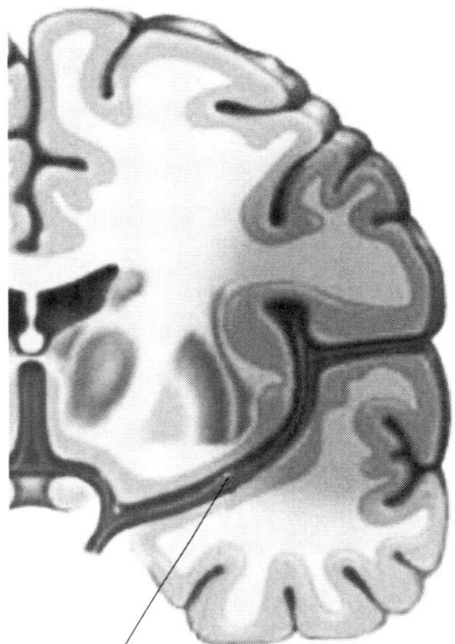

혈액 응고로 인해 뇌의 일부에 혈액 공급이 중단된 상태

뇌내출혈과 지주막하 출혈 (Subarachnoid and intracerebral haemorrhage)

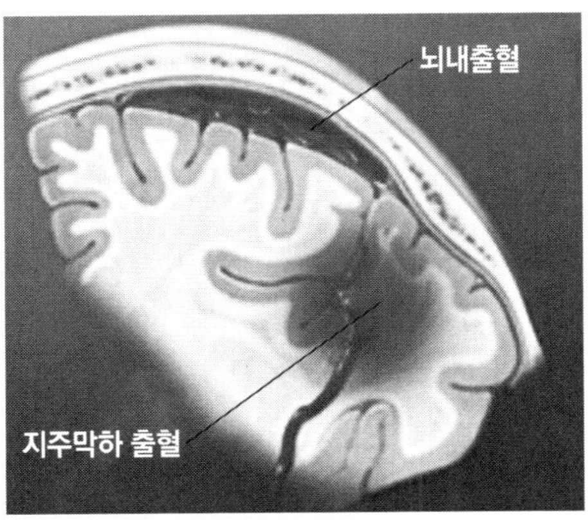

혈액이 뇌조직으로 흘러나오거나 뇌지주막 아래쪽으로 출혈이 되는 경우

경질막하 출혈 (Subdural haematoma)

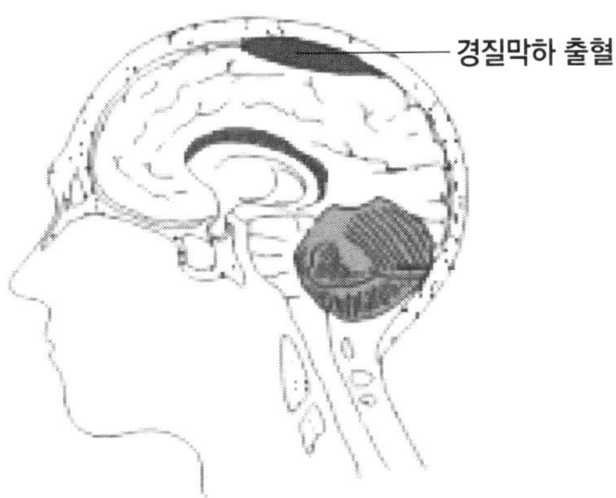

뇌 경막 아래에 혈종이 발생하여 뇌에 압박을 가하는 증상

본 정보가 본인과 연관성이 높다고 생각하시나요? 매우 그렇다 □ 약간 그렇다 □ 별로 없다 □ 가장 중요한 점은 무엇이었나요?

9 기타 후천적 뇌 손상 유형

후천적 뇌 손상

후천적 뇌 손상(acquired brain injury, ABI)은 선천적 · 유전적 요소 외에 후천적으로 발생하는 뇌 손상을 가리키는 용어이다. 뇌졸중과 뇌 손상이 대표적인 ABI 유형이다. 그밖에 아래 유형들도 있다.

신경독성장애

알코올 과다 섭취로 특정 비타민 결핍을 초래할 수 있는데, 이는 뇌에도 영향을 미친다. 특히 비타민 B나 티아민 결여로 인해 코르사코프 증후군이 발병하면 기억력이 심각하게 감퇴한다.

이밖에 일산화탄소 중독, 용해성 물질, 금속, 약물, 살충제 및 기타 신경독도 신경독성장애의 원인이 된다. 뇌 손상 심각도는 신경독에 얼마나 노출되었는지에 따라 좌우된다.

감염

뇌염은 뇌에 염증이 생기는 증상으로서 원인이 되는 바이러스와 박테리아의 종류도 여러 가지이다. 가장 흔한 원인균은 헤르페스(Herpes-Simplex) 바이러스이다. 이 유형은 항바이러스 약물로 치료될 수 있으나, 장기적인 손상을 줄이려면 조기 진단이 중요하다. 많은 사람들은 뇌염에서 곧잘 회복되지만, 뇌신경세포가 손상될 수도 있다.

뇌수막염은 뇌를 덮고 있는 막(수막)이 감염되어 뇌가 부어오르는 것이며, 회복은 사람마다 다르다.

저산소증/무산소증

뇌에 산소 공급이 중단되는 것을 저산소증 또는 무산소증 뇌 손상이라 한다.

저산소증/무산소증 뇌 손상의 가장 흔한 원인은 아래와 같은 것들이 있다.

- 호흡기 또는 심정지
- 심각한 천식 장애
- 심장기능 저하 및 출혈로 인한 심각한 저혈압
- 흡연으로 인한 피해
- 당뇨병성 혼수
- 익사 및 질식사(strangulation)

뇌종양

뇌종양은 두피 내의 비정상적인 조직 덩어리로서 세포 증식이 가속화될 때 발생한다. 뇌종양에는 양성과 악성 두 가지 유형이 있다.

악성 종양은 주변 조직을 침투하여 손상시키는 반면, 두피 내에 폐쇄적 공간에서 자라는 양성 종양은 압축을 통해 건강한 조직을 손상시킬 수 있다.

1. 혈중 산소 감소로 인한 뇌 손상은 무엇이며, 원인은 무엇인가요?
2. 뇌 감염의 두 가지 유형에 대해 설명해 보세요.

본 정보가 본인과 연관성이 높다고 생각하시나요? 매우 그렇다 □ 약간 그렇다 □ 별로 없다 □ 가장 중요한 점은 무엇이었나요?

10 기억력 저하 환자의 보호자가 알아야 할 것

자신을 돌봐야 한다. 자신의 건강을 잘 살펴서 뇌 손상 환자를 도와줄 에너지를 확보해야 한다.

루틴 만들기. 일상의 활동 전반에 일정한 루틴을 만들어 지킨다면, 혼란을 줄일 수 있다. 기억력 저하 환자들은 본인이 무엇을 하고 있는지 알 수 있도록 계획을 세우는 것이 좋다.

정돈된 주거 환경 조성. 활동하는데 어려움을 줄이기 위해 주거 환경을 일정하고 정돈된 상태로 유지하도록 한다. 모든 물건이 제자리에 있도록 한다. 달력, 메모지, 라벨 등을 활용하는 것도 좋다.

감정적으로 차분하고 편안해지는 환경 조성. 차분한 주거 환경을 조성하고, 편안하게 말하고 불안해 보이지 않도록 해야한다. 환자가 당신이 한 말을 잊어버리더라도 인지 기능 문제이기 때문에 개인적으로 받아들일 필요는 없다.

과제와 정보를 작은 단위로 분류. 정보는 여러가지를 동시에 제시하기보다 한 번에 한 가지씩 제시하는 것이 좋다. 멀티태스킹은 피하는 것이 좋다.

기억은 동떨어진 문제가 아니다. 기억력 문제는 한 가지 문제에 국한되지 않으며 여러 가지 기능 문제를 야기하게 된다. 기억력 저하로 인해 사고력, 집행 기술, 판단력, 피로도, 인내심, 감정 조절에도 문제가 발생할 수 있다.

인내하라. 새로운 것을 배우는데 충분한 시간을 준다. 동일한 방법으로 반복 연습하는 것이 좋다. 당신은 지루할 수 있어도 환자는 그렇지 않을 것이다.

주의 산만 요인 제거. 중요한 정보를 전달할 때 주거 환경에서 주의 산만을 초래하는 것들을 최소화한다. 예를 들어, 지시를 할 때는 텔레비전이나 라디오를 끈다.

주의집중력 확인. 환자에게 지시를 하고 정보를 전달할 때 환자가 집중하고 있는지 확인하면서 한다. 한 가지 좋은 방법은 환자 옆에 가까이 앉아 눈을 맞추며 이야기하는 것이다.

의사전달은 짧고 단순하게. 지시는 짧게 전달하고 필요하면 적어준다. 의사 표현은 명확하게 한다.

재확인하고 반복해서 말하기. 기억을 돕기 위해 정보를 다시 확인하고, 항상 다시 말해줄 준비를 하고 있어야 한다.

1. 기억력에 악영향을 주는 요소 세 가지를 말해보세요.
2. 주거 환경 개선 방안들을 열거해 보세요.

본 정보가 본인과 연관성이 높다고 생각하시나요? 매우 그렇다 □ 약간 그렇다 □ 별로 없다 □ 가장 중요한 점은 무엇이었나요?

11 기억이란 무엇인가 1

기억에는 여러 가지 기술과 단계가 있다. 비유하자면 음원을 CD 플레이어에 녹음해 저장하고, 필요할 때 저장소에서 꺼내 재생하는 과정과 같다. 기억의 첫 번째 단계는 기록으로서, CD에 녹음하기 위해 CD의 종류와 트랙 및 사운드를 선택하듯이 인지된 정보를 처리하고 부호화하는 과정이다. 두 번째 단계는 녹음된 CD를 적당한 곳에 보관하듯이 정보를 저장하는 단계이다. 세 번째 단계는 원하는 CD를 찾아서 플레이어에 꽂고 재생하듯이 정보를 인출하는 단계이다.

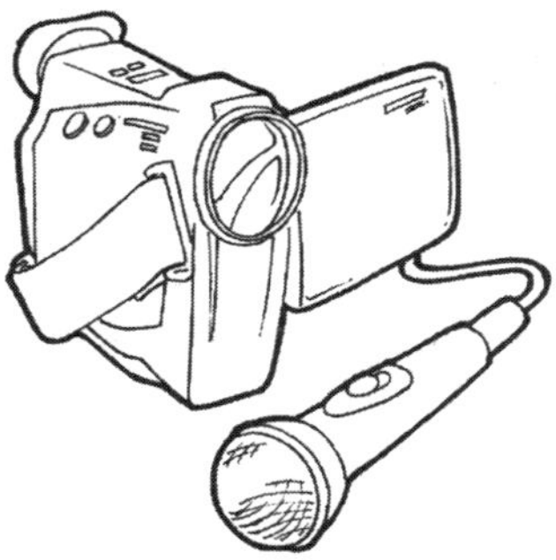

정보의 등록(녹음, 마이크, 비디오)

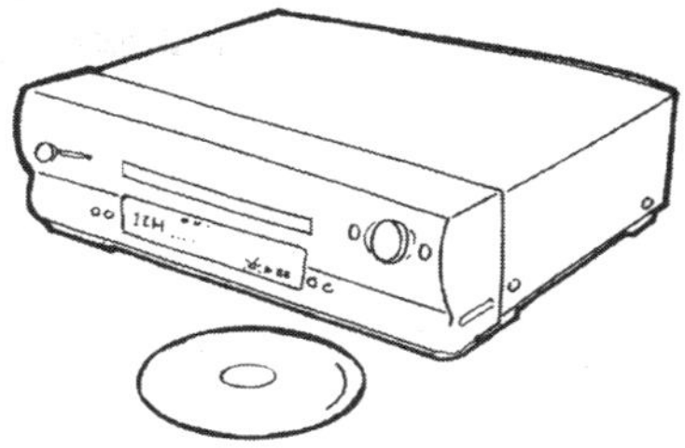

정보의 일시 저장(CD/DVD 플레이어)

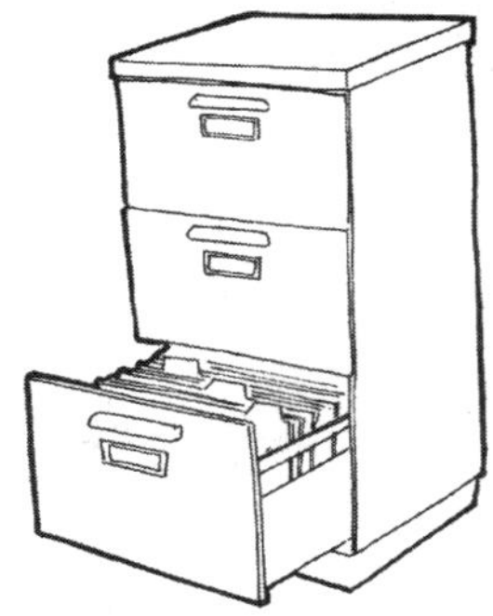

정보의 장기 저장(수납함 등의 보관소)

기억은 '무엇'이라 정의할 수 있는 것이 아니라, 여러 가지 단계를 수반하는 '과정'이다.

- **주의집중력(attention).** 주의집중력이란 정보가 뇌에 들어가도록 하는 메커니즘이다. 정보에 집중하지 않으면, 부호화하거나 저장할 수 없다.
- **부호화(encoding).** 부호화란 학습 시점에서 정보를 등록하는 과정이다. 등록과 부호화의 강도는 정보의미의 양과 처리과정의 깊이에 따라 다르다. 감정이입이 많은 사건 또는 관심분야와 같이, 보다 의미 있는 정보는 더 깊은 수준에서 처리된다. 결과적으로 기존의 기억 구조와 연결된다.
- **저장(storage).** 정보가 한번 부호화되면, 장기 기억으로 저장된다.
- **응고화(consolidation, 강화).** 정보를 되뇌이거나 활용하지 않으면 결국 소실될 것이다. 정보를 두뇌에서 활용하는 과정을 '기억응고화(memory consolidation)'라고 한다. 예를 들어, 누군가가 당신에게 전화번호를 알려주면, 그것을 여러 번 사용하여 기억하게 된다.
- **인출(retrieval).** 인출이란 장기 기억으로 저장된 정보를 끄집어 내는 것이다. 인출은 단서가 주어지면 더 쉽게 접근할 수 있다. 예를 들어, 치료사의 이름이 '박'으로 시작한다는 정보도 일종의 힌트가 되며, 정보를 한번 습득하고 나면 동일한 환경에서는 더 쉽게 기억할 수 있다.

12 기억이란 무엇인가 2

기억에는 여러 가지 종류가 있는데, 명칭이 다양해서 혼란스러울 수 있다. 간단히 말하면 기억을 분류할 때 저장 기간(즉각, 단기, 장기 및 미래) 또는 정보의 특성(언어, 공간, 운동 기술)에 따라 분류할 수 있다.

- ▶ **작업(working) 또는 즉각 기억(immediate memory).** 기억의 첫 단계이다. 정보는 처음에 감각기관을 통해 수용된다(시각, 청각, 미각, 후각). 이 정보는 단기 기억 저장소로 들어가서 몇 초 정도 저장되어 있다. 정보를 처리하거나 삭제하기 전에 일시로 저장하는 것으로 '메모장'으로 볼 수 있다.
- ▶ **단기(short-term) 또는 최근 기억(recent memory).** 단기 기억부터는 추후 활용할 수 있도록 정보를 저장하는 것이다. 기간은 몇 분에서 몇 시간, 몇 일까지도 가능하다. 단기 기억은 뇌 중앙에 있는 해마체(hippocampal) 영역으로 보내져서 보다 오랫동안 기억을 저장하게 된다.
- ▶ **장기(long-term) 또는 과거 기억(remote memory).** 과거에 일어났던 에피소드 및 사건을 기억하는 것으로, 일화기억 또는 자서전적 기억이라고도 한다.
- ▶ **전향적 기억(prospective memory, 미래 기억).** 미래 일을 위한 정보를 기억하는 능력으로, 계획 수립을 하는 것이다. 예를 들어, '3시에 민서 만나기'라는 정보가 있다고 하자. 이런 정보는 전두엽(이마엽)에서 조직화하고 계획한다.
- ▶ **언어적(verbal), 의미적(semantic), 청각적 기억(auditory memory).** 단어를 사용하여 사건을 기억하는 것이다. 단어와 언어적 정보는 왼쪽 측두엽(관자엽)에서 담당하는데, 예를 들어, 어떤 이야기를 기억하려 할 때 이 부분이 활성화된다.
- ▶ **시각(visual) 및 공간 기억(spatial memory).** 그림이나 이미지를 기억할 때에는 오른쪽 측두엽(관자엽) 부분이 활성화된다.
- ▶ **운동 기억(motor memory).** 자전거를 타는 동작 등 특정 운동 기술을 기억하는 것으로서 소뇌와 관련된다.
- ▶ **절차 기억(procedural memory).** 컴퓨터를 켜는 방법과 같은 절차를 기억하는 것으로, 종종 의식의 통제를 거치지 않는다.

> **1.** 기억의 다섯 가지 과정은 무엇인가요?
>
> **2.** 기억의 유형 중에서 두 가지를 설명하고, 각 유형을 담당하는 뇌 부분이 어디인지 말해보세요.

본 정보가 본인과 연관성이 높다고 생각하시나요? 매우 그렇다 ☐ 약간 그렇다 ☐ 별로 없다 ☐ 가장 중요한 점은 무엇이었나요?

13 기억 훈련: 외부 보조도구 활용

우리는 뇌 손상 유무와 관계없이 기억을 잘하기 위해 외부 보조도구를 사용한다. 메모, 다이어리, 달력 등을 사용하여, 규칙적인 일상을 만든다.

간단한 몇 가지 방법으로 가정이나 직장에서의 기억력에 도움을 줄 수 있다.

(a) 기억력을 돕는 환경 조성하기

- ▶ 전화기 옆에 메모장과 펜을 준비한다.
- ▶ 가까운 곳에 화이트보드나 메모판 등의 알림판을 구비한다.
- ▶ 수납장이나 문에 라벨지를 붙여서 내용을 알 수 있도록 한다.

(b) 물건은 항상 정해진 자리에 두기

- ▶ 열쇠는 항상 정해진 장소에 둔다.
- ▶ 지갑과 안경을 정해진 장소에 둔다.
- ▶ 청구서와 편지를 보관하는 장소에 두고, 계약서 등을 일정한 곳에 파일로 정리하여 보관한다.
- ▶ 물건을 체계적으로 보관한다. 예를 들어, 병원에서 의사를 만날 때 우산을 항상 발 앞에 두는 습관을 가진다. 보낼 택배는 문 앞에 둔다.

(c) 일정한 루틴 만들기

- ▶ 규칙적인 일상과 좋은 습관은 기억력 손상의 어려움을 완화시킬 수 있다.
- ▶ 요금 청구서는 가능하면 제때에 내거나 자동이체시킨다.
- ▶ 특정 활동을 특정 날짜에 하도록 정한다.
- ▶ 알림판에 하루 일과를 계획해두고 그대로 실천한다.

(d) 심신을 안정시키기

- ▶ 걱정, 불안, 스트레스 및 우울증은 기억력 손상을 더욱 악화시키므로, 이러한 심리적 어려움을 완화할 수 있는 방법을 찾아본다.
- ▶ 기존의 대인관계를 잘 유지하거나 새로운 친구를 사귄다.
- ▶ 어려운 점을 주위사람들에게 이야기한다.
- ▶ 긍정적이고 즐거운 경험을 계획한다. 편안하고 즐거운 활동을 찾는다.
- ▶ 적어도 하루에 한 번은 가벼운 운동이나 산책 등의 신체활동을 하여 건강을 유지하도록 한다.
- ▶ 적극적으로 의사를 표현한다. 과도한 요구나 중요하지 않다고 생각되는 일에 "노(아니요)"라고 거절하는 법을 배워야 한다.
- ▶ 시간 관리를 잘해야 한다. 적당한 휴식을 취하고 스스로를 편안하게 유지, 관리하는 법을 배운다.

13 기억 훈련: 외부 보조도구 활용

e) 외부 보조도구 사용하기

- ▶ **일기장(메모장)/노트북.** 휴대 가능한 것이 좋으며, 좀 더 큰 일기장(메모장)은 일정 기록용으로 준비해 둔다.
- ▶ **포스트잇이나 스티커.** 포스트잇을 붙이고 일기장/메모장에 '할 일' 목록을 적는다.
- ▶ **벽걸이 차트/화이트보드.** 눈에 잘 띄어서 좋으므로, 메시지나 일정을 상기시키고 계획을 세우는데 사용한다.
- ▶ **달력.** 큰 벽걸이 달력은 중요한 약속이나 모임 등을 기록할 때 유용하다.
- ▶ **시계.** 30분 단위로 일정을 확인할 수 있는 알람시계를 사용한다.
- ▶ **음성녹음기.** 쓰는 것을 좋아하지 않으면 말로 일정을 녹음해 사용한다.
- ▶ **전화 자동녹음기.** 통화하면서 들었던 메시지를 잊어버릴 때를 대비해서 사용한다.
- ▶ **목록 적기.** 쇼핑 전에 미리 목록을 만들면 보다 효율적으로 쇼핑할 수 있다.
- ▶ **휴대폰.** 전화번호 저장, 일기, 일정, 알람, 목소리 녹음 및 노트북까지 다양한 기능이 있다.
- ▶ **약먹는 시간 알람.** 자기 전(매일 복용하는 경우) 또는 일요일(주 1회 복용하는 경우)에 투약 관련 일정을 정하고 잘 보이는 곳에 둔다.
- ▶ **부엌에 타이머 준비.** 타이머는 활동을 시작하고 끝내는 데 유용하게 쓸 수 있다.
- ▶ **전화번호 목록 만들기.** 주요 전화번호를 전화기 옆에 붙여둔다.
- ▶ **필요 시 호출시스템 활용.** 전자호출기기(neuropager) 시스템 등을 활용한다.
- ▶ **컴퓨터.** 정보 저장에 유용하다.
- ▶ **노트/메모장.** 기억해야 하는 중요한 일은 메모해서 가까운 곳에 둔다. 예를 들어, '가스렌지 불 끄기', '열쇠 챙기기'
- ▶ **손바닥에 적기.** 손바닥에 앞 글자 하나만 적어 놓아도 기억하는데 큰 도움이 된다.

1. 기타 도움이 될 만한 외부 보조도구는 어떤 것들이 있을까요?
2. 외부 보조도구 중 가장 유용한 세 가지는 어떤 것들이 있을지 이야기해 보세요.

본 정보가 본인과 연관성이 높다고 생각하시나요? 매우 그렇다 □ 약간 그렇다 □ 별로 없다 □ 가장 중요한 점은 무엇이었나요?

14 기억 훈련: 내적 전략

내적 전략. 무엇인가를 기억하고자 머리 속으로 하는 일들을 말한다. 특정한 방법으로 무엇인가 떠올리거나 그림으로 시각화하는 것이다.

집중력. 주의를 기울인다. 들은 것에 집중하고 주의를 분산시키는 것들을 제거한다. 피곤하지 않고, 기분이 좋고, 기억하고자 하는 의지가 있을 때 집중이 더 잘된다. 들으려 하지 않으면 기억하지 못할 것이다.

소단위화(작은 덩어리). 주요 제목 아래에 정보를 작은 덩어리로 분류한다. 정보를 전체적으로 기억하지 말고 최대한 작은 의미의 단위로 나누어 기억한다. 한 덩어리의 정보 안에 단위 정보가 5~6개를 넘지 않도록 한다.

반복 연습. 마음속으로 정보를 계속 반복한다. 누군가의 이름, 전화번호를 외우고자 할 때 유용하다.

정보의 '심화 처리'. 새로운 정보가 기존의 기억이나 정신 구조와 더 많이 연관될수록 더 깊게 기억한다.

연결고리 만들기(심화처리). 새로운 정보를 기억할 때 기존의 정보와 연관시켜본다. 예를 들면, 친구의 생일이 12월 27일임을 기억하고자 하면 '크리스마스 이틀 후가 생일이라 두 가지 이벤트를 묶어서 선물을 한 번만 받을 때가 많아서 아쉬웠겠구나'하는 식으로 기억한다. 별것 아닌 정보라도 소단위 지식 및 아이디어가 많으면 많을수록 기억 처리가 심층적으로 더 깊게 되어 기억을 잘 할 수 있다.

그림 기억법. "백문이 불여일견이다"라는 말이 있다. 우리는 단어보다 그림이나 이미지를 더 잘 기억하는 경향이 있다. 그림을 활용하여 누군가의 이름을 생각해보면 기억하는데 도움이 될 것이다. 이때 그림은 가능한 생생하고 과장되리 만큼 독특하게 만들어야 한다. 이 그림에 색깔, 유머, 움직임을 투영시킨다. 단어를 생각할 때는 주로 좌뇌를 사용하고, 그림을 생각하면 우뇌가 활성화된다. 우뇌와 좌뇌를 사용하여 기억한다.

마인드맵. 정보를 그림이나 마인드맵을 그리는 방식으로 나누어 기억하면 보다 쉽게 기억할 수 있다. 마인드맵은 정보를 분류하여 몇 가지 스토리텔링식으로 만든다. 정보를 가지 치듯이 소단위로 분류하여 정보들을 연결시킨다. 경로를 색칠하거나 맵(지도)에 그림을 추가하면 기억하는데 도움이 된다. 그 정보를 찾고자 할 때, 마인드맵을 머릿속에 그려보고 가지치기로 여러 영역을 찾아본다. 오른쪽 상단에 뭐가 있었지? 왼쪽 하단에는? 이런 방법은 시험을 준비하면서 필기한 내용을 기억하는데 특히 도움이 된다.

질문-6하원칙 및 PQRST. 신문기사와 같은 것을 떠올릴 때 6하원칙으로 질문해 본다(누가, 언제, 어디서, 무엇을, 어떻게, 왜 하였는가). 정보를 6가지 질문으로 나누어 생각하면 요약정리

14 기억 훈련: 내적 전략

를 잘 할 수 있다. 'PQRST' 전략은 이야기를 기억하는 데 유용하다. 알파벳 첫 글자는 특정 지시사항을 의미한다. P는 전체 내용을 훑어보기(Preview), Q는 질문을 만들기(Question)이고 6하원칙으로 질문한다. R은 정독하기(Read), S는 내용을 설명해보기(State), T는 스스로 질문에 답하기(Test)을 의미한다.

이야기 및 운율 만들기. 기억하고자 하는 정보를 포함하여 이야기 또는 운율(rhymes)을 만들어 본다. 예를 들어, 조선시대 왕 이름을 외울 때 앞 글자를 노래로 만들어 외우면 잘 기억할 수 있다. 기억할 내용을 쉬운 이야기로 만들어서 재미있게 운율을 넣어 노래처럼 기억한다.

운율법. 운율법(rhyming peg method)은 특정 목록을 기억할 때 유용한 방법으로, 정신운동을 활성화시킨다. 10개의 이미지 또는 키워드를 외우고, 10개 숫자와 운율이 맞도록 배열한다; 하나=할머니, 둘=두부장수, 셋=새색시, 넷=냇가, 다섯=다람쥐, 여섯=여우, 일곱=일곱시, 여덟하면=여학생, 아홉=아버지, 열하면=열무장수. 각 이미지를 생생하고 과장되리만큼 크게 그려 기억해 놓고, 기억할 것이 있을 때 활용한다. 예를 들어, 찐빵을 침대 크기만큼 크게 만들어놓는다. 그리고 나서 무엇인가 기억하고자 할 때, 마음속 이미지를 가져다 놓는다.

오차배제학습(errorless learning). 심각한 뇌 손상이 있는 경우, 처음부터 정확하게 학습 기억을 하는 것이 더 효율적이다. 오답을 말하면 정답보다 오답을 기억할 가능성이 더 높기 때문이다!

반복연습 확장(expanded rehearsal). 정보가 들어오면 즉시 반복한다. 그리고 약간의 간격을 두고 또 반복한다. 간격을 몇 시간에서 몇 일로 점점 늘려간다. 리허설(반복) 사이의 간격을 점차 늘려가면서 '조금씩, 자주'하는 것이 가장 좋은 학습 방법이다. 이 방법은 시험공부할 때, 가장 좋은 방법이기도 하다.

단어를 사용하여 정보 소환(retrace by using retrieval cues). 무엇인지 기억하기 위해, 마음 속으로 일련의 사건이나 행동을 떠올려본다. 시행착오를 겪을 수도 있다.

앞 글자 단서(first letter cueing). 이름을 기억하기 좋은 방법으로, 누군가의 이름 첫 글자를 처음부터 되뇌이다가 문득 생각날 것이다(예: 태종태세문단세).

1. 위의 전략들 중 어떤 것을 사용하거나 사용할 수 있을지 이야기해 보세요.
2. 일요일 오후 축구 경기 결과를 떠올릴 때, 축구를 좋아하는 사람이 그렇지 않은 사람보다 더 많은 것을 기억할 것입니다. 그 이유는 무엇일까요?

본 정보가 본인과 연관성이 높다고 생각하시나요? 매우 그렇다 □ 약간 그렇다 □ 별로 없다 □ 가장 중요한 점은 무엇이었나요?

15 사람 이름 기억법

이름을 듣고 마음 속으로 반복하기. 마음 속으로 이름의 철자를 되뇌이거나, 그 이름을 가진 사람의 이미지를 떠올린다. 이렇게 반복하고 저장한다.

노트 필기. 중요한 사람의 이름이면 그 사람의 특징과 함께 적어둔다(김씨-이웃집 남자). 그리고 이름을 가리고 특징만 본 상태로 이름을 맞춰본다.

그림 또는 연결고리 만들기. 친구, 친척 또는 유명한 사람의 이름과 연결시키며 외운다. 또는 그 이름으로 떠오르는 것을 연상해 본다. 예를 들어, '오시형'을 '오미남'(인물이 호감형이라서)으로, '김은애'를 '은혜로운 김은혜'(발음이 비슷해서)로 기억한다. '은혜'라는 글자와 함께 온화한 미소나 하트 표시를 그려 기억할 수도 있다. '김철수'라는 이름을 기억할 때, 군인들이 전쟁 시 철수하는 모습을 떠올리며 기억한다. '강부자'라는 이름은 여러 보석을 두르고 있는 부유층의 이미지를 떠올린다. '강한솔'을 강한 솔로 부르면서 큰 솔을 이미지화하면서 외운다. 이처럼 이름과의 연결고리를 많이 만들수록 기억 처리 과정을 심층적으로 할 수 있고 기억하기도 쉬워진다. 또한 이미지가 특이하고 색깔도 알록달록한 것일수록 기억이 잘 된다.

얼굴 특징 기억. 사람의 얼굴을 자세히 보고 관찰한다. 눈썹이 짙거나, 머리가 길거나, 입이 작다 등의 특징을 찾아본다. 무엇이든 이미지를 기억할 때는 약간 과장된 형태가 좋으며, 이것을 사람의 이름과 연결한다. 예를 들어, 눈썹이 짙은 사람을 기억할 때 눈 위에 숯을 얹은 과장된 모양으로 기억한다. 그러한 이미지를 이름과 연결한다. 김 씨 이름을 기억할 때, 그의 눈썹을 김이 나는 숯으로 이미지화하여 기억할 수 있다.

이름 반복. 대화하면서 상대방 이름을 가능한 많이 넣어서 말한다. 이렇게 하면 그 사람의 이름이 더욱 깊이 각인될 뿐 아니라, 상대방도 좋아한다.

앞 글자 단서. 기억해야 할 내용의 앞 글자만 따서 외운다. 앞 글자가 기억을 촉진시키는 역할을 하여 기억할 수 있게 한다.

특정 상황 기억. 전에 그 사람을 만났던 상황을 떠올리면(집, 직장, 가게 등), 이름이 생각날 수 있다.

1. 아는 사람을 생각해 보고 적어도 두 가지 연결고리를 만들어보세요.
2. 이름을 기억할 수 없을 때, 어떤 기억법을 활용할 수 있는지 이야기해 보세요.

16 새로운 정보 기억법: 학습 기술

환경. 작업 환경을 쾌적하고 깔끔하게 정리해둔다. 집중하는데 방해되는 것들을 없애고 정돈된 작업 공간으로 만드는 것이 좋다.

휴식. 학습을 할 때, 주기적으로 짧은 휴식 시간을 갖는 것이 좋다. 보통 사람들의 집중력은 50~60분이 지나면 급격히 떨어진다.

보상 제공. 각 학습기간이 종료되면 차와 간식을 먹는 등 스스로에게 보상을 하거나 5~10분 동안 운동 및 다른 집안일을 하는 등의 루틴을 정한다.

정보 선택. 한 번에 다 읽으려 하지 말고, 각 부분별로 기억해야 할 것들을 간단하게 메모한다. 무작정 읽지 말고 "무슨 이야기를 하려고 하나?" 질문하면서 읽는다. PQRST나 6하원칙 전략을 활용한다(20쪽 참조).

계획 수립. 작업 공간에 시간표를 붙여 놓고 제대로 하고 있는지 수시로 확인한다. 각 시간별로 공부할 분야를 정한다.

마인드맵 작성. 필기한 내용을 요약하여 커다란 종이에 마인드맵 또는 도표로 정리한다. 색깔 펜, 번호붙이기 등을 활용한다. 표를 기억하면서 우뇌를 활성화시킨다. 이렇게 만든 내용을 또 요약하여 작은 암기 카드 형태로 만든다.

반복연습 확장. 읽고 나서 바로 새로운 학습내용을 점검해 본다. 점차 간격을 두고 이 과정을 반복한다.

강의 노트 필기

- 강의 내용을 전부 기록하기 보다 중요한 요점이나 아이디어를 파악하여 적는다.
- 이해가 잘되지 않으면 질문하여 명확하게 이해하도록 한다.
- 노트는 깔끔하게 정리한다. 색깔 펜, 그림상자 등으로 중요한 내용을 강조한다.
- 정보 처리 속도가 늦어서 필기가 어렵다면, 녹음기를 활용하거나 다른 사람의 노트를 빌린다.

1. 학습 능력을 향상시키려면, 어떻게 하면 좋을까요?
2. 당신의 최대 집중 시간은 어느 정도인가요?
3. 강의 노트 필기를 잘하기 위해서는 어떻게 하면 좋을까요?

본 정보가 본인과 연관성이 높다고 생각하시나요? 매우 그렇다 ☐ 약간 그렇다 ☐ 별로 없다 ☐ 가장 중요한 점은 무엇이었나요?

17 사물, 길, 숫자 기억하기

사물 기억

무엇을 가지러 위층에 올라갔다가 도착하면, 막상 무엇을 가지러 왔는지 잊어버렸을 때

- ▶ 가지러 오려고 했던 장소를 마음속으로 다시 떠올려본다.
- ▶ 질문: 내가 뭘 하려고 했지? 누구 때문에? 왜? 언제? 어디서?
- ▶ 앞 글자를 단서로 활용: 글자를 처음부터 되뇌이면서 떠올려본다.

할 일 기억

- ▶ 달력, 다이어리, 알람, 메모장, 휴대폰 등에 표시한다.
- ▶ 기억할 것을 시각 이미지로 만들고, 현재 하는 일의 전 · 후와 연결시킨다.
- ▶ 잘 보이는 곳에 게시: 현관문 옆에 메모하여 붙여 두면 보고 기억하기 쉽다.

길 찾기

주요 장소가 표시된 지도를 그리거나 구입한다.

- ▶ 단계별 지시를 간략하게 메모하고, 주요 장소를 골라 시각적으로 이미지화한다.
- ▶ 지도로 찾아갈 때, 처음에는 다른 사람과 동행하고 차차 혼자서 찾아가는 연습을 한다.
- ▶ 길을 잃었을 때, 연락할 사람의 전화번호나 절차 등을 메모해 둔다.

번호 기억(전화번호, 비밀번호 등)

- ▶ 소단위로 끊어서 기억하기: 번호를 일정 단위로 나누어 기억한다. 예를 들어, 26446 51125를 기억할 때 숫자 10개를 한꺼번에 기억하기보다 3, 3, 4 단위로, 264-465-1125로 나누어 기억하면 더 쉽다.
- ▶ 연결고리 만들기: 301이라는 번호를 기억할 때, 삼일절과 연결하여 기억한다.
- ▶ 반복 연습하기: 기억한 것을 적절한 전략으로 반복하고 점검하며, 반복 연습하는 간격을 점차 늘려간다.

1. 아내가 우산을 자주 잃어버립니다. 이러한 상황을 막으려면 어떻게 할 수 있을까요?
2. 친구가 이사를 갔다면, 주소와 가는 길을 어떻게 기억하는 것이 좋을까요?
3. 기억력을 향상시키기 위해, 그 밖에 어떤 전략들이 도움이 될지 생각해 보세요.

본 정보가 본인과 연관성이 높다고 생각하시나요? 매우 그렇다 □ 약간 그렇다 □ 별로 없다 □ 가장 중요한 점은 무엇이었나요?

18 기억 설문지

이름 ______________________ 날짜 ______________________

아래 질문을 읽고 최근 당신의 행동을 가장 잘 설명하는 곳에 V 표시해 본다. 제3자 의견은 당신을 잘 아는 사람에게 물어보고 V 표시해 본다.

(점수: 그렇다 = 2, 약간 그렇다 = 1, 아니다 = 0)

질문	점수					
	자가진단			제3자 의견		
	그렇다	약간 그렇다	아니다	그렇다	약간 그렇다	아니다
1 집안에서 물건을 어디에 두었는지 종종 잊어버린다.						
2 TV 드라마나 책의 줄거리를 따라가기 힘들 때가 있다.						
3 단어가 잘 생각나지 않을 때가 종종 있다.						
4 무언가 잊어버려서 다시 돌아가야 할 때가 많다.						
5 전날 무엇을 했는지 종종 잊어버린다.						
6 내가 무엇을 하기로 했는지 잊어버린다.						
7 했던 이야기를 또 하고 같은 질문을 두 번 하기도 한다.						
8 사람들에게 중요한 메시지를 깜박하고 전하지 않을 때가 있다.						
9 새로운 기술을 숙지하고 설명서를 읽기가 어렵다 (컴퓨터 조작, 게임, 새로운 기기 사용 등).						
10 예전에 가본 곳이나 알 만한 사람의 얼굴을 못 알아볼 때가 있다.						
총점						

평가

자가진단 점수가 8~20점 사이: 기억력 개선이 필요함.

자가진단과 제3자 의견 점수 차이가 5~20점 사이: 당신의 기억력에 대해 모르고 있거나 알고도 부정하고 있을 가능성이 있음(기억력에 대한 자기 인식력).

본 정보가 본인과 연관성이 높다고 생각하시나요? 매우 그렇다 □ 약간 그렇다 □ 별로 없다 □ 가장 중요한 점은 무엇이었나요?

19 기억

1. 뇌 손상 전과 비교할 때, 당신의 단기 기억력은 어느 정도 나빠졌다고 생각하는가?

   거의 비슷함 ☐　　약간 나빠졌음 ☐　　매우 나빠졌음 ☐

2. 문제를 보완하는 데 도움이 될 만한 외적 전략 두 가지를 적어본다. 예를 들어, 3주 뒤의 병원 예약을 기억해야 할 때… 달력에 표시해둔다.

   ▶ 열쇠를 어디에 두었는지 자꾸 잊어버릴 때…
   ▶ 물건을 사러 나와서 무엇을 사야 할지를 잊어버릴 때…
   ▶ 지난주에 무슨 일을 했는지 생각나지 않을 때…

3. 기억력을 향상시키기 위해 수행하는 두 가지 내적 전략 또는 정신 활동을 적어본다.

   ▶ 누군가의 이름을 기억할 때…
   ▶ 전화번호를 기억할 때…
   ▶ 시험에 나오는 특정 정보 목록을 기억할 때…

4. 시각적 이미지로 기억하면 더 잘 기억하는 이유는 무엇인가?(예: '김탁구'를 기억할 때, 김이 나는 탁구공을 이미지로 떠올리면서 외우게 한다.)

5. 뉴스에서 읽은 기사를 기억하고 싶다면 어떤 전략을 활용할 수 있는가?

6. 정보를 '마인드맵'에 10개 단위 정보로 분류하여 목록 가지치기를 하는 것이 단순히 목록화하는 것보다 더 잘 기억되는 이유는 무엇인가?

7. 기억으로 처리되는 과정은 무엇인가?

본 정보가 본인과 연관성이 높다고 생각하시나요? 매우 그렇다 ☐ 약간 그렇다 ☐ 별로 없다 ☐ 가장 중요한 점은 무엇이었나요?

20 주의집중력 및 집중력

주의집중력. 주의집중력은 중요한 인지 기술이다. 모든 새로운 것을 습득하고 기억하기 위해서는 기본적으로 주의집중력이 필요하고, 집행 기술의 필수 요소가 된다. 주의력은 뇌 손상 이후, 재활치료와 회복을 위해 중요한 역할을 한다. 주의집중력에 문제가 있으면 읽기, 학습, 여러 사람과 대화할 때 집중하기 어려울 수 있다. 주의집중력에는 아래와 같은 몇 가지 유형이 있다.

- **지속 주의집중력.** 공부하거나 책을 읽을 때, 오랜 시간 동안 집중하는 것을 말한다. 지속 주의집중력이 부족한 사람들은 다른 데로 정신이 팔린다거나 주의가 산만해진다.
- **선택 주의집중력.** 주변 환경에서 한 가지 일에만 선택적으로 집중하고, 다른 배경 소음이나 주변 상황에 신경을 쓰지 않고 무시하는 경향을 말한다.
- **분리 주의집중력.** 동시에 두 가지 이상에 집중하는 능력을 말한다. 어떤 학생은 교사의 말을 들으면서 노트 필기 하기를 어려워한다.

정보처리. 주의집중력과 다양한 감각시스템을 통해 뇌로 입력되는 정보들을 이해하는 능력이다. 정보처리 기술은 아래와 같이 여러 가지가 있다.

- **사고 속도.** 정보를 처리하고 실행하는 속도(인지 속도)
- **사고 용량.** 한 번에 수용할 수 있는 정보의 양(최선을 다하고 있을 때와 일부 에너지만 사용하고 있을 때로 나뉠 수 있다.)
- **추상화.** 눈에 보이지 않는 추상적 개념을 이해하는 능력 및 다른 사물이나 사건들을 연결시킬 수 있는 능력
- **조직화 기술.** 뇌에서 정보를 분류, 비교, 순차적으로 나열, 종합함으로써 조직화하는 기술

의식적이고 자동화된 처리. 특정한 과제에 익숙해지면 자동적으로 수행할 수 있게 된다(운전 등). 새로운 과제를 습득할 때는 의식적으로 생각해야 하지만 기술이 숙달되면서 자동적으로 수행할 수 있다고 느낀다. 이렇게 되면 주의집중력 용량이 절약되고 다른 어려운 과제 및 상황에 집중할 수 있다. 운전을 능숙하게 하는 사람은 운전을 하면서도 동시에 라디오를 듣거나 대화를 할 수 있다. 이처럼 과제수행이 의식화 단계에서 자동화 단계로 숙달되는데 어려움이 생기면 삶의 다양한 요구사항이 계속 가중될 것이다. 뇌 손상 이후, 자동화 단계에서 가능했던 많은 수행기술들이 의식화 단계가 되면서, 전보다 느려지므로 더 많은 노력을 해야 한다. 그래서 뇌 손상 이후에 더 빨리 정보 과부하 상태가 되어버린다.

1. 주의집중력의 세 가지 유형을 말해보세요.
2. 정보 처리를 구성하는 여러 가지 기술을 나열해 보세요.
3. 의식화된 정보처리와 자동화된 정보처리의 개념을 경험해 보세요. 이 개념을 이해하는 것이 왜 중요한가요?

21 주의집중력 향상

- **자극 활동 시간의 점진적 확대.** 수동적보다 능동적 사고를 요구하는 자극 활동을 집중적으로 하는 것이 좋다. TV를 보는 것보다 능동적으로 문제를 해결하는 과정의 활동을 하는 것이다.
- **주의산만 요소 최소화.** 시끄러운 TV 소리나 사람들의 말소리 등 주변의 주의산만 요소가 없는 조용한 환경이 작업 환경으로 좋다.
- **휴식 시간을 자주 갖기.** 피로 때문에 문제가 악화된다면, 일하는 시간을 줄이고 휴식 시간을 자주 갖는다.
- **스스로에게 소리 내어 말하기.** "이제 뭘 해야 할까요?", "집중하자"라고 말하면서 하거나 지시사항을 소리 내어 읽는 것만으로도 집중하는 데 도움이 된다.
- **환경적 단서.** "일할 때 집중하자" 등의 간단한 메모를 적어 작업 환경에 놓아두면 주의가 산만해지는 것을 막는 데 도움이 된다. 20분마다 한 번씩 울리는 알람 시계를 두고 일하면 주의를 환기시켜 다시 집중하고 업무 진행 사항을 체크해 볼 수 있다.
- **목표 설정.** 구체적인 일의 목표를 세워놓고 하는 것이 동기 부여 강화에 도움이 된다.
- **보상 활용.** 목표를 달성하면 스스로에게 보상을 준다. 커피 한 잔이나 과자 또는 TV 시청 허용 등 간단한 것부터 시도해 본다.
- **적극적 의사 표시.** 일상적인 대화를 할 때 들어오는 정보를 수용하기 어려워지면, 상대에게 천천히 말해달라고 하거나 다시 말해달라고 부탁한다.
- **최적의 시간 선정.** 특정한 일을 할 때 그 일을 하기 가장 좋은 시간을 선택해서 한다. 미리 스케줄을 정해두는 것도 좋다.
- **한 번에 한 가지씩.** 한 번에 한 가지씩에만 집중한다. 한꺼번에 너무 많은 정보를 수용하려 하면 실수로 이어진다.
- **서두르지 않기.** 충분한 시간을 갖고 자신에게 맞는 속도로 일을 한다.
- **체계화하기.** 미리 과제 단계를 쉽게 나누고 계획을 세운다.
- **자기 모니터링 및 반복 체크.** 습관적으로 점검한다.

1. 일상생활에서 집중력을 향상시키기 위해 실제로 어떤 전략을 사용하고 있나요?
2. 당신만의 집중력 향상 전략 세 가지를 이야기해 보세요.

본 정보가 본인과 연관성이 높다고 생각하시나요? 매우 그렇다 □ 약간 그렇다 □ 별로 없다 □ 가장 중요한 점은 무엇이었나요?

22 집행 기술이란 무엇인가?

집행 기술이란 무엇인가? 회사 경영자라면 일반적으로 어떤 기술들이 필요할지 생각해 본다. 계획하기, 조직화하기, 지휘 및 조절하기, 실현 가능한 목표 세우기, 목표 달성을 위한 절차 기획하기, 실행 계획 착수하기, 진행과정 모니터링하기 및 필요에 따라 계획을 수정하기 등이 있을 것이다. 또한 영업, 마케팅, 생산 진행 상황을 잘 파악하여 정보를 활용하고 분석하는 능력, 여러 가지 의사결정을 하고 매 상황마다 올바른 판단을 내리는 능력도 필요할 것이다. 이러한 것들이 집행 기술(executive skill)이다. 이러한 집행 기술은 회사 경영자뿐만 아니라 우리 모두가 일상생활에서 사용할 수 있다. 우리가 가정이나 사회생활에서 독립된 개체로 역할을 수행하는 데 중요한 기술이다.

경영자 및 리더. 집행 기술은 모든 인지 기능을 인도하는 경영자와 같은 리더의 역할이라 할 수 있다. 우리 일이 '무엇'이라는 영역을 뜻한다면, 집행 기술은 그 일들을 '어떻게' 할 것인지에 관여한다. 오케스트라 지휘자에 비유한다면 각각의 인지 기술은 오케스트라의 여러 파트에 비유할 수 있다. 지휘자가 제대로 역할을 수행하지 못하면, 오케스트라 각 파트의 질서가 무너지고, 볼륨 및 속도를 조화롭게 맞출 수 없다. 마찬가지로, 집행 기술이 제대로 기능하지 못하면 모든 뇌 기능이 제대로 연계되지 못하여 일상생활에 심각한 문제를 초래할 수 있다.

전두엽에서 관여. 이러한 기술들은 뇌의 전두엽에서 관여한다(전두엽은 이마 안에 있다). 전두엽은 뇌의 다른 모든 부분들과 연결되어 활발하게 정보를 교환한다. 전두엽은 자주 손상되는 뇌 부위로서, 특히 두개골 앞쪽과 눈윗뼈에 압박이 가해져서 가속-감속 손상이 있을 때, 손상된다.

구조화되지 않은, 자연스런 상황에서 더 잘 띄는 문제들. 집행 기술 관련 문제점은 비구조화된 일상생활에서 더욱 잘 드러난다. 따라서 특정한 구조를 제시하는 형식화된 검사나 평가에서는 잘 발견되지 않을 수 있다. 문제는 단발성으로 나타나지 않고, 과제마다 수행의 복잡성, 난이도 및 상황에 따라 다양하게 나타난다. 그래서 많은 사람들이 이 부분의 문제점들을 잘 인지하지 못하고 있다. 종종 사람들은 뭔가 문제가 있다라고만 말하며, 문제점을 정확히 설명하지는 못한다. 이러한 특징으로 인해 뇌 손상 환자들이 스스로 이 집행 기술의 문제를 발견하기는 어렵다.

집행 기술의 구성요소

집행 기술 9S: 집행 기능은 여러 가지 기술로 나뉜다. 기억하기 쉽도록 'S'로 시작하는 단어들로 각 기술을 아래와 같이 설명해 보았다.

22 집행 기술이란 무엇인가?

(i) **물러나서 보기**(stepping back). 상황을 심사숙고하지 않고 일에 뛰어드는 대신, 한 발짝 물러서서 되돌아보고 객관적으로 관찰하는 능력

(ii) **시작하기**(starting). 다른 사람의 도움이나 독려 없이 스스로 활동을 시작하는 능력

(iii) **순서를 정하고 계획하기**(sequencing and planning). 정해진 목표를 달성하기 위해 일을 세부 과정으로 나누고 순서를 정해서 실행하는 능력으로서, 계획 및 조직화하는 능력이 주가 되는 기술

(iv) **요약하기**(summarizing). 정보를 취합하여 요약하고, 무엇이 주된 것이고 무엇이 부수적인 것인지를 파악하는 능력

(v) **지속적으로 집중하기**(staying online, or sustained attention). 주의집중력을 유지하는 중요한 기술로서, 무관한 일들로 인해 집중력이 흐트러지지 않는 능력

(vi) **자가 점검하기**(self-monitoring). 일의 적정성 및 효과를 평가하는 능력으로서, 실수와 부주의로 인한 오류를 파악하는 능력

(vii) **전환 및 문제 해결하기**(shifting, switching and solving problems). 새로운 패턴에 대처하여 패턴을 전환하는 능력. 주의집중력을 전환하는 능력뿐만 아니라, 문제를 인지하고, 대안을 생각해내는 능력

(viii) **멈추기**(stopping). 적절하지 않은 생각이나 행동에 대한 표현을 억제할 수 있는 능력. 우리는 모두 생각하고 느낄 수 있지만 어떤 것은 밖으로 표출하지 말아야 할 때가 있음

(ix) **자기 인식하기**(self-awareness). 나의 장점과 단점에 대해 정확히 파악하고 다가올 어려움을 예상할 수 있는 능력

집행 장애 증후군. 이러한 증상들을 한꺼번에 갖게 되면 집행 장애 증후군(dysexecutive syndrome)으로 분류되기도 하는데, 수행 장애 증후군, 관리 및 주의집중력 체계 장애 또는 전두엽 증후군이라고도 한다. 이러한 어려움이 있는 사람들은 종종 주변 지인들과 친하게 지내며 계획과 목표 설정은 잘 하지만, 실행을 잘 못할 때가 많다.

1. 집행 기술이란 무엇인지 설명해 보세요.
2. 회사 경영자 또는 리더와 전두엽의 공통된 역할은 무엇일까요?
3. 집행 기술에 문제가 있으면 주로 어떤 문제들이 발생할까요?
4. 집행 기술의 구성요소를 최대한 많이 이야기해 봅시다(9S 기술).

본 정보가 본인과 연관성이 높다고 생각하시나요? 매우 그렇다 ☐ 약간 그렇다 ☐ 별로 없다 ☐ 가장 중요한 점은 무엇이었나요?

23 집행 기술을 향상시키는 방법

나에게 문제가 있음을 인식해야 한다. 뇌 손상 이전에는 자동화되어 있었으나, 이제는 의식적으로 처리해야 한다.

물러나서 보기(stepping back)

- ▶ 한걸음 물러선다(빨리 문제를 해결하려고 하지 말고). 상황을 잘 살핀다. 잠시 생각해 본다.

시작하기(starting)

- ▶ 스스로 자신에게 다음과 같은 질문을 하고, 명확한 답을 말해본다.
  - (a) 나는 무엇을 이루고 싶은가?
  - (b) 목표를 달성하려면, 현재 상황에서 무엇을 해야 하나?
  - (c) 선택 가능한 것에는 어떤 것들이 있나?
  - (d) 가장 좋은 선택지는 무엇인가?
- ▶ 목표를 스스로 결정한다,
- ▶ 시작하기 어렵다면, 목표달성 후에 자신에게 줄 보상을 생각해 본다.

순서를 정하고 계획하기(sequencing and planning)

- ▶ 과제를 달성하기 위해 필요한 절차들을 목록으로 만든다.
- ▶ 과제를 구체화한다. 과제 과정을 작은 단계들로 나누고 메모한다.
- ▶ 정확한 순서에 따라 과정을 진행하고 달성한 후에는 체크한다.

요약하기(summarizing)

- ▶ 중요한 것과 부수적인 것을 파악한다.
- ▶ 헬리콥터처럼 모든 정보를 내려다볼 수 있다고 상상해 본다.
- ▶ 문장으로 완성시켜 자신에게 말한다. "이번 과제의 핵심 요점은 ~이다."

지속적으로 집중하기(staying online, or sustained attention)

- ▶ 주의산만 요소들을 제거한다.
- ▶ 스스로에게 집중하자고 말한다. 처음에는 큰 소리로 말하고, 그다음에는 작게, 그리고 속으로 말한다.
- ▶ 메모(쪽지)나 알람시계 등 외부 보조도구를 활용한다.
- ▶ 최적의 시간을 선택하여 작업한다. 보통 아침이 좋고, 피곤한 시간에는 피한다.
- ▶ 휴식 시간을 자주 갖는다. 휴식 시간 없이 한 시간 이상 일하는 것은 자제한다.
- ▶ 과제 중간에 모든 것이 계획대로 진행되고 있는지 확인한다.

자가 점검하기(self-monitoring)

- ▶ 스스로에게 다음과 같이 질문하고 간단 명료하게 대답해 본다.
  - (a) 나의 계획이 성공했음을 어떻게 확인할 수 있는가?
  - (b) 내가 원하는 목표를 달성했는가?
- ▶ 체크목록을 만들어 표시한다.
- ▶ 다른 사람들의 피드백을 받고 받아들인다. 솔직하고 직선적으로 이야기해달라고 부탁한다.

전환 및 문제 해결하기(shifting or solving problems)

- ▶ 오류를 인지한 경우, 다른 방법으로 과제를 수행해 본다.
- ▶ 유연한 사고로 생각한다. "다른 방법은 무엇인가?"라고 스스로에게 물어본다.
- ▶ 다른 관점에서 문제를 바라보고, 다른 사람의 생각은 어떠한지 물어본다.
- ▶ 과제 수행 기간도 필요하면 연장을 허용한다.

23 집행 기술을 향상시키는 방법

멈추기(stopping, or self-inhibition)

- ▶ 다른 사람들에게 피드백을 요청한다. "내가 말을 좀 지나치게 하면 얘기해 줘요"
- ▶ 스스로에게 질문한다. "내가 좀 무리수를 두었나요?"
- ▶ 다른 사람들이 어떻게 반응하는지 살펴본다.

자기 인식하기(self-awareness)

- ▶ 나의 강점과 약점을 파악한다.
- ▶ 피드백을 요청한다.
- ▶ 과제를 잘 수행할 수 있는지 예측하고 어떻게 하는지 살펴본다.
- ▶ 과제가 끝나면 잘한 점과 잘못한 점이 무엇인지 글로 써본다.

핵심 기술

1. 멈추고, 물러나서 보기
2. 스스로에게 질문하기
3. 목록 만들기–계획 짜기
4. 주의산만한 요소 제거하기
5. 주변 정돈 잘하기
6. 화이트보드, 달력, 노트 등을 활용하기
7. 반복적으로 체크하며 자가점검하기
8. 스스로에게 말하며 독려하기
9. 조언, 피드백 요청하기

1. 집행 기술 중에 당신의 가장 큰 문제는 무엇인가요?

2. 개인적으로 집행 기술을 향상시키는 방법 중에 가장 효과적인 방법 두 가지는 무엇인가요?

▶

▶

본 정보가 본인과 연관성이 높다고 생각하시나요? 매우 그렇다 □ 약간 그렇다 □ 별로 없다 □ 가장 중요한 점은 무엇이었나요?

24 집행 기술 설문지

이름 ______________________ 날짜 ______________________

본 설문지의 목적은 당신의 집행 기술을 평가하는 것이다. 각 문항을 읽고 현재 행동을 가장 잘 설명하는 곳에 V 표시해 본다. 제3자 의견란에는 당신을 잘 아는 주변 사람들의 의견을 취합하여 작성해 본다.

(점수: 그렇다 = 2, 약간 그렇다 = 1, 아니다 = 0)

질문	점수					
	자가진단			제3자 의견		
	그렇다	약간 그렇다	아니다	그렇다	약간 그렇다	아니다
1 일을 계획하고 조직화하기가 어렵다.						
2 한 번에 한 가지 이상의 일을 하기 힘들다.						
3 장단점과 중요한 점을 파악하고 결정하는 일이 어렵다.						
4 다른 사람들의 행동을 오해할 때가 있다.						
5 결과를 생각하지 않고 충동적으로 행동할 때가 많다.						
6 대화를 할 때 주제에서 벗어날 때가 종종 있다.						
7 정보를 큰 그림으로 종합, 요약해서 보거나 핵심을 파악하는 것이 어렵다.						
8 상황 판단을 할 때, 흑백논리로 생각하는 경향이 있다.						
9 실현 가능한 목표를 세우거나, 절차를 세분화하는 것이 어렵다.						
10 대화의 흐름에 따라 주의력을 빠르게 전환시키기가 어렵다.						
총점						

평가

자가진단 점수가 10~20점 사이: 집행 기술의 개선이 필요함.

자가진단과 제3자 의견 점수의 차이가 5~20점 사이: 당신은 실제 집행 기술에 관해 잘 모르고 있거나 알고도 부정하고 있을 가능성이 있음.

본 정보가 본인과 연관성이 높다고 생각하시나요? 매우 그렇다 □ 약간 그렇다 □ 별로 없다 □ 가장 중요한 점은 무엇이었나요?

25 집행 기술 퀴즈

1. (뇌 손상 전 또는 최근) 당신의 집행 기술은 어느 수준이라고 생각하는가?

   똑같음 □　　약간 나빠졌음 □　　매우 나빠졌음 □

2. 아래 기술들 중, 집행 기술에 속하는 부분에 체크해 본다.

계획하고 조직하기	두 가지 일을 동시에 하기
어린 시절을 기억하기	논쟁에 대한 찬반 의견을 파악하기
외국어로 말하기	의사결정
결정할 때 실수를 알아채기	목표를 설정하는 능력
좋은 시력	정보를 요약하는 능력

3. 집행 기술은 뇌의 어느 부분과 관련이 있는가?

4. 회사 경영자, 국군 장교 및 지휘자와 전두엽의 공통점은 무엇인가?

5. 집행 기술의 개선에 도움이 되고 보완할 수 있는 실용적인 전략을 3가지 이상 생각해 본다.

6. 아래 직업들 중, 집행 기술이 부족한 사람에게 가장 적합한 또는 가장 부적합한 직업은 어떤 것인가?

	사람들이 붐비는 맥도날드에서 근무하기
	식물원에서 식물 돌보기
	가구 이송 업체의 경영자로 일하기

본 정보가 본인과 연관성이 높다고 생각하시나요? 매우 그렇다 □ 약간 그렇다 □ 별로 없다 □ 가장 중요한 점은 무엇이었나요?

26 집행 기술 문제에 대처하는 유용한 전략

집행 기술(executive skill)의 문제해결 과정

물러서서 보기(step back): 주요 문제 파악하기
(나의 목표는 무엇인가?)

↓

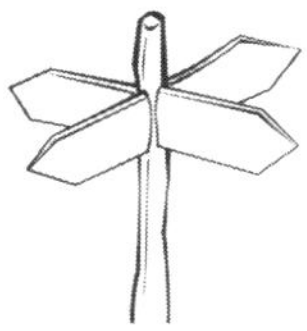

가능한 해결책을 생각해 보기

↓

무엇이 최선의 선택인가?
(각각의 장단점을 검토하기)

↓

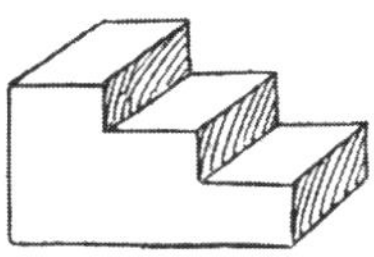

해결책에 도달하기 위한 절차를 구성하기
(타이밍과 전략에 대해 생각해 보기)

↓

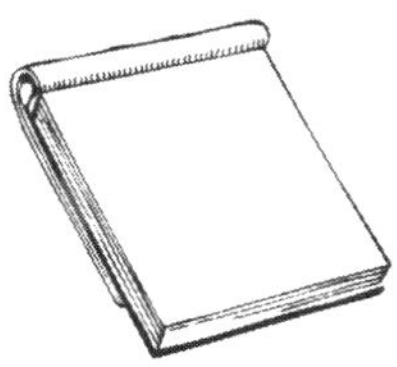

계획을 실행하기

↓

실행 과정을 모니터링하고 필요하다면 계획 수정하기
(자문하기: '내가 제대로 하고 있나?', '효율적일까?')

↓

평가하기
(성공했나? 좋았던 점과 좋지 않았던 점은 무엇이었을까?)

본 정보가 본인과 연관성이 높다고 생각하시나요? 매우 그렇다 □ 약간 그렇다 □ 별로 없다 □ 가장 중요한 점은 무엇이었나요?

27 언어 기술을 향상시키는 방법

언어 관련 문제 중에 실어증(aphasia)은 두 가지 영역으로 나뉜다. 첫째, 표현성 실어증(expressive aphasia)은 생각을 언어로 표현하는 데 문제가 생기는 것이다. 언어 표현 기술이란 정확한 단어를 골라서 정확하게 발음하는 복잡한 기술이다. 두 번째는 다른 사람의 말을 이해하는데 문제가 있는 이해성 실어증(receptive aphasia)이다. 복잡한 문장을 이해하기 어려운 정도는 경미한 단계, 언어 자체를 이해하지 못하는 경우는 심각한 정도의 실어증으로 볼 수 있다.

단어를 찾기 어려울 때 대처전략

- ▶ 물건의 이름을 생각하고 말할 때: 정확한 단어를 떠올리는데 너무 집착하지 말자. 중요한 것은 메시지가 전달되는 것이지, 단어가 정확해야 하는 것은 아니다.
- ▶ 단어를 생각해 내려고 할 때, 소분류와 대분류를 단계별로 거치면서 기억해 본다. 예를 들어, 사람 이름을 기억할 때, 스스로에게 단계별 질문을 한다. "남자인가?", "이름에 어떤 글자가 들어가는가?" 글자를 처음부터 되뇌이며 기억해 본다.
- ▶ 단어가 잘 생각나지 않을 때는 관련된 제스처나 신호를 활용해 본다.

언어 문제가 있는 사람을 도와주는 방법

- ▶ 빨리 말하지 말고, 친숙한 단어를 사용하여 짧은 문장으로 말한다.
- ▶ 대화 중에 주제를 전환시키지 않는다.
- ▶ 주변 소음과 주의산만한 요소들을 줄인다.
- ▶ 빨리 말하도록 종용하지도 말고, 대신 말해 주고 싶은 마음이 들어도 자제한다.
- ▶ 이해가 안 될 때, 이해한 척하지 않는다. 아랫사람 대하듯 하지 않는다. 당신이 도와주는 사람은 지적인 문제가 없는 성인임을 기억한다.
- ▶ 들은 이야기 일부만 이해했다면, 그 말들을 반복해 줌으로써 상대가 말을 반복할 필요가 없도록 한다. 그런 다음 이야기를 계속할 수 있도록 독려하는 질문을 한다. "휴가를 가셨다고 하셨는데, 어디로 가셨나요?"
- ▶ 인내심을 가지고 기다려 준다.

1. 사람 이름을 기억하고자 할 때, 대처 방법을 생각해 보세요.

2. 단어를 찾는데 어려움이 있는 사람을 도와주는 두 가지 전략을 찾아보세요.

본 정보가 본인과 연관성이 높다고 생각하시나요? 매우 그렇다 ☐ 약간 그렇다 ☐ 별로 없다 ☐ 가장 중요한 점은 무엇이었나요?

28 지각 및 공간지각력 어려움 이해 및 대처

지각과 시공간 기술은 세계를 이해하는데 도움이 된다. 감각기관을 통해 습득한 정보는 뇌의 뒷통수와 중앙부위(후두엽과 두정엽) 부분에서 처리된다.

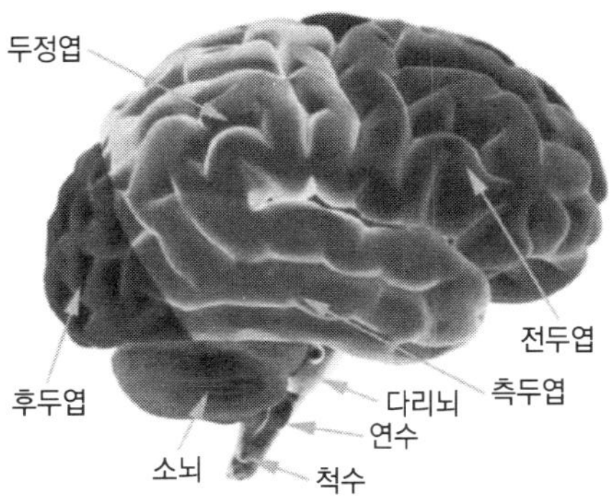

뇌 손상 이후에 사람들은 사물을 인지하고 깊이를 가늠하는 등, 거리를 파악하는 데 어려움을 겪는다. 시각적 감각이 저하된 사람은 주의집중력 및 공간 인식 능력도 저하된다(시각의 한 분야). 자극을 느낄 수는 있어도 그 감각적 정보를 처리하고 지각하지는 못한다.

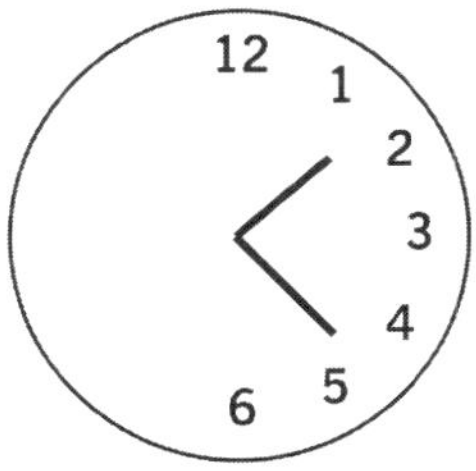

거리를 판단하고, 지도를 읽고, 사물과 얼굴을 알아보고 기계 부품을 조립하는 데에 어려움을 느낄 수 있다.

감각 기술을 향상시키는 전략

- ▶ **준비.** 과제를 시작하기 전에 계획을 수립하고 진행 기간을 예상해 본다.
- ▶ **속도 조절.** 실수를 줄이기 위해 과제 수행에 충분한 시간을 준다.
- ▶ **모니터링.** 하품이 나고, 집중력이 약화되거나, 읽으면서 눈이 아프고 글자를 놓치는 등의 피로감 신호를 스스로 점검한다. 피곤할 때는 휴식기를 갖고 보다 또렷한 정신 상태가 되었을 때 다시 과제에 복귀한다.
- ▶ **연습.** 정육면체나 별 등 복잡한 모양을 따라 그리기, 정중앙에 선 긋기, 퍼즐이나 그림 맞추기 등 모양을 파악하는 활동을 해본다.

시각 무시를 향상시키는 전략

- ▶ **탐색하기(scanning).** 의식적으로 머리를 왼쪽에서 오른쪽으로 움직이면 시야의 정보를 처리하는 데 도움이 된다.
- ▶ **소리 내서 말하기.** 왼쪽/오른쪽에 보이는 사물을 소리 내서 말해본다. 이것은 취약점을 발견하는 데 도움이 될 뿐 아니라, 과제 집중에도 도움이 된다.
- ▶ **문자 및 시각적 신호 활용.** '왼쪽으로 가라'라는 문자를 적어 두거나, 왼쪽에 적절한 랜드마크(대형건물이나 특정 건축물)를 정해두고 집중하면서 걸어가는 방법 등이 있다.
- ▶ **손을 위로 아래로.** 왼쪽의 시각적 인지가 부족하다면, 손을 위 · 아래로 움직이는 활동을 매일 1시간씩 일주일만 해도 기능이 향상될 수 있다. 팔을 움직이는 신체 활동은 시공간 능력에 관여하는 신경회로를 촉진시켜줄 수 있다.

보행 시 지각 능력의 어려움에 대처하는 방법

- ▶ **패턴을 계획하기.** 예를 들어, 5분간 걷고 5분간 휴식한 뒤에 다시 5분 걷기를 한다. 이렇게 하면 주변 상황에 대한 집중력이 유지될 것이다.

28 지각 및 공간지각력 어려움 이해 및 대처

▶ **정보 알려주기 및 가르쳐주기.** 당신과 함께 하는 사람에게 당신의 취약한 점(집중력 수준, 피로도 및 기타 장애 요소 등)에 대한 정보를 주거나 가르쳐 준다.

▶ **대화 자제하기.** 걸을 때에는 대화를 줄이고, 대화를 해야 할 때는 걸음을 멈춤으로써 온전히 보행에 집중한다.

▶ **위치 파악하기.** 도로/길을 지날 때, 위치에 신경쓰면서 걷는다. 도로의 오른쪽이나 왼쪽으로 치우치지는 않는지 자주 체크한다. 길 양쪽을 살피면서 가운데로 걸어가도록 노력한다.

▶ **랜드마크 설정하기.** 자신의 약한 쪽에 있는 주요 시설물이나 사물을 방향표시로 사용하여 방향을 파악하는데 활용한다.

▶ **커브길에서는 일단 정지하기.** 길을 건너야 할 때는 일단 정지하고, 왼쪽과 오른쪽을 살핀 후(의식적으로 머리를 좌우로 돌리면서) 함께 있는 사람에게 건너도 되는지 확인 후 건넌다.

▶ **안전이 최선이라는 것을 기억하기.** 20분을 걸을 때 휴식시간을 1회 가지면서 힘들게 걷는 것보다 휴식시간을 4회 가지면서 편하게 걷는 것이 좋다.

읽기를 할 때 지각 문제에 대처하는 요령

▶ **과제에 집중하기.** 라디오나 TV를 끄거나 신문을 덮어두고 과제에만 집중한다.

▶ **테두리를 설정하기.** 종이의 범위를 알기 위해 왼손을 왼쪽 끝에 두고 시작과 끝나는 지점을 파악한다.

▶ **표시하기.** 왼쪽에 있는 것들을 보기 어렵다면 밝은 색으로 선을 표시하거나 밝은 색 고무밴드를 왼쪽에 둔다. 이렇게 함으로써 문장 끝에서 왼쪽의 밝은 선을 보며 다음 시작 줄을 알 수 있다.

▶ **손가락 사용하기.** 손가락으로 짚으면서 글을 읽으면 집중력을 유지하고 문장을 잘 따라 읽을 수 있다.

▶ **잡지 읽기.** 잡지를 읽을 때, 읽지 않는 부분은 흰 종이나 카드로 가려서 다른 그림이나 글자에 자극되거나 주의가 산만해지지 않도록 가려준다.

▶ **휴식 취하기.** 피곤하면 휴식을 취한다. 어디까지 읽었는지 표시해두고 쉰다.

▶ **오류 체크하기.** 읽다가 이해가 되지 않으면 다시 처음으로 돌아가서 읽는다. 문장을 읽을 때, 줄 맨 왼쪽부터 읽었는지 확인한다.

▶ **자가 점검하기.** 스스로 점검할 때, 아래 질문을 해본다.

- 내가 놓친 것은 없는가?
- 아직 과제 수행 중인가?
- 속도가 너무 늦지 않은가?
- 피곤해지고 있지 않은가?

1. 지각 및 시공간 능력에 관여하는 뇌 부위는 어디일까요?

2. 왼쪽 시각 무시 증상으로 왼쪽에 있는 것들을 무시하는 경향이 있으면, 이를 개선하기 위한 전략은 무엇일까요?

29 피로에 대처

피로는 뇌 손상에서 가장 흔히 발생하는 문제들 중 하나로, 뇌 손상 환자의 70%에서 나타난다. 피로는 기분, 신체 기능, 주의집중력(attention), 기억 및 의사소통과 인내력(tolerance)에 부정적인 영향을 줄 수 있다. 정신적 노력(mental effort)이 피로를 야기하고, 피로하면 정신 기술(mental skill)의 손상과 과민함(irritation)으로 이어지며, 이것이 또다시 피로를 가중시키는 악순환이 반복된다.

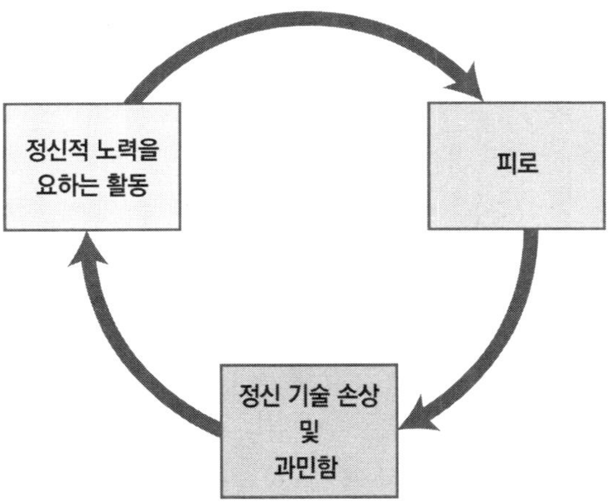

뇌 손상 이후 아래와 같은 유형의 피로를 한 가지 이상 경험할 수 있다.

- 신체적 피로: 예전에는 쉽게 할 수 있던 일을 지금은 신체에 많은 부담이 된다. 근력 저하 증상도 흔하게 발생한다.
- 심리적 피로: 우울, 불안 및 스트레스가 높아지면 더 악화된다.
- 정신적 피로: 예전에는 무의식적으로 가능하던 과제를 지금은 의식적으로 노력해야 하므로 피로가 가중된다.

뇌 손상 이후, 피로감은 '커튼이 내려오는 것 같은' 또는 '자동차에 연료가 고갈되는 것 같은' 느낌이라고 설명할 수 있다. 누군가 당신 차의 연료탱크를 50리터에서 25리터짜리로 바꾸어 놓고 말해주지 않았다고 하자. 당신은 연료탱크가 작아져서 더 자주 자동차를 세우고 주유해야 함을 곧 알게 될 것이다. 무조건 가속페달을 밟고 계속 가려고 해도 연료탱크에 연료가 없는 것을 어쩌란 말인가! 스스로를 압박하지 말고 멈추어 휴식을 취하자.

피로의 원인

뇌 손상 이후, 발생하는 피로의 원인은 분명하지 않지만 여러 가지 이론이 있다.

- **신경핵 손상.** 시상하부는 뇌 중간에 작은 핵 모양으로 되어 있어서 이 부위가 손상되면 각성 수준, 체력, 수면 패턴 및 각성에 영향을 미친다.
- **정보 처리 속도 저하.** 신경의 염증으로 인해 정보 처리 속도가 느려져서 뇌 손상 전에 하던 일을 하려고 할 때 더 많은 노력을 해야 한다.
- **자동 조종 기능 손상.** 자동 조종(automatic pilot) 기능 손상이 되면 뇌가 더 많이 운동해야 하고 특히 여러 가지 일을 한꺼번에 할 때, 더욱 노력이 많이 들어서 뇌에 피로도가 가중된다.
- **뇌간 손상.** 뇌간(brainstem)이 손상되면 의식, 각성 및 수면의 리듬에 문제가 생길 수 있다.

29 피로에 대처

피로에 대처하는 방법

피로가 쉽게 개선되는 사람들도 있지만 많은 사람들에게 피로는 장기적으로 대처해야 할 문제이다. 뇌 손상 이전과 똑같은 강도로 활동하고자 한다면 활동이 지나쳐서 결과적으로 며칠 쉬어야 하는 악순환이 반복될 수 있다.

- **조기 경고 신호 인식.** 자신에게 압박을 가하지 말고 쉬는 것을 두려워할 필요는 없다. 자신에게 계속 압박을 가한다면 피로해지고 나머지 일정 내내 힘든 시간이 될 것이다. 컨디션이 좋았다가 지쳤다가 반복하는 롤러코스터의 악순환은 피하는 것이 좋다.
- **속도 조절.** 과제를 연속적으로 하거나 서둘러 활동하려고 하지 않는다. 빨리하려고 하면 뇌 손상을 겪은 대부분의 사람에게 좋지 않은 결과가 초래된다.
- **일과화 및 조직화.** 활동 일정을 미리 계획해서 지나치게 하지 않도록 한다. 규칙적인 일과를 계획하고, 활동 시간과 쉬는 시간을 잘 배분한다.
- **활동의 점진적 확대.** 피곤하지 않게 완수할 수 있는 익숙한 과제부터 시작한다. 그러다가 당신의 상태가 호전되면 과제의 강도를 서서히 높인다.
- **충분한 수면과 휴식.** 낮에 45분 정도 낮잠을 잔다고 하여 걱정할 필요는 없다. 피곤할 때는 뇌가 "문을 닫고 싶다."라고 말하고 있는 것이다. 뇌의 말을 듣자.
- **"아니오"라고 말하고, 위임하고 우선순위 정하기.** 주변 사람들에게 당신의 어려움을 솔직하게 이야기한다. 뇌 손상 이후, 겪은 병적인 피로는 일반 사람들이 겪는 피곤함(tiredness)과 다르므로 언어의 의미를 구별하여 설명한다.
- **아침형 인간.** 아침 시간에는 각성 상태가 가장 좋고 정신 에너지가 가장 충만하므로 에너지 소모가 많은 활동을 한다.
- **규칙적인 식사.** 식사를 하면 에너지 수준이 올라간다. 그러나 커피와 같은 카페인 과다 섭취는 피한다. 카페인은 단기간의 각성 효과를 올릴 수는 있지만 카페인 수치가 떨어지면 피로도는 더 올라가게 된다.
- **매일 운동.** 연구 결과, 운동을 하는 뇌 손상 환자들은 정신 기능 및 각성 상태가 더 양호하다는 사실이 밝혀졌다. 오랜 시간 규칙적으로 운동을 한 사람은 피로도가 낮고 체력도 증진된다. 또한 기분도 좋아지고 수면의 질도 높아진다.
- **피로를 은행 계좌처럼 관리.** 에너지 수준은 관리해야 하는 은행 계좌와 같다. 양질의 휴식을 취하고 정신 활동을 너무 과도하지 않게, 분산해서 해야 한다. 무리하면 대가가 따른다는 것을 기억하자.
- **일기 쓰기.** 활동 내용을 기록하면 에너지를 얼마만큼 사용했는지, 어느 수준에서 피로가 증가되는지를 파악할 수 있다.

30 분노 조절

좌절에 대한 인내력(tolerance)이 낮아지고 화가 더 빠르게 나는 경향은 모든 뇌 손상 유형에서 흔히 나타난다. 특히 전두엽이 손상되었을 때 많이 나타난다. 이때 사람들은 억제가 잘 안되고 감정적 충동을 제어할 수 없다고 말한다.

영아기에는 감정조절이 전혀 안되는 상태로 크게 울지만, 아동기와 청소년기를 거쳐 성인이 되면 이성적 사고를 하면서 감정을 표현하는 이상적인 뇌로 발달하게 된다. 우리의 뇌세포는 서로 연결되면서 신경 회로와 구조를 형성하여 행동을 통제하고 원초적 충동을 억제할 수 있는 방향으로 발달한다. 뇌 손상이란 이러한 신경회로가 뒤흔들리고 손상되는 것이다.

이러한 전두엽 손상이 동반된 뇌 손상 환자들은 탈억제 문제와 함께 일상생활에서 극심한 스트레스를 겪는다. 매번 이것저것을 잊어버리고 부주의한 실수를 하고 이해력이 떨어지거나 만성 두통을 겪으면서 극심한 좌절을 느낀다. 이러한 스트레스는 분노로 이어지기도 한다.

뇌 손상 후 분노 조절 방법

1. 원인 파악하기-일기 쓰기. 언제, 어디에서 감정의 동요가 있었는지를 글로 쓰거나 표로 만들어서 어떤 상황에서 분노 센서가 '건드려지는지'를 자각하게 한다. 당신이 어이없는 실수를 범했을 때나 사람들에게 어떤 말을 들었을 때와 같이 당신을 힘들게 하는 상황들이 있다. 누구나 다른 사람에 비해 민감하게 반응하는 부분들이 있다. 이러한 점을 파악하여 상황을 바꾸거나, 피하거나, 대처 방법을 모색해 본다.

2. 분노 이면의 감정은 무엇인지 파악하고 표현한다. 분노의 이면에는 상처, 두려움, 거절, 위협 또는 무시 등의 감정이 자리하고 있다. '화'보다 이러한 감정을 표현해 보자. 예를 들면, 뇌 손상을 입은 남자를 옆에 둔 채 돌보는 보호자와 가족들만 이야기를 나누고 있을 때, 그 남자가 가족들에게 이렇게 말할 수 있다. "당신들끼리만 이야기를 하면 나는 무시당하고 거절당하는 느낌이 들고 쓸모없는 사람이라는 생각까지 들어요. 내가 여기 있다는 걸 기억해 주고 나와 함께 대화를 나눠줬으면 좋겠어요." 이는 부정적인 감정을 비난하지 않으면서도 분명하게 언어로 잘 표현한 사례이다.

3. "해야 한다."라는 말로 끝내는 것을 자제한다. 분노 이면에는 "~해야 한다."라는 명령 어투의 내적 신념이 깔려있다. 우리의 내면에서 "해야 한다."를 삭제하면 더 행복해질 것이다. 왜 그래야 하는지 질문을 하고, "~해야 한다." 대신에 "~하면 좀 더 좋을 것 같다."로 바꿔 말해보자. 뇌 손상 후, 사람들은 더 완고하고 융통성이 없어질 때가 많아서 "~해야 한다."라는 단어에 더 익숙해지기도 한다.

30 분노 조절

4. 상황을 벗어나 보기. 감정이 동요되고 있다면 그 상황에서 벗어나는 것도 해결 방법이다. 더 편안한 곳으로 가면 된다.

5. 연습하기. 스트레스가 높은 상황을 시각적 이미지로 상상해 본다. 감정이 상하기 쉬운 곳에서 당신이 어떻게 대처하면 좋을지를 상상해 보고 행동 방법을 연습해 보자.

6. 어려움을 주변 사람들에게 알린다. 뇌 손상에 대해 주변 사람들에게 이야기한다. 솔직하게 털어놓을 때 스스로가 떠안는 부담을 감소시킬 수 있다.

7. 진정시킬 수 있는 일과를 만든다. 감정에 자극이 올 때 실행해 본다.

- 근육을 이완하고 어깨에 힘을 풀고 손을 느슨하게 펴고 턱을 내린다.
- 2~3회 정도 복식 호흡을 깊게 한다.
- 10까지 센다.
- 하던 일 외에 다른 일로 눈을 돌린다.
- 고요하고 쾌적한 장면을 떠올려본다.

8. 긍정적인 자기암시. 감정을 자극하는 요인과 할 수 있는 생각들을 적어보고 스스로에게 반복한다. 예를 들어, 어떤 사람이 아이들의 시끄럽게 노는 소리에 화가 난다면 이것은 감정동요와 관련된 '3C' 전략을 사용한다.

- 아이들(Children). 아이들처럼 그냥 노는 것이지, 나를 화나게 하려고 한 것은 아니다.
- 도전(Challenge). 이것은 나의 인생 도전과제이다. 이것은 내가 넘어야 할 에베레스트 산이다.
- 진정하자(Calm). 마음을 가라앉히고 편안한 자세를 유지하자.

9. 일과를 무리하지 않게 계획한다. 일과를 규칙적으로 만들수록 좋다. 어려운 상황을 피하기 위해 일정표를 다시 짜보자. 예를 들어, 자녀가 친구들을 갑자기 집으로 초대했다면 밖으로 나가서 휴식을 취한다.

10. 스트레스 관리. 일과를 자기 속도에 맞춰 조절함으로써 스트레스를 관리하고 삶의 균형을 유지한다. 피곤하면 쉬거나 잠을 잔다. 나는 좋아하는 일을 충분히 하고 있는가?

1. 뇌 손상 환자들은 왜 쉽게 화가 날까요?
2. 당신을 화나게 하는 주요인들 중 두 가지를 이야기해 보세요.
3. 감정조절을 위해 당신이 사용할 수 있는 전략을 세 가지 정도 이야기해 보세요.

본 정보가 본인과 연관성이 높다고 생각하시나요? 매우 그렇다 □ 약간 그렇다 □ 별로 없다 □ 가장 중요한 점은 무엇이었나요?

31 탈억제 및 부적절한 행동

탈억제 또는 행동 통제력 저하는 뇌 손상의 주요 문제이다. 이 문제가 있는 사람은 충동적이며 짜증을 잘 내고, 결과를 생각하지 않고 감정, 생각, 의견을 표현하는 경향이 있다. 한 클라이언트는 자신이 '일단 말부터 해버리고 나서 생각하는' 경향이 있다는 것을 알게 되었다고 말했다.

이러한 문제가 있는 사람은 결국 사회적 판단력이 흐려져서, 지나치게 말이 많거나 사람들에게 부끄러운 이야기를 하기도 한다. 쉽게 감정이 동요되고 분노가 표출된다. 지킬 박사와 하이드처럼 기분이 가라앉았다가 금방 폭발하고 또 가라앉곤 한다.

탈억제 시 자기인식력도 저하되어서, 자기 행동이 적절한지를 판단하지 못하게 되므로 변화의 필요성도 느끼지 못한다.

탈억제는 어린아이와 같은 상태 또는 술에 취한 상태와 다소 비슷하다. 아이가 자라면, 충동을 제어하는 것을 배우는데, 이 과정에서 전두엽 쪽에 신경회로가 서서히 발달한다. 탈억제는 전두엽에서 생성된 신경회로의 손상에 인한 것으로 여겨진다.

뇌 손상 환자가 탈억제에 대처하는 방법

- 어려움이 있음을 인지하고 수용하라. 다른 사람들을 비난하지 말고, 대처 방안을 찾아본다.
- 의도적으로 '멈추고 생각하기', 충동적으로 행동을 저지르거나, 나중에 후회할 말을 하기 전에 '한 발짝 물러서기' 훈련을 스스로 해보자. 행동하기 전에 10까지 수를 세본다.
- 탈억제를 경험한 상황에 대해 일지를 기록해본다. 탈억제가 자주 발생하는 상황에는 어떤 것들이 있었나? 주된 요인은 무엇인가? 이를 이해하면 다음과 같은 상황에 처했을 때 '브레이크 걸기'를 하는데 도움이 된다.
- 믿을 수 있는 사람에게 피드백을 달라고 요청한다. 탈억제 또는 '도에 지나친' 상황을 목격했을 때 알려 달라고 한다.
- 사람들에게 사과하고, 어려움을 설명해 준다.

1. 탈억제란 무엇일까요?
2. 탈억제를 경험한 상황을 한 가지 말해보세요.
3. 탈억제 대처 방법 두 가지를 이야기해 보세요.

본 정보가 본인과 연관성이 높다고 생각하시나요? 매우 그렇다 □ 약간 그렇다 □ 별로 없다 □ 가장 중요한 점은 무엇이었나요?

32 탈억제 환자 가족 및 보호자의 대처 방법

- 문제가 발생하는 것이 뇌 손상 때문에 발생하는 것임을 인지하고, 개인적인 요인으로 생각하지 않도록 한다.
- 피드백은 직접적으로 한다. 뇌 손상 환자가 적절하지 않게 행동할 경우, 그 자리에서 바로 이야기한다.
- 확고한 태도를 보여준다. 문제의 탈억제 행동이 발생했을 때, 보상이 되지 않도록 지 않게 단호하고 일관된 태도로 대한다. 범위와 한계를 정하고 특정 행동이 적절하지 않다고 분명하게 말한다. 확고하지 않으면, 환자가 행동을 제어할 필요성을 느끼지 못하므로 행동 제어를 더 하지 못하게 된다.
- 주의를 환기시킨다. 뇌 손상 환자의 주의를 전환시켜서 보다 적절한 행동을 하도록 한다.
- 모니터하고 수정한다. 어떤 일들로 인해 부적절한 행동을 하게 되는지 기록한다. 주된 요인은 무엇인가? 좋은 방법 중 하나는 ABC 차트를 만드는 것이다.
  A = antecedents(탈억제를 유발하는 선행사건들)
  B = behavior(행동)
  C = consequences(결과, 탈억제 행동에 따른 결과)

문제행동이 발생했을 때, 원인이 되는 선행 사건을 다시 생각해야 한다. 그리고 문제행동을 하고 났을 때, 따르는 결과도 기록함으로써 자신의 탈억제 행동을 자각하고 추후 문제상황을 조절할 수 있게 된다.

심각한 탈억제 행동에 대처하는 행동 조절 및 전략

- 행동 조절 시스템을 만들어 놓는다. 적절한 행동은 보상을 하고 부적절한 행동에는 대가가 따르도록 하는 것이다. 보상방법은 차트에 표시, 상, 칭찬 또는 관심 주기 등이 있다. 부적절한 행동에 대한 대가로 관심 끊기(무시하기) 및 타임 아웃 등이 있다. 예를 들어, 5~10분 정도 보호자 없이 혼자 지내도록 놔두는 것이다. 단, 안정상의 문제가 없는지 확인한다.
- 기술 훈련: 기술이 발전하면 부적절한 행동이 줄어든다. 주요 기술로는 불안 관리, 자기 주장 훈련 또는 분노 조절 기술 등이 있다.
- 상반행동 강화 또는 표적행동 감소: 예를 들어, 뇌 손상 환자가 부적절한 행동을 하지 않고 30분을 보내면 5분간 대화 시간을 갖는다[이를 상반행동 차별강화(differential reinforcement of other behaviour, DRO)라 한다].

탈억제 행동을 감소시키기 위한 전략 중에 두 가지 실질적인 전략을 이야기해 보세요.

본 정보가 본인과 연관성이 높다고 생각하시나요? 매우 그렇다 □ 약간 그렇다 □ 별로 없다 □ 가장 중요한 점은 무엇이었나요?

33 무감동 및 동기 저하

무감동(apathy)이란 목표 지향적 행동이 없고, 마음에 있는 것을 실행하는 힘과 의지가 부족하거나 없는 상태이다. 목표 달성을 위한 행동을 시작하고 지속시키기 어려워하고, 자발적 행동이 부족하다. 신체기능은 충분하지만 목표 달성 의지가 없다. 그러나 의도나 생각을 실행하는 데 문제는 없다. 이는 인지력이나 실행 능력이 손상되어 특정한 행동을 수행하지 못하는 실행증(dyspraxia)과는 성격이 다르다.

뇌 손상 이전에 과감히 실행하는 성향의 환자가 뇌 손상 이후에는 오랜 시간 TV 앞에 가만히 앉아 하염없이 시간을 보내기도 한다. 무엇인가 계획하지 않고 바다에 표류하고 있는 듯이 생활한다. "마음은 천 가지를 하고 싶지만 하나도 실천하지 않는다."라고 말하기도 한다.

무감동 환자들에게 부족한 목표 지향적 행동의 세 가지 요소는 아래와 같다.

(a) 어떤 아이디어가 떠오르면 목표를 정하고 실행에 옮길 수 있는 단계로 나눈다.
(b) 스스로 시작하고, 시작한 것에 주의집중하고 필요 없는 요소들은 배제한다.
(c) 원하는 결과를 얻기 위해 행동을 완료하고자 하는 의지를 갖는다.

무감동은 우울감과는 구별된다. 뇌 손상 환자 중, 증상이 있는 경우, 사회적으로 위축되고, 걱정이 많아지고 예전에 좋아하던 활동을 더 이상 즐기지 않는 반면, 무감동 환자는 무관심한 감정 상태가 주증상이며 걱정조차도 없는 무감정 상태를 보인다.

전두엽의 신경회로는 동기부여 및 무감동과 관련이 있다. 이러한 회로에 장애가 발생하면 도파민과 같은 신경전달물질이 잘 생성되지 않는다.

무감동에 대처하는 방법

문제 인식. 무감동이 어떤 것인지 가족들에게 잘 설명하는 것이 중요하다. 환자 재활을 위해 노력하는 가족들은 환자의 무관심이나 무반응 태도를 비난할 수 있으므로 치료사는 무감동에 대해 설명해 준다. 그들이 우울한 것이 아니라는 것을 인지시키는 것도 중요하다. 뇌 손상의 치료 경험이 적은 의료진들은 종종 무감동 환자를 우울증으로 진단하기도 한다.

기대 낮추기. 뇌 손상 결과, 무감동 증상이 있다면 라이프스타일도 달라진다. 그에 따라 요구사항도 달라질 것이다.

활동을 소단위로 설정. 예를 들어, 아침에 "옷을 입으세요."라고 말한다. 그리고 조금 지나서 "아침을 먹어요."라고 말한다. 아침을 먹으면 "장 보러 가요."라고 말한다. 만약에 이 세 가지를 한 문장으로 동시에 말한다면, 뇌 손상 환자에게 부담이 될 것이다.

33 무감동 및 동기 저하

흥미 있는 활동하기. 뇌 손상 환자가 예전에 좋아하거나 잘했던 활동을 적극적으로 해본다.

확고한 태도. 뇌 손상 환자와 있을 때는 "~하고 싶니?"라고 말하는 대신 "이제 우리 ~할 거야"라고 말하는 것이 좋다. 또는 할 수 있는 두 가지 활동 중에 선택하게 하는 것도 좋다.

바람직한 활동 강화. 바람직한 행동을 강화하고 그렇지 않은 행동에는 보상을 제공하지 않는다. 예를 들어, "일어나서 식탁으로 가면, 아침밥을 차려줄게"라고 말하는 것이 침대에 누워있는 환자에게 먹을 것을 가져다주는 것보다 좋은 방법이다. 스스로 동기부여가 되지 않는다면 인센티브를 주는 것도 행동에 영향을 줄 수 있다.

외부 단서 활용. 언어적 힌트나 알람 등 행동을 촉진하는 데 도움이 되는 외부 단서를 활용한다. 그러다가 차츰 활용 정도를 줄여 본인 스스로 내면에서 생성한 신호에 의존하도록 한다. 가능한 독립적으로 나아갈 수 있도록 독려해야 자존감이 향상될 수 있다.

하루 일과 구조화. 일과를 규칙적으로 하면 할수록 뇌 손상 환자가 부족한 동기와 집행 기술문제의 영향을 덜 받게 된다. 하루 일과 계획이 전혀 없는 상태에 놓인 환자는 우울감, 불안감 및 혼란 등 2차적 문제가 발생할 수 있다.

집단활동 독려. 자조모임에 참여하면 다른 사람과 함께 자극과 격려를 주고받을 수 있다.

1. 무감동이란 무엇일까요?
2. 무감동과 우울감의 다른 점은 무엇인가요?
3. 뇌 손상 이후에 무감동을 겪는 사람을 도와주는 방법에는 어떤 것이 있나요?

본 정보가 본인과 연관성이 높다고 생각하시나요? 매우 그렇다 ☐ 약간 그렇다 ☐ 별로 없다 ☐ 가장 중요한 점은 무엇이었나요?

34 뇌 손상 후 감정 변화

불안. 무감동 환자들은 일상적인 활동 수행을 어려워하고, 어떻게 개선하고 대처해야 할지 종종 걱정한다.

우울. 외상 후 뇌 손상과 뇌졸중에서, 우울감은 종종 회복 속도가 더딜 때에 발생한다. 이는 장애의 심각성이나 유형과는 관계없이 인식을 조절하는 과정에서 발생하는 것이다.

감정 동요. 감정 동요(emotional lability)는 감정 통제가 느슨해지거나 부족한 상황을 말한다. 감정 기복이 심하고, 과도하고 과장된 감정이 나타난다. TV 뉴스나 오래전 사진을 보며 울음을 터뜨리기도 하다가, 몇 분이 지나면 금방 울음을 그치고 웃기도 한다. 이러한 증상을 감정 실금(emotional incontinence)이라고도 부른다.

감정 둔마. 뇌 손상 이후에 감정의 높낮이가 사라지고 평평해지는 경험을 하는 것을 감정 둔마(emotional flattening or blunting)라고 한다. 기질적으로 다른 사람이 된 모습을 보여서 가족이나 보호자들에게 감당하기 어려운 변화이기도 하다.

탈억제와 자제력 감소. 뇌 손상 이후, 좌절에 대한 인내력이 감소하여 화를 더 쉽게 내는 경향을 보인다. 감정 제어 능력이 없어져서 짜증이 나면 곧바로 표출하곤 한다. 분노를 폭발적으로 표출하지만 오래가지는 않는다. 예전에는 보다 사교적이었지만, 이제는 생각을 여과 없이 표현한다. 지킬 박사와 하이드 같다는 말도 종종 듣는다.

병식력 부족. 자신의 장애가 어떤 것인지 완전하게 이해하지 못한다. 걸을 수 없는 상황인데 걷고자 한다던가, 사고력 및 기억력에 심각한 문제가 있는 상황에도 "다시 직장으로 복귀할 거야"라고 말하기도 한다.

애도 반응. 뇌 손상으로 장애가 발생하여 상실감이 클 때 애도의 과정이 나타난다. 환자 본인과 주변 사람들이 함께 애도 과정을 겪는다. 이 과정에는 여러 가지 단계가 있다. (1) 초기 충격과 부정의 단계를 거쳐, (2) 분노와 와해 단계가 오고, (3) 상실된 현실을 직면하여 우울감으로 이어지다가, (4) 재구성과 수용의 단계로 간다. 각 단계는 수개월 또는 몇 년이 걸릴 수도 있으며 순서가 바뀌어 나타날 수도 있다.

뇌 손상 이후에 감정적인 변화에는 어떤 것이 있나요?

본 정보가 본인과 연관성이 높다고 생각하시나요? 매우 그렇다 □ 약간 그렇다 □ 별로 없다 □ 가장 중요한 점은 무엇이었나요?

35 보호자 및 지인들이 경험하는 감정

불안. 주변 사람들의 증상 중, 불안은 매우 흔하게 나타난다. 앞으로 무슨 일이 일어날지 알 수 없고, 통제가 어렵다고 느낄 때가 자주 있기 때문이다. 환자에 대한 걱정과 일상적인 스트레스에 대처하는 일은 엄청난 압박을 야기하여 스트레스 및 불안 증상으로 이어질 수 있다.

우울. 회복이 어느 정도 진행되면서 뇌 손상 장애가 영구적일 것 같다고 깨닫기 시작하면 우울감이 나타나는 보호자들이 많다. 초기의 낙관적인 입장에서 현실을 깨닫게 됨으로 인해 우울한 감정으로 바뀐다.

애도. 환자와 마찬가지로 보호자도 충격, 부정, 와해, 분노, 우울, 슬픔에 이어 재구성과 수용의 단계로 이어지는 애도 과정을 겪게 된다.

당신의 경험을 추가해 본다:

보호자의 대처 전략

1. 뇌 손상과 관련된 증상에 대해 더 많이 이해하려고 노력한다.
2. 당신의 감정, 불안 및 걱정에 대해 다른 사람과 이야기해본다. 감정을 마음 안에서 묶어두지 말고 밖으로 꺼낸다.
3. 느낀 것을 잘 표현한다. 그냥 덮어두지 않는다.
4. 신체를 잘 돌보고, 잘 먹고, 충분한 수면을 취하며 마음을 편하게 갖는다.
5. 다른 사람들과 교류하는 것을 피하지 않는다. 가능한 일과 취미생활, 사회활동을 지속한다.
6. 비슷한 상황을 경험하는 사람들과 소통하면서 서로 비슷한 점과 대처 방법을 논의한다.
7. **당신의 의견을 추가해 본다:**

1. 손상 이후에 어떤 감정 변화를 경험했나요?
2. 변화에 어떻게 대처할 수 있을까요?

본 정보가 본인과 연관성이 높다고 생각하시나요? 매우 그렇다 □ 약간 그렇다 □ 별로 없다 □ 가장 중요한 점은 무엇이었나요?

36 우울감

우울감이란 힘든 재활 과정을 겪으면서 좌절하고 회복이 느린 것에 대해 자각하면서 발생한다. 회복 속도가 느리고, 인식 능력이 좋아지지 않는 현실을 직시하며, 마침내 삶이 예전과 결코 같아질 수 없음을 받아들이게 된다.

우울감은 뇌 손상 이후 조절 단계를 거치면서 조절을 완성시켜 나가는 과정에서 누구나 겪는 불가피한 단계로 보는 의견도 있다. 우울감을 느끼는 과정은 회복되고 있다는 신호로 볼 수도 있다.

우울감에 대처하는 실질적인 방법

1. 자신의 감정에 대해 친구, 가족 및 상담사와 이야기한다. 마음 안에 묶어두지 않는다.
2. 당신의 장애나 문제점에 대해 자세히 파악한다. 필요하면 관련 서적을 읽는다.
3. 인생의 길 위에 장애물과 도전활동이 놓여 있다고 생각한다. 문제를 처리해야 할 인생의 숙제로 생각한다.
4. 뇌 손상 이전의 삶과 비교하지 않는다. 대신 회복이 되고 있는지 바로 전 상황과 비교한다.
5. 회복 과정에 대한 진행 상황을 모니터링하고 필요하면 일지를 적는다.
6. 뇌 손상 환자 자조모임과 같은 곳에 참여해서 다른 사람들은 어떻게 대처하고 있는지 알아본다.
7. 성취의 기쁨보다 매 순간의 기쁨을 즐기는 방향으로 나아간다.
8. 목표 설정–큰 활동을 작은 단위의 활동으로 나눈다.
9. 기대를 낮춘다.
10. 부정적인 생각을 적어보고 그에 대처한다.
11. 필요하다면 전문가의 도움을 받는다.

1. 우울감을 뇌 손상의 회복 신호로 볼 수도 있는 이유는 무엇일까요?
2. 우울감에 대처하는 긍정적인 방법 중에 네 가지를 이야기해 보세요.

본 정보가 본인과 연관성이 높다고 생각하시나요? 매우 그렇다 □ 약간 그렇다 □ 별로 없다 □ 가장 중요한 점은 무엇이었나요?

37 자기주장

자기주장이란 다른 사람들의 권리를 침해하지 않고 감정과 생각을 자유롭고 진솔하게 표현하는 행동 패턴이라 할 수 있다. 또한 자기주장은 자신을 변호하고 원하는 것을 말할 수 있는 능력이다. 다른 사람의 요청에 "아니오"라고 말할 수 있는 능력이다. 자신을 변호하지 않으면 당신의 자존감은 내려가고 스트레스도 더 높아진다.

뇌 손상 이후의 대처할 수 있는 자기주장 기술

- **"아니오(No)"라고 말하기.** 이것은 뇌 손상 이후, 자신을 보호하는 중요한 기술이다. 다른 사람들의 요구사항을 예전만큼 수용할 수 없기 때문이다. 당신이 "아니오"라고 말할 때는 요청을 거절하는 것이지 그 사람을 거부하는 것이 아니다. 이 두 가지가 다름을 아는 것이 중요하다. "아니오"라고 말하는 것은 쉬운 일이 아니다. 왜냐하면 당신이 달라졌다는 것을 인정하고 싶지 않은 마음이 있기 때문이다.
- **자기표현.** 자기표현이란 사람들에게 당신의 기분을 솔직하게 이야기하고 다른 사람들이 당신을 어떻게 대했으면 하는지를 이야기하는 중요한 기술이다. 예를 들어, 직장에서 "사고 이후에 한 번에 한 가지 이상 하기가 어려워"라고 솔직하게 말한다. 또한 직장 동료들에게 자신의 뇌 손상에 대해 이야기하고 집중하기가 어려우니 독립된 공간에서 일하고 싶다고 말한다. 다른 사람들은 뇌 손상에 대해 잘 모르기 때문에 당신이 잘 알려주어야 한다.
- **위임.** 위임이란 다른 사람들의 지원으로 일을 처리하고 목표를 달성하는 것으로서 집에서나 직장에서 쓰이는 중요한 기술이다. 예전처럼 많은 일을 할 수 없기에 위임이 필요할 때가 있다. 다른 사람에게 위임을 하면 당신은 좀 더 많은 시간을 가질 수 있고, 생산성은 향상되며, 다른 사람이 책임을 더 질 수 있도록 도와줄 수 있다. 당신이 계획하고 조직화하게끔 만들기도 한다. 때로는 죄책감, 실패감, 체념, 다른 사람들에 비해 뒤떨어지는 듯한 두려움 등의 감정이 위임을 어렵게 하기도 한다.

1. "아니오"라고 말하거나 위임해야 하는 상황을 한 가지 이상 이야기해 보세요.
2. 당신에게 문제가 있다고 간단하게 말하는 방법 또는 당신이 과제를 다 하고 싶지 않다고 직접적으로 표현할 수 있는 방법은 무엇일까요?

본 정보가 본인과 연관성이 높다고 생각하시나요? 매우 그렇다 ☐ 약간 그렇다 ☐ 별로 없다 ☐ 가장 중요한 점은 무엇이었나요?

38 뇌 손상 후 시간 관리

시간은 우리 삶의 가장 소중하고 가치 있는 자원이다. 시간을 관리할 수 있으면 삶 자체를 잘 관리할 수 있다.

삶의 목표 인식하라. 삶에서 중요한 것이 무엇인지 알아보자. 당신이 향해가는 목표는 삶에 방향을 제시하는 지도와 같다.

우선순위를 정하라. 중요한 활동과 중요하지 않은 활동의 순위를 정하고 질문하라. "이것은 나에게 얼마나 중요한 일인가?"

계획하고 적기. 계획하는데 시간을 조금 투자하면 시간을 절약할 수 있다. 다이어리, 달력 또는 '할 일' 목록을 만들어서 계획을 적고 검토한다. 무기력함이 느껴진다거나 할 일이 없는 것처럼 생각된다면 할 일을 목록으로 작성해 보자.

위임. 다른 사람들에게 어떤 일을 위임할 수 있는가? 위임은 시간을 관리하는 중요한 방법이다.

시스템화 하라. 뒤죽박죽한 상태로 있으면 불필요한 일을 만들고 시간을 낭비하며 좌절감을 불러일으킨다. 시간을 내서 주변을 정돈하여 모든 것에 정해진 장소가 있도록 한다.

"아니오(No)"라고 말하기. 다른 사람들의 요구사항을 거절하지 않으면 삶이 잘 통제되지않는다.

한 번에 한 가지씩. 할 일이 많지만 모든 일을 한꺼번에 할 수는 없다. 특정한 과제에 집중하는 것이 중요하다.

계획표는 여유 있게. 계획에 일정을 꽉 채우지 말고 여유있게 계획한다.

완벽주의를 버리자. 모든 것을 완벽하게 하려고 하면 힘들 수 있다. '중간 정도만 하자'라는 생각을 한다.

균형을 유지하라. 일, 가정, 여가, 신체 활동 및 정신 활동에 골고루 시간을 배분한다. 자유 활동시간을 계획에 넣어서 그때그때 상황에 맞춰 자유롭게 활동할 수 있는 시간도 가진다.

1. 주요 시간 관리 기술을 세 가지 말해 보세요.
2. 위에 열거된 시간 관리 기술 중 자신에게 부족하다고 생각되는 기술은 어떤 것인가요?

본 정보가 본인과 연관성이 높다고 생각하시나요? 매우 그렇다 ☐ 약간 그렇다 ☐ 별로 없다 ☐ 가장 중요한 점은 무엇이었나요?

39 뇌 손상 후 목표 계획

인간은 목표 지향적인 동물이며 끊임없이 의미, 중요성 및 목적을 추구한다. 목표를 정해서 정진하고 달성하고자 한다. 목표가 없거나 비현실적이거나 너무 많은 목표가 있으면 스트레스가 될 수 있다.

연구에 따르면 성공한 사람들은 목표를 계획하는 경향이 있다고 한다. 목표를 정하고 정진하면 동기부여가 강화되고 내면의 에너지가 발산된다. 나치 수용소처럼 스트레스가 많은 환경에서 생존한 사람들을 연구한 결과, 목표를 정하고 노력한 사람들이 생존율도 높았다고 한다.

목표를 정하지 않는 사람들은 어떻게 할지를 잘 모르기 때문이다. 목표 설정의 중요성을 깨닫지 못하거나 실패에 대한 깊은 두려움을 갖기도 한다. 목표를 정해서 적어두면 노력을 배가시키고 동기부여가 되어 더 노력하게 되는 효과가 있다.

목표 계획 단계

- **브레인 스토밍.** 당신이 삶에서 진정으로 원하는 것이 무엇인지 정한다. 가정, 일, 여가 및 개인적인 발전을 위한 목표를 파악하고 적어본다.
- **재검토.** 목표 목록을 작성하고 다시 살펴보면서 실현 가능한지 여부를 살펴본다.
- **검토 결과에 따라 목표 수정.** 검토 결과를 반영하여 분명하고 구체적인 말로 목표를 수정해서 적어둔다. 예를 들어, '다음 크리스마스까지 하루에 만보 걷기' 등이 있다.
- **실행 계획을 적어보기.** 목표를 달성 가능한 작은 단위로 나눈다. 각각의 목표는 모호하지 않고 구체적이어야 한다.
- **장애물 파악하기.** 목표 달성에 방해가 되는 것들이 있는지 확인한다.
- **결과를 시각화하면서 스스로 보상하기.** 동기부여를 강화하기 위해서 달성하고자 하는 목표를 그림으로 그려보거나 상상해 보게 한다.

1. 목표를 계획하는 일이 중요한 세 가지 이유는 무엇인가요?
2. 목표 달성을 위한 구체적인 계획, 장애 요소 등을 적어 보세요.

본 정보가 본인과 연관성이 높다고 생각하시나요? 매우 그렇다 □ 약간 그렇다 □ 별로 없다 □ 가장 중요한 점은 무엇이었나요?

40 자기인식력 이해하기

자기인식력(awareness)이란 자신의 장단점을 파악하고, 타인에게 어떤 영향을 주고 있는지 살피는 자기 성찰 능력으로 인간의 가장 고차원적인 능력이라 할 수 있다. 인간 외에 유인원 정도만이 거울을 보고 자신의 모습인 줄 알 수 있다.

뇌 손상 환자는 자기인식력이 현저히 저하된다. 어려움은 과소평가하고 자신의 능력은 과대평가하는 경향이 있다. 한 연구에 따르면, 뇌 손상 이후 7년이 지나서 주변 사람들의 30%가 뇌 손상 환자를 가리켜 "어려움을 인정하지 않는다"고 말했다고 한다.

자기인식력은 뇌 손상에 따르는 흔한 문제점으로, 전두엽의 주요 부분(특히 우측)이 손상되어 발생한다. 자기인식력 손상(self-awareness impairment)은 의식의 손실 정도와 직접적으로 관련된다.

자기인식력 손상 요인에는 여러 가지가 있다.

(a) 사람이 혼수상태나 외상 후 기억상실증 상태에 있으면 무슨 일이 일어나고 있는지 완전히 인지할 수 없다. 이때 지인들이나 임상의들은 환자가 죽음이 가깝거나 심각하게 손상된 것을 보고, 상황이 매우 심각하다고 인지한다.

(b) 뇌 손상 환자는 일반적으로 잘 걷지 못하는 등의 눈에 보이는 신체장애는 잘 알아차리는 반면, 눈에 보이지 않는 미묘한 인지나 감정의 손상(cognitive or emotional impairments)은 잘 알아차리지 못한다.

(c) 뇌 손상 환자들은 종종 병원에 있는 동안은 인지 평가를 받지 못한다. 인지 기술에 문제가 있음을 알게 되는 것은 집에 돌아가거나 직장으로 돌아가서 일 때가 많다.

(d) 뇌 손상 환자들은 변화와 상실에 적응할 만한 환경에 있지 않는다. 인지손상은 죽음을 인식할 수 있는 장례식, 문제에 대해 소명하고 받아들일 수 있는 청문회(법원), 이별을 준비할 수 있는 환송회 등의 특별한 수용의 시간이 있는 것이 아니어서 인지기능 상실에 대해 애도하고 감정적으로 조절할 기회가 따로 없다.

주의할 점은 회복에도 단계가 있어서 기억력과 사고력 등의 인지저하가 완화되면서 자기인식력도 향상된다는 것이다. 자기인식력이 향상되는 과정에서 종종 불안과 우울감이 동반되기도 한다.

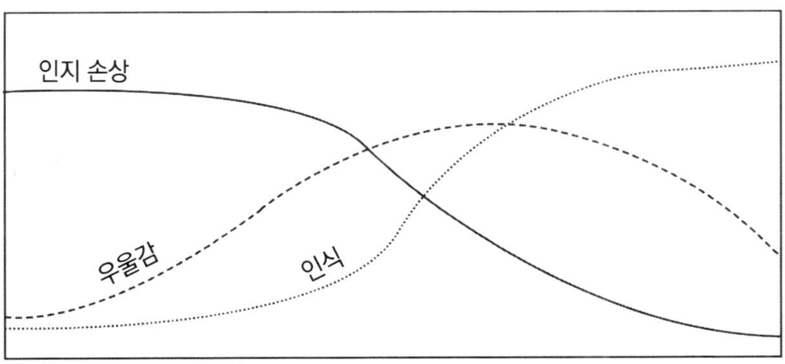

회복 단계

40 자기인식력 이해하기

자기인식력 저하에는 세 가지 유형이 있다.

(a) **순수한 신경 장애 또는 질병인식불능증**(anosognosia; a=없다; gnosis: 인식; nosis: 질환). 마비, 무분별, 공간무시 등 인지력 부족 증상이다. 이는 우측 반구의 뒤쪽이 손상되었기 때문이다.

(b) **인지 저하로 인한 자기인식력 부족.** 기억력, 주의집중력, 집행기술 장애와 같은 전반적인 인지 기능의 공통된 문제는 환자가 자신의 인지문제를 잘 인식하지 못한다는 것이다. 갈등이 있을 때 자기인식력에 문제가 있는 사람은 불안 증세를 보이면서 감정적으로 반응한다.

(c) **부정.** 부정은 문제를 맞닥뜨리기가 고통스러울 때 나타나는 심리적 방어기제로써 의식적일 수도 있고, 무의식적일 수도 있다. 부정의 증상을 보이는 사람이 갈등에 부딪히면 분노와 흥분된 반응을 보인다. 현실을 받아들이기보다 합리화하거나 축소하는 등 주변 환경을 탓하는 경향이 있다.

자기인식력에는 여러 가지 단계가 있다. 가장 기본적인 '지적 인식' 단계에서는 문제를 말할 수는 있지만 대처는 하지 않는다. 이보다 높은 '문제발생 인식' 단계에서는 문제를 타인의 피드백 없이 인식하고 바로잡으려고 이것저것 시도하기도 한다. 가장 최상위인 '예측 인식' 단계에서는 자신의 결함으로 인해 발생할 문제를 미리 예측하고 대처 계획도 세운다.

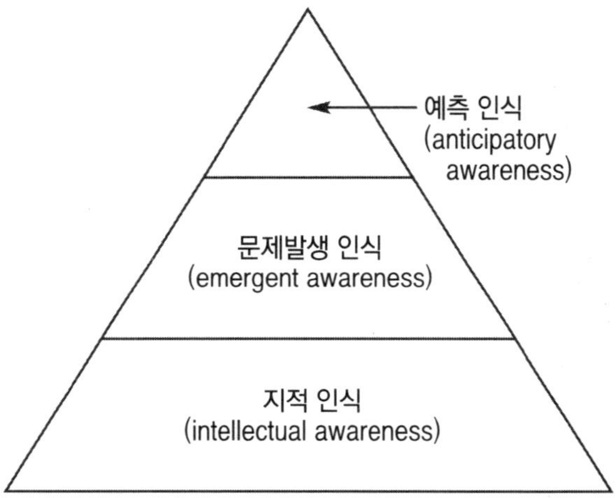

1. 자기인식에 영향을 주는 요소들은 무엇인가요?
2. 자기인식의 세 가지 유형의 어려움에 대해 설명해 보세요.
3. 자기인식 문제의 세 가지 단계는 무엇인가요?
4. 나의 자기인식은 어느 단계에 있다고 생각하나요?

본 정보가 본인과 연관성이 높다고 생각하시나요? 매우 그렇다 □ 약간 그렇다 □ 별로 없다 □ 가장 중요한 점은 무엇이었나요?

41 자기인식력 향상 방법

타이밍. 이런 중재들을 제공하기에 가장 적절한 시기를 판단해야 한다는 점을 인식하는 것이 중요하다. 예를 들어, 초기 단계에서는 대상자의 일상생활 기억이 좋지 않은데, 이때 장애에 대한 장기적인 문제에 관한 정보를 제공하는 것은 적절하지 않다.

교육. 임상의들은 뇌 손상의 본질에 대해 미묘하고 감춰져 있는 측면을 포함하여 가능한 한 많은 정보를 제공해야 한다. 관련된 책, 전단지, 보고서, 스캔 자료 등을 나누어주고 뇌 손상 환자나 지인들이 적극적으로 습득하도록 독려한다.

심리평가 및 작업치료 평가 등의 점수가 있는 다양한 평가. 평가를 통한 피드백을 받아보는 것도 유용한 방법이다.

영상 녹화. 녹화를 하여 비디오피드백 같은 형태를 사용하면 자신의 문제점을 구체적으로 보게 되어 부인하거나 반박하기 어려울 것이다. 상황이 진행 중일 때보다 종료되고 나서 비디오를 보면 자신의 모습을 평가하기가 더 쉽다.

집단활동. 같은 처지에 있는 사람들과 소통하고, 집단 내에서 서로의 결점을 살펴보면 자신의 문제점도 발견하기 쉬워진다.

피드백. 세심하고 비난하는 말투가 아닌 솔직한 피드백은 일상의 삶에서 필수적이지만 가끔 수용하기 어려울 때도 있다.

실패 경험. 우리는 모두 실수를 통해 배운다. 정서적인 도움으로 실패가 지나치게 부정적인 경험이 되지 않도록 한다면, 때로는 실패가 도움이 되기도 한다.

상담치료. 일정 기간 상담을 받으면 자신을 이해하는 데 도움이 될 것이다.

재활 게임 및 훈련. 기억, 집행 기능, 자기인식력 등에 문제가 있는 대상자가 그에 맞는 훈련을 받으면 문제나 새로운 상황에 대해 더 많이 생각하도록 도와준다.

자신의 어려움에 대한 인식을 향상시키는데 가장 도움이 되었던 전략이나 중재 활동에는 어떤 것이 있을까요?

본 정보가 본인과 연관성이 높다고 생각하시나요? 매우 그렇다 □ 약간 그렇다 □ 별로 없다 □ 가장 중요한 점은 무엇이었나요?

42 자기인식력 설문지

이름 ______________________ 날짜 ______________________

본 설문지의 목적은 당신의 자기인식력 수준을 평가하는 것이다. 각 질문을 읽고 현재 자신의 생각을 가장 잘 표현한 것에 V 표시해 본다. 그리고 제3자 의견란은 당신을 잘 아는 지인에게 질문해서 V 표시해 본다. V 표시를 마친 후에는 자신과 제3자의 생각을 비교해 본다.

(점수: 그렇다 = 2, 약간 그렇다 = 1, 아니다 = 0)

질문	점수					
	자가진단			제3자 의견		
	그렇다	약간 그렇다	아니다	그렇다	약간 그렇다	아니다
1 나의 기억력과 집중력에 문제가 있음을 알게 되었다.						
2 내가 요즘 성격이 변한 것 같다. 예1) 화를 빨리 내는 것 같고, 예2) 좀 더 의욕이 없어진 것 같다.						
3 타인과 소통하는 능력이 예전만 못하다.						
4 뇌 손상 후 삶이 변했다는 생각이 든다.						
5 계획하고 조직하는 일에 문제가 있다.						
6 뇌 손상 후 사람들과의 관계가 바뀌었다.						
7 예전만큼 유능하고 효율적이지 않다.						
8 손상 이전보다 부주의한 실수를 더 많이 하는 경향이 있다.						
9 뇌 손상 이전에 했던 일을 지금은 못하는 경우가 있다.						
10 뇌 손상은 내 인생의 전환점이었고, 앞으로의 인생은 예전과 같지 않을 것이다.						
총점						

평가

자가진단과 제3자 의견 점수의 차이가 5~20점 사이: 당신은 어려움을 충분히 인지하지 못하고 있음.
이 책의 자기인식 부분에 해당하는 활동을 주의 깊게 보기를 권함.

본 정보가 본인과 연관성이 높다고 생각하시나요? 매우 그렇다 □ 약간 그렇다 □ 별로 없다 □ 가장 중요한 점은 무엇이었나요?

43 조절 능력이란?

뇌 손상으로 인한 장애에 대한 감정적 적응은? 삶이 이전과 다르다는 것을 받아들이는 것이다. 사랑하는 사람을 잃었을 때, 애도 기간을 거쳐 변화된 상황에 적응하는 과정과 유사하다. 애도라는 단어는 '무엇인가를 빼앗긴' 상황을 의미한다. 애도 과정은 감정적 처리 과정이며, 상실을 수용하고 상실에 적응(조절, adjustment)하기 위해 생각하는 방식과 생활방식을 재구성하는 것이다.

뇌 손상 이후의 조절 과정은 특히 어렵다. 그리고 아래와 같은 요인으로 인해 수년이 걸릴 수도 있다.

- 상실이나 장애는 눈에 보이지 않고 숨겨진 형태이기 때문이다. 머리에 깁스를 하고, 다리가 부러졌으면 알아보기 쉬울 것이다. 종종 다른 사람들은 당신의 인지 문제를 잘 이해하지 못한다.
- 뇌 기능의 회복 특성은 처음 몇 년간은 회복이 급격히 진행되다가 후반부에는 거의 진전이 없는 경향을 보인다. '나는 더 좋아질 거야'라고 생각하면서 회복이 완전히 되지는 못할 거라는 현실을 받아들이고 싶지 않을 것이다.
- 자기인식력은 인지 기술(기능)이 향상되면서 서서히 발생한다. 사고 당시에는 무슨 일이 일어난 것인지 잘 인지하지 못한다. 무의식 상태였을 수도 있기에 정보를 생각해 내는데 시간이 걸릴 수도 있다.
- 인간이 자신을 객관적으로 바라보기는 매우 어렵다. 다른 사람들은 당신이 보지 못하는 것을 볼 수 있다. 종종 당신의 약점이 드러날 만한 상황에 처하게 되면 당신의 능력이 생각보다 저하되어 있음을 깨달을 수 있게 될 것이다.
- 자기인식력 및 통찰력을 다루는 뇌 영역(전두엽)이 사고로 인해 손상되었을 가능성이 높다.

애도의 단계

- **충격.** 인지 기능이 현실을 직시하고 충격을 가라앉히는 데는 시간이 필요하다. 사람들은 부인하거나, 신경질적이 되고, 불신, 혼란 등 여러 가지 감정으로 반응하게 된다.
- **저항.** 사고를 부정하는 환상과 수용하는 현실 사이에서 고뇌하는 단계로 분노, 죄책감, 슬픔, 두려움, 열망, 탐구 등 강렬한 감정들이 나타나는 단계이기도 하다.
- **정신 혼란.** 상실된 현실은 너무 현실적이어서 절망과 우울감을 느낄 수 있다.
- **재구성.** 삶을 재건하고, 균형을 잡고, 더 행복한 시절을 기억할 수 있게 되는 단계이다.

조절의 신호

- 삶이 예전 같지 않다는 것을 수용했는가? 삶은 변화했고 당신은 새로운 출발선에서 목표를 세우고 있다.
- 문제를 정확하게 인식할 수 있는가? 뇌 손상 이후 당신에게 나타난 다섯 가지 주요 문제가 무엇인지 정확하게 정리할 수 있는가?

43 조절 능력이란?

- ▶ 적절한 전략을 사용하는가? 일정을 기록하거나 부담되는 활동을 스케줄에서 줄여 나가는 것 등 다양한 전략을 사용할 수 있다.
- ▶ 당신의 감정에 대해 말할 수 있는가? 감정적 조절이란 외상 및 상실과 관련하여 이야기를 해도 감정이 크게 동요되지 않을 만큼 적응되었다는 의미이다. 이를 테스트할 좋은 방법은 당신의 인지적 손실에 대해 다른 사람들에게 허심탄회하게 이야기할 수 있는지를 보면 알 수 있다.
- ▶ 당신의 장애를 자아 인식에 포함시키고 한계를 받아들였는가?
- ▶ 직장, 가정 및 놀이 활동에서 새롭고 균형 잡힌 생활방식을 만들었는가? 즉, 실제 시도했을 때 실망하고 좌절할 만한 활동을 무리하게 하려고 하는가?

조절은 결국 예전의 것을 버리고 새로운 것을 맞이하는 것이다. 예전의 습관, 목표, 생각, 기대나 꿈을 버리고, 당신의 새로운 한계와 새로운 출발점을 수용하는 것이다.

1. 뇌 손상에 적응하는 것이 단순히 신체적 장애에 적응하는 것보다 더욱 어려운 이유는 무엇인가요?

2. 인지 손상의 애도에는 어떤 단계들이 있나요? 당신은 어떤 단계에 속해 있다고 생각하나요?

3. 조절이 잘 되었음을 알려주는 신호 세 가지를 적어보세요.

본 정보가 본인과 연관성이 높다고 생각하시나요? 매우 그렇다 □ 약간 그렇다 □ 별로 없다 □ 가장 중요한 점은 무엇이었나요?

44 인지 기술에 대한 자기인식력 설문지

1. 뇌 손상으로 인한 어려움에 대해 당신의 자기인식력은 어느 정도라고 생각하는가?

   정확하게 알고 있음 □ 웬만큼 알고 있음 □ 다소 부족함 □ 잘 모름 □

2. 프로이트는 "너 자신을 알라"가 치료의 목적이자 추구할 목표라고 말했다. 자신을 알고, 자기를 인식하면서 성찰하는 능력과 관련된 뇌의 부분은 어디인가?

   ____

3. 자기인식력이 뛰어난 사람의 특징을 설명한 곳에 V 표시하고, 자기인식력이 부족한 사람을 설명한 것에 × 표시해 본다.

   ▶ 실수를 했음을 인정한다 □

   ▶ 자신에게 다가올 어려운 상황을 예측한다 □

   ▶ "나는 원래 기억력이 좋지 않았어"라고 말한다 □

   ▶ 일기 쓰기 등 대처전략을 사용한다 □

   ▶ 아무 일도 없었던 것처럼 예전과 똑같은 일상으로 돌아가고 싶어 한다 □

   ▶ 삶이 예전 같지 않음을 인지한다 □

   ▶ 삶에서 상실된 것에 슬퍼한다 □

   ▶ "나는 문제가 없어, 뇌 손상 전과 거의 똑같아"라고 말한다 □

4. 자기인식을 향상시킬 수 있는 세 가지 방법을 적어 본다.

   ____

   ____

   ____

5. 아래 현상을 보고 자기인식 부족과 관계가 있는지 없는지를 체크해 본다.

   (a) 업무 복귀 후 부진한 실적 있음 □ 없음 □

   (b) 피로함과 피곤함 있음 □ 없음 □

   (c) 대인관계의 어려움 있음 □ 없음 □

본 정보가 본인과 연관성이 높다고 생각하시나요? 매우 그렇다 □ 약간 그렇다 □ 별로 없다 □ 가장 중요한 점은 무엇이었나요?

45 조절 능력 설문지

이름 ____________________ 날짜 ____________________

본 설문지의 목적은 뇌 손상 이후의 조절 과정에 대해 평가하는 것이다. 각 질문을 읽고 당신의 현재 생각을 가장 잘 표현한 것에 V 표시해 본다. 그리고 제3자 의견란에는 지인에게 질문해서 V 표시해 본다. 그런 다음 자신과 제3자의 의견을 비교해 본다.

(점수: 그렇다 = 2, 약간 그렇다 = 1, 아니다 = 0)

질문	점수					
	자가진단			제3자 의견		
	그렇다	약간 그렇다	아니다	그렇다	약간 그렇다	아니다
1 뇌 손상은 내 인생의 전환점이 되었다.						
2 나의 손상과 어려움에 대해 사람들과 허심탄회하게 이야기할 수 있다.						
3 나 자신과 인생에 대해 편안해하고 만족한다.						
4 예전의 나와 지금의 나를 더 이상 비교하지 않는다.						
5 나의 한계와 내가 할 수 없는 일을 잘 안다.						
6 뇌 손상 이후, 상태가 다소 개선되었다고 볼 수 있다.						
7 앞으로 어떻게 살아가야 할지를 결정하는데 다른 사람들의 도움이 아니라 내가 어떻게 관리하느냐에 달려있다.						
8 나는 특별히 불안하거나 우울하지는 않다.						
9 나는 죽을 수도 있었는데 두 번째 기회를 얻었다. 앞으로 내 인생의 새로운 장이 열릴 것이다.						
10 나는 뇌 손상으로 숨겨진 장애를 가질 수도 있지만, 만족스러운 삶을 살 수도 있다.						
총점						

평가

자가진단 점수가 0~10점 사이: 아직 어려운 조절 과정이 진행중임.

자가진단과 제3자 의견 점수의 차이가 5~20점 사이: 당신의 조절 수준에 대해 당신과 주변 사람들의 의견이 다름을 알 수 있음.

본 정보가 본인과 연관성이 높다고 생각하시나요? 매우 그렇다 □ 약간 그렇다 □ 별로 없다 □ 가장 중요한 점은 무엇이었나요?

46 조절 능력 테스트

1. 뇌 손상 이후, 당신은 조절(적응)이 어느 정도 되었다고 생각하는가?

매우 양호	양호	미흡	매우 부족
☐	☐	☐	☐

2. 뇌 손상 환자들은 점진적인 일련의 감정 변화를 겪는다. 가장 보편적인 감정 진행 순서는 어떤 것인지 아래 단어를 읽고 1에서 6까지 순서를 적어본다.

우울	분노	조절(타협)	쇼크	부정	수용
☐	☐	☐	☐	☐	☐

3. 아래의 뇌 손상 이후, 조절 단계 중 난이도에 따라 1~4점 사이의 점수를 적어본다.

삶이 예전과 같지 않으니 달라진 삶에 적응해야 한다.	
자신의 한계를 인식하고 스스로에 대한 기대를 낮춘다.	
끊임없이 예전으로 돌아가고 싶어 한다.	
현재의 삶을 '두 번째 기회', '새로운 장'으로 여긴다.	

4. 뇌 손상 이후, 좋은 조절이란 무엇인지 한 문장으로 적어본다.

5. 조절의 좋은 사례에 V 표시하고, 좋지 않은 사례에 × 표시해 본다.

▶ 당신의 뇌 손상 증상과 어려움에 대해 솔직하게 표현한다 ☐

▶ 자신에 대해 만족한다 ☐

▶ 당신의 현재 능력 및 생활방식을 뇌 손상 전과 비교한다 ☐

▶ 미래를 위해 실현 가능한 목표와 계획을 수립한다 ☐

▶ 당신의 손상이 삶의 전환점이었음을 수용한다 ☐

▶ '정상으로 되돌아가는 것'에 대해 이야기한다 ☐

▶ 당신을 타인과 비교한다 ☐

▶ 예전의 나에게 했던 기대를 똑같이 한다 ☐

6. 조절 능력을 향상시키는 방법 한 가지를 설명해 본다.

본 정보가 본인과 연관성이 높다고 생각하시나요? 매우 그렇다 ☐ 약간 그렇다 ☐ 별로 없다 ☐ 가장 중요한 점은 무엇이었나요?

47 요약

이름 ______________________ 날짜 ______________________

뇌 손상 유형	글라스고우 혼수(Glasgow coma) 척도 점수
	외상후 기억상실기간(PTA)
뇌 손상 부위	뇌영상 결과

뇌 손상 결과
주요 신체 문제 ※ ※ ※ 주요 인지 문제 ※ ※ ※ 주요 감정 및 행동 문제 ※ ※ ※
나의 변하지 않는 장점은 무엇인가요? ※ ※ ※
나의 기능을 극대화하고 어려움에 대처하기 위한 유용한 팁과 전략을 적으세요. ※ ※ ※ ※

본 정보가 본인과 연관성이 높다고 생각하시나요? 매우 그렇다 □ 약간 그렇다 □ 별로 없다 □ 가장 중요한 점은 무엇이었나요?

PART II

인지재활 훈련

Cognitive rehabilitation exercises

인지재활 훈련

PART II

Cognitive rehabilitation exercises

나의 전략

기억

1. 들은 것 기억하기
2. 순서 기억하기
3. 그림 기억하기 1
4. 그림 기억하기 2
5. 이름과 얼굴 기억하기 1
6. 이름과 얼굴 기억하기 2
7. 덩어리 만들기 1
8. 덩어리 만들기 2
9. 덩어리 만들기-단어 목록
10. 뉴스에 나온 이야기 A: 고속도로를 이탈한 음주운전자
11. 뉴스에 나온 이야기 B: 벌떼가 집으로 침입하다
12. 운율을 이미지화하여 기억하기
13. 음식 주문
14. 숫자 기억하기
15. 기억보조도구 사용하기

언어 능력 및 사고력

16. 유의어
17. 반의어
18. 문장 재배열
19. 단어 연결
20. 정확한 단어

PART II

인지재활 훈련

Cognitive rehabilitation exercises

지각 및 시각-공간 감각 기술

주의집중력

인지재활 훈련

Cognitive rehabilitation exercises

PART II

집행 기술

41. 주제 찾기: 휴가 관련 메일
42. 주제 찾기: 집으로 보낸 편지
43. 주제 찾기: 문자 메시지
44. 분류 주의력 활동
45. 한 번에 두 가지 질문
46. 과거에 있었던 일 정확하게 생각하기
47. 계획 세우기: 놀이공원
48. 하루 계획 세우기: 플레이파크
49. 질문에 답하기
50. 1분 발표하기
51. 어떤 감정일까?
52. 감정 인지하기
53. 다중작업: 5가지 과제 1
54. 다중작업: 5가지 과제 2
55. 다중작업: 5가지 과제 3
56. 다중작업: 5가지 과제 4
57. 실행 계획
58. 누가 살아남을 것인가?
59. 동굴 구출
60. 문장 연결
61. 코스 계획하기
62. 찬성 및 반대
63. 좋은 점과 나쁜 점

PART II

인지재활 훈련

Cognitive rehabilitation exercises

64. 문제 해결

65. 바쁜 아침 계획하기

66. 그림 재배열하기 1

67. 그림 재배열하기 2

68. 그림 재배열하기 3

69. 뉴스 주제문장을 쓰기

70. 결혼식장 정하기

71. 전셋집 구하기

두뇌훈련

72. 두뇌운동 1

73. 두뇌운동 2

74. 두뇌운동 3

75. 두뇌운동 4

76. 두뇌운동 5

나의 전략

내적 기억 전략
- 시각적 그림 만들기
- 덩어리 정보
- 반복하고 리허설하기
- 심층 처리
- 연결고리 만들기
- 마인드맵/거미줄 그림 사용
- 이야기 또는 운율 만들기
- 알파벳/글자 하나씩 떠올리기

외적 기억 전략
- 외적 보조도구 사용하기
  - 다이어리
  - 벽에 차트 붙이기
  - 캘린더
  - 약 복용 상자
  - 목록
  - 전화기에 할 일 적어두기
  - 핸드폰 지도 앱

집행 기술
- 한걸음 물러서기: 멈추고 일단 생각하기
- 계획하기: 단계별 목록으로 만들기
- 요약: 요점 정리 능력
- 과제 집중: 주의산만 요소 제거
- 우선순위 정하기–중요도에 따라
- 자신에게 말하기–지시사항 읽기
- 최적의 시간에 과제 수행
- 자가점검: 점검하고 피드백 요청
- 유연한 문제 해결력
- 탈억제 관련 피드백 요청
- 장점과 단점 파악

인지적 전략
- 계획
- 활동 영역 표시
- 문서 및 시각적 단서 사용하기
- 반복해서 연습하기
- 종이 끝부분에 줄긋기

나의 전략
(i) 웰빙
(ii) 자신을 수용하기
(iii) 설명하기
(iv) 유머러스해지기
(v) 나만의 전략 추가

단어 찾기 전략
- 단어의 힌트 이야기하기
- 글자 단서 사용
- 제스처 사용
- 자기 의견 밝히기: 타인에게 천천히 말할 것, 반복 등 요청

주의집중력 전략
- 주의산만 요소 최소화
- 휴식 시간을 자주 갖기
- 큰소리로 이야기하면서 스스로를 독려하기
- 단서 카드 사용
- 목표와 보상 정하기
- 자기 의견 밝히기–통제력 갖추기
- 한 번에 한 가지씩 하기
- 최적의 시간에 하기
- 서두르지 않기
- 구조 만들어 적용하기
- 작업 내용 두 번씩 체크하기
- 자극 활동을 하되 점차 시간 늘리기

1 들은 것 기억하기

집단활동 설명

이 활동은 집단활동을 위해 제작되었다. 참여자들은 각자 자신의 정보를 한 가지씩 이야기한다. 참여자들의 정보 목록들은 집단 참여자들이 활동 종료 때까지 기억하고 있어야 한다. 자신의 정보를 생각해 내는데 도움이 되도록 아래 목록을 사용한다. 정보를 기억하는 핵심 요령은 시각적 이미지를 만들거나 사건을 사람과 연관시키는 것이다. 이미지가 명료하고 특이할수록 그 사람과 연결이 잘되고 기억하기 쉽다. 다른 참여자의 정보를 30~40분 내에 기억할 수 있는지 확인한다. 집단활동을 하고 있지 않다면, 아래 질문에 간단히 답한후, 잠시 후에 자신의 답을 기억하는지 확인한다.

		가장 좋아하는 것	가장 싫어하는 것
1	음식		
2	음료수		
3	TV프로그램		
4	영화		
5	책		
6	가수		
7	노래/곡		
8	휴일		
9	직업		
10	정치인		
11	장소		
12	운동선수		
13	운동		
14	동물		
15	여행		
16	취미		
17	개인적 사건		

1	고향은 어디인가요?	
2	살면서 가장 후회되는 일은 무엇인가요?	
3	다음 생에 동물로 태어난다면, 어떤 동물로 태어나고 싶은가요?	
4	살면서 두려움을 멋지게 극복했던 순간은 언제인가요?	
5	복권에 당첨된다면, 무엇을 하고 싶은가요?	
6	하고 싶었지만 두려워서 시도하지 못했던 일은 무엇인가요?	
7	무인도에 간다면, 어떤 물건을 가져가고 싶은가요?	
8	타인의 짜증나는 행동 중 한 가지를 이야기해보세요.	
9	가장 창피했던 경험은 무엇인가요?	

지난주에 있었던 좋았던 일, 좋지 않았던 일은 무엇인가요?	
좋았던 일	좋지 않았던 일

이 활동은 어떠셨나요? 쉽다 ☐ 보통이다 ☐ 어렵다 ☐ 어떤 전략을 사용하셨나요?

2 순서 기억하기

집단활동 설명

이 활동은 집단활동을 시작할 때 하기 좋으며, 개별활동으로도 가능하다. 순서를 기억한다는 데 중점을 둔다.

글자 순서와 쇼핑 목록 기억하기. 쇼핑 목록을 자유롭게 생각하여 작성하되, 글자와 물건을 연결한다. ㄱ부터 순서대로 정리하는 것이 좋다. 예를 들어, "(ㄱ) 가지, (ㄴ) 나물, (ㄷ) 다시마"라고 쓴다. 집단활동에서는 각 참여자가 품목을 하나씩 이야기하면 활동이 끝날 때까지 품목을 순서대로 기억한다. 최종적으로 30초가 지나서 순서를 기억하는지 확인한다.

행동이나 소리 순서 기억하기. 첫 번째 순서의 참여자가 간단한 행동이나 소리를 내면, 집단의 나머지 참여자들이 따라 한다. 두 번째 순서의 참여자가 다른 행동이나 소리를 추가하고 나머지 참여자들이 따라 한다. 모든 참여자들이 행동이나 소리를 추가할 때까지 진행하며, 기억해야 할 목록은 점점 길어진다.

문장 순서 기억하기. 위 활동의 변형된 형식으로, 문장 순서를 기억하는 활동이다. 한 참여자가 문장 하나를 시작하면, 다음 사람이 첫 번째 문장과 관련된 내용을 추가하며 기억할 문장을 늘린다.

예)

- ▶ 그는 병원에 갔다.
- ▶ 그는 버스를 타고 병원에 갔다.
- ▶ 그는 6212번 버스를 타고 병원에 갔다.
- ▶ 그는 △△아파트 앞에서 6212번 버스를 타고 병원에 갔다.

"시장에 가면 ~~도 있고(노래) ...": 쇼핑 목록 기억하기. 이 게임은 장거리 여행을 하면서 하기에도 좋다. 예를 들어, 한 사람이 이렇게 시작한다. "시장에 가면 우유도 있고", 여기에 다음 사람이 목록을 추가한다. "시장에 가면 우유도 있고, 빵도 있고" 최대한 길게 이어가다가 누가 순서를 기억하지 못하면, 게임에서 빠지거나 나머지 참여자들이 힌트를 주면서 진행한다.

순서를 기억하는데, 어떤 전략(방법)들을 사용했나요?

이 활동은 어떠셨나요? 쉽다 ☐ 보통이다 ☐ 어렵다 ☐ 어떤 전략을 사용하셨나요?

3 그림 기억하기 1

활동 설명

아래 그림을 1분 동안 자세히 본다. 그런 다음, 그림을 덮고 그림에 있는 것을 기억해 본다. 덩어리 만들기(그림을 몇 개 구역으로 나누기), 연결고리 만들기, 이야기 만들기, 그림으로 저장하기, 질문하기, 리허설하기 등 기억하기 위한 여러 가지 전략(방법)을 사용한다. 30분이 지나서 가능한 한 많이 떠올려본다.

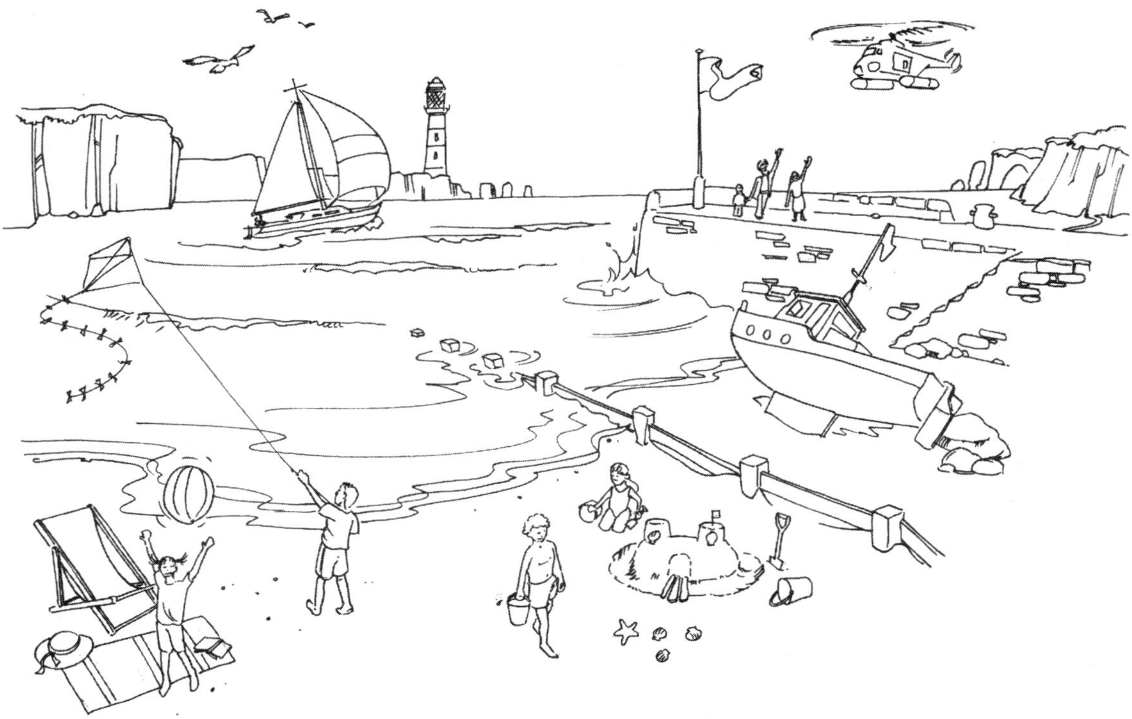

이번 활동을 하면서 어떤 전략(방법)들을 사용했나요?

이 활동은 어떠셨나요? 쉽다 ☐ 보통이다 ☐ 어렵다 ☐ 어떤 전략을 사용하셨나요?

4 그림 기억하기 2

활동 설명

아래 그림을 1분 동안 자세히 본다. 그런 다음, 그림을 덮고 그림에 있는 것을 기억해 본다. 덩어리 만들기(그림을 몇 개 구역으로 나누기), 연결고리 만들기, 이야기 만들기, 그림으로 저장하기, 질문하기, 리허설하기 등 기억하기 위한 여러 가지 전략(방법)을 사용한다. 30분이 지나서 가능한 한 많이 떠올려본다.

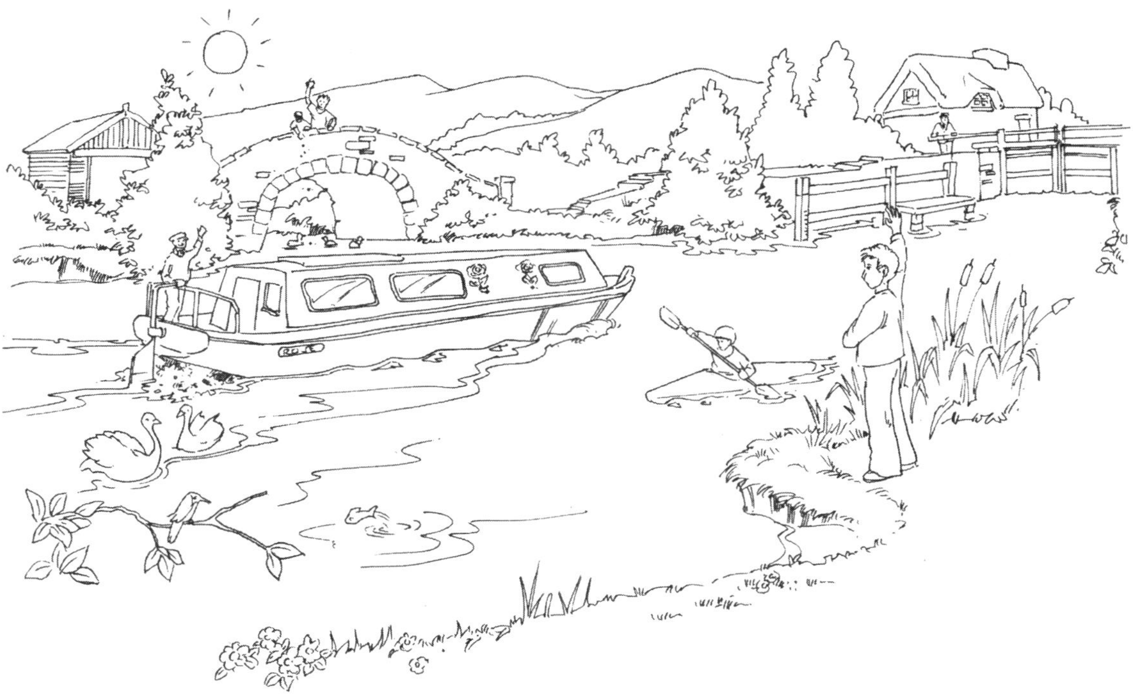

이번 활동을 하면서 어떤 전략(방법)들을 사용했나요?

이 활동은 어떠셨나요? 쉽다 □ 보통이다 □ 어렵다 □ 어떤 전략을 사용하셨나요?

5 이름과 얼굴 기억하기 1

활동 설명

그림에 나온 이름과 얼굴을 몇 분 동안 자세히 본다. 그런 다음, 다음 장으로 넘겨서 이름없이 얼굴 그림만 보고(75쪽) 이름을 맞출 수 있는지 확인해 본다. 이 활동에 유용하게 활용할 수 있는 좋은 전략(방법) 몇 가지를 소개한다.

1. 각 이름을 말하면서 해당 얼굴을 머릿속에 명확하게 그린다.
2. 각 이름을 떠올리면 함께 떠오르는 이미지나 연결고리가 있는가? 연결고리를 가능한 한 많이 만드는 것이 좋다.
3. 이름을 얼굴과 연결시킨다. 각 특징을 고른다. 연결고리는 특이할수록 더 좋다.

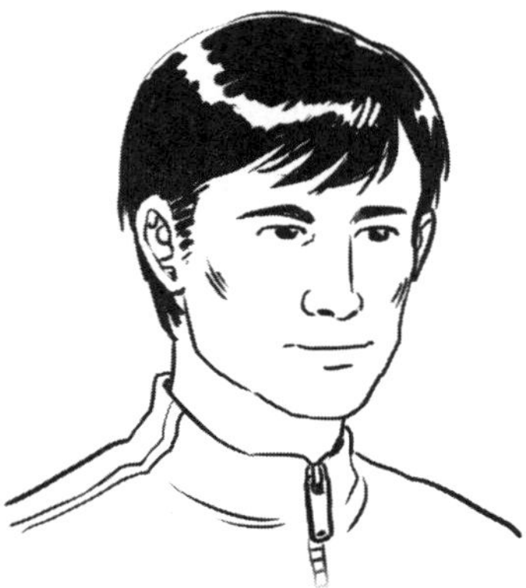

이철수

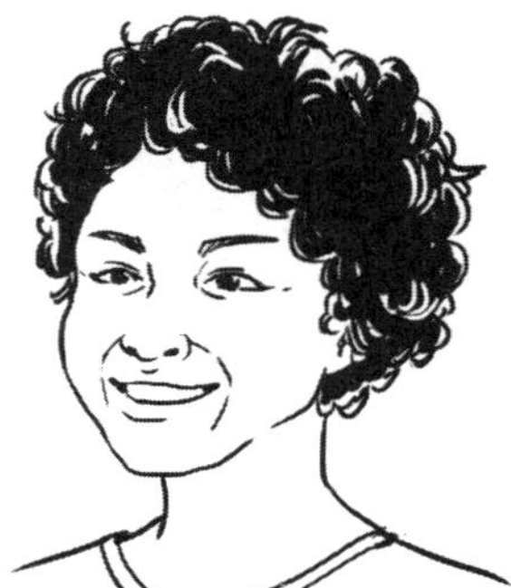

구슬기

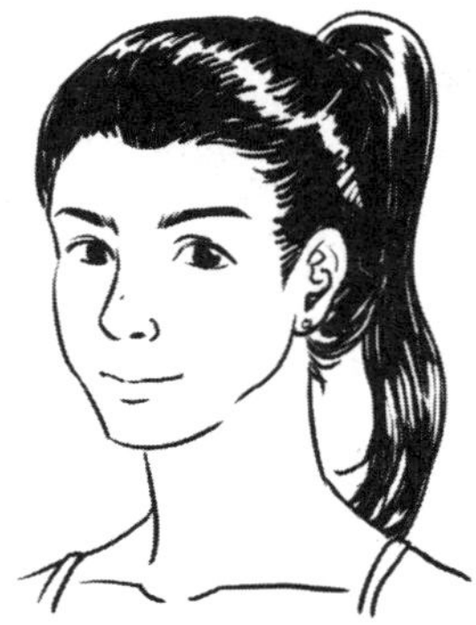

김영미

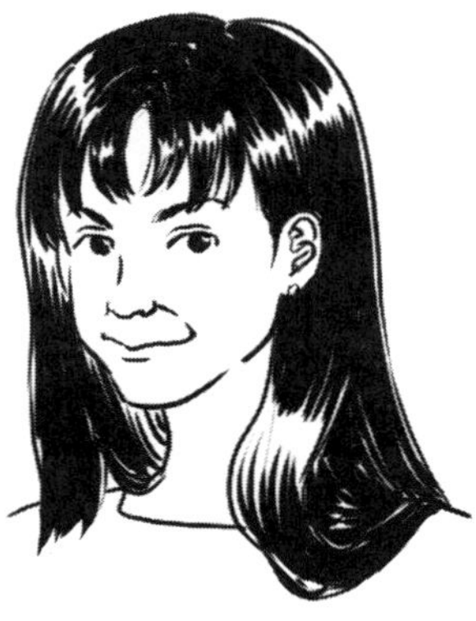

김미영

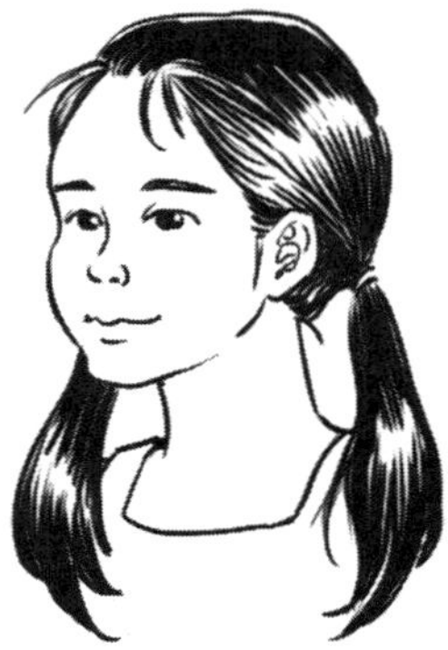

이윤지

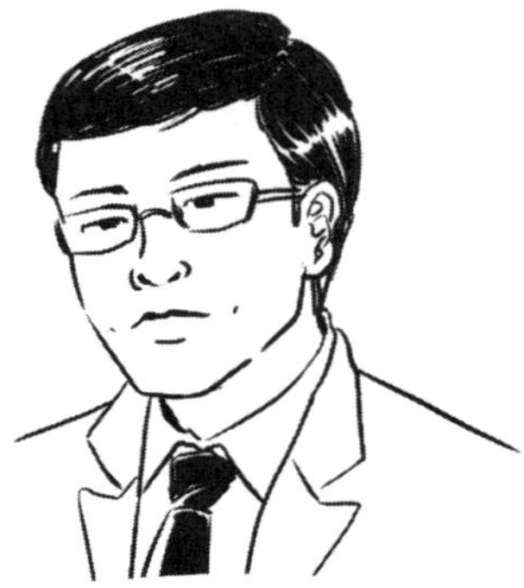

안경호

5 이름과 얼굴 기억하기 1

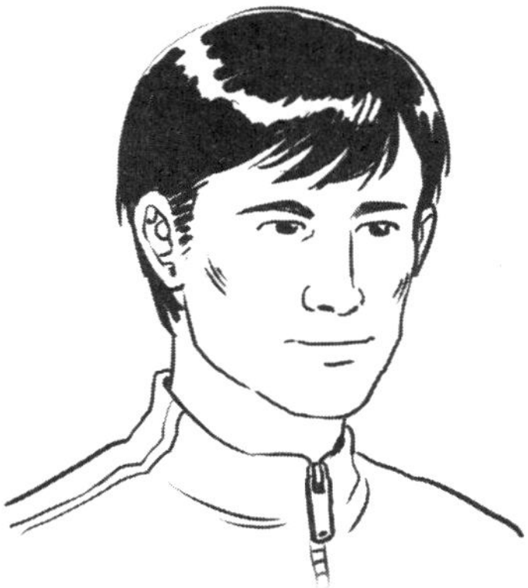
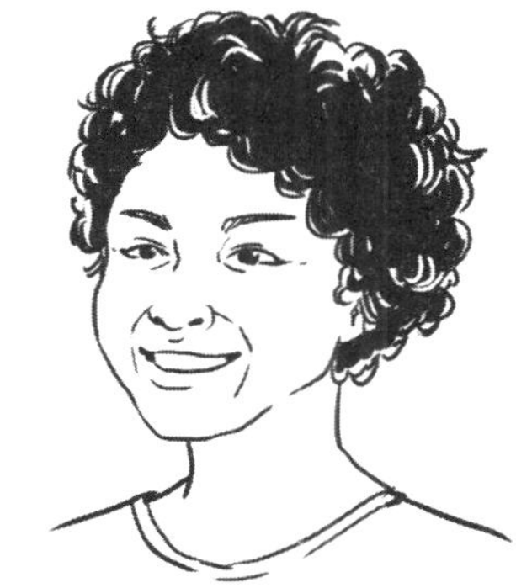
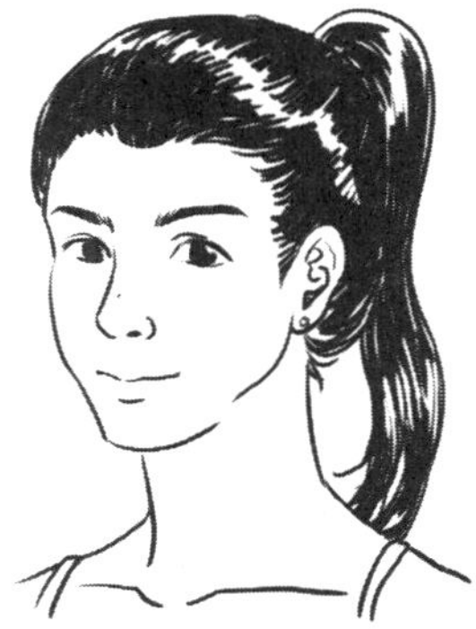
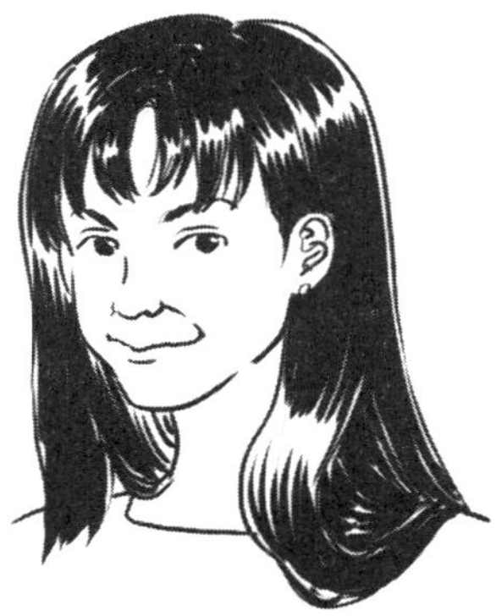
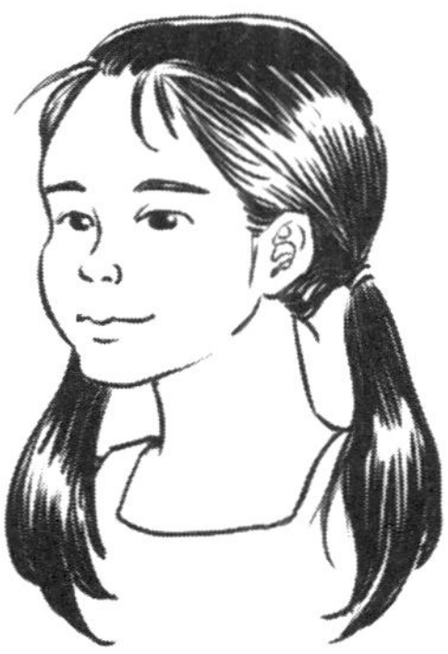
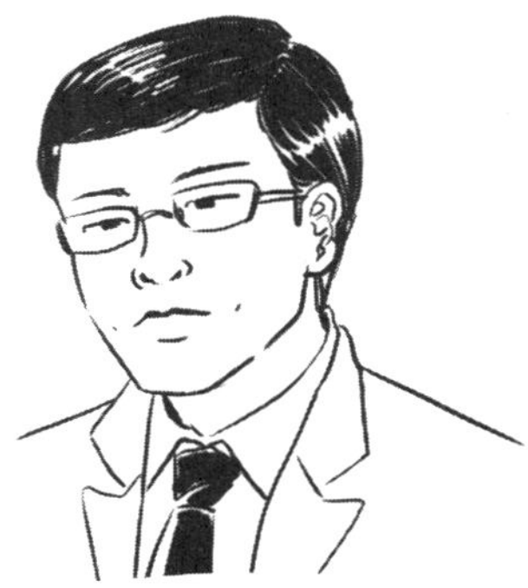

이번 활동을 하면서 어떤 전략(방법)들을 사용했나요?

이 활동은 어떠셨나요? 쉽다 □ 보통이다 □ 어렵다 □ 어떤 전략을 사용하셨나요?

6 이름과 얼굴 기억하기 2

활동 설명

그림에 나온 이름과 얼굴을 몇 분 동안 자세히 본다. 그런 다음, 다음 장으로 넘겨서 이름없이 얼굴 그림만 보고(77쪽) 이름을 맞출 수 있는지 확인해 본다. 이 활동에 유용하게 활용할 수 있는 좋은 전략(방법) 몇 가지를 소개한다.

1. 각 이름을 말하면서 해당 얼굴을 머릿속에 명확하게 그린다.
2. 각 이름을 떠올리면 함께 떠오르는 이미지나 연결고리가 있는가? 연결고리를 가능한 한 많이 만드는 것이 좋다.
3. 이름을 얼굴과 연결시킨다. 각 특징을 고른다. 연결고리는 특이할수록 더 좋다.

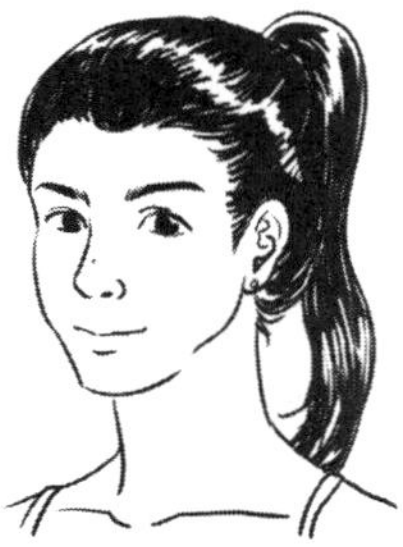
영미

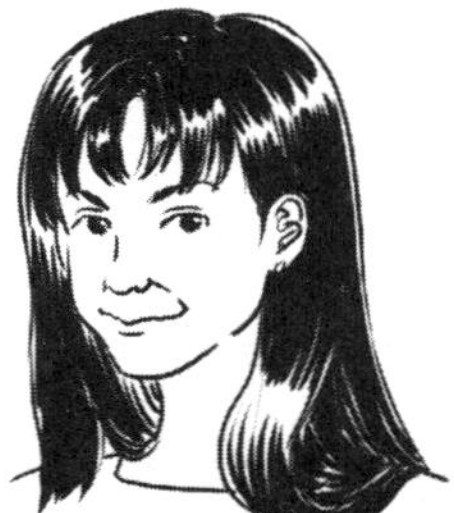
미영

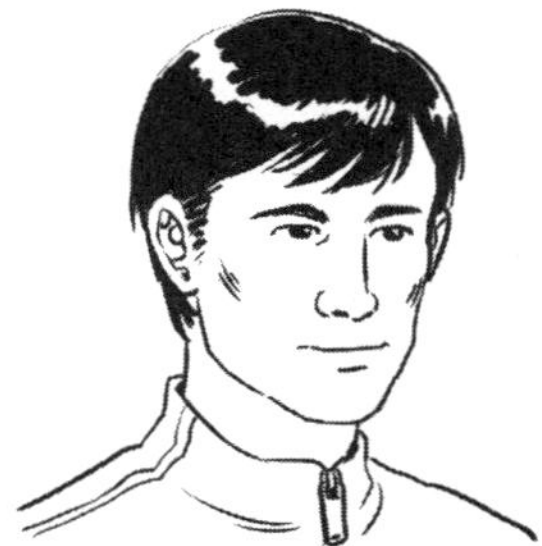
철수

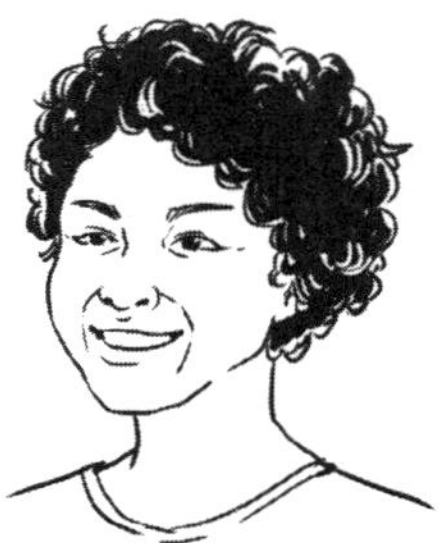
슬기

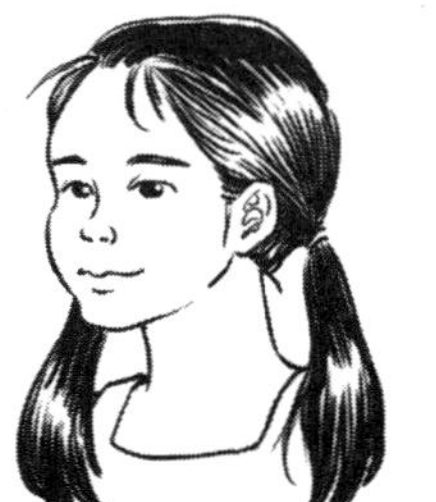
윤지

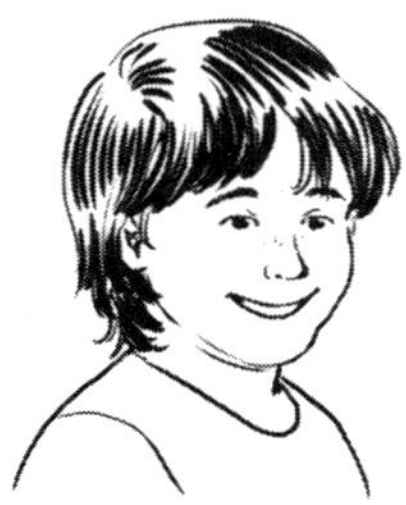
영수

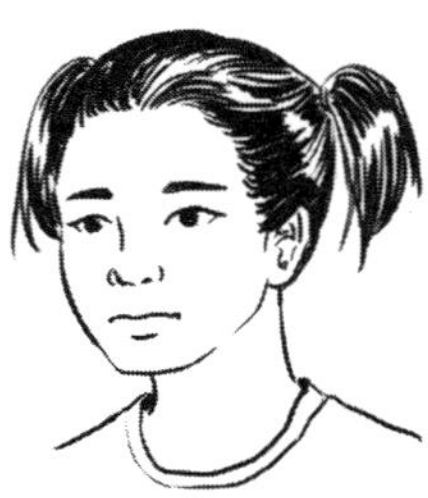
하연

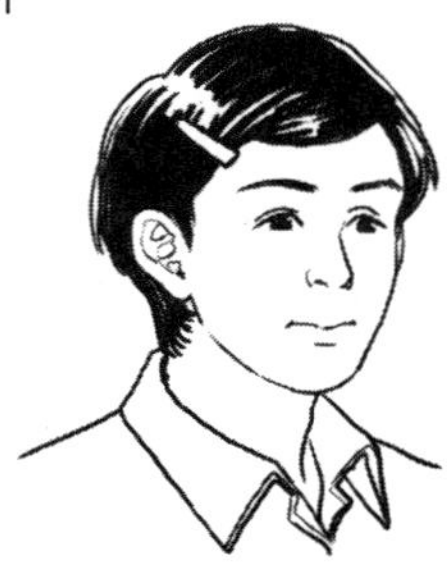
소희

6 이름과 얼굴 기억하기 2

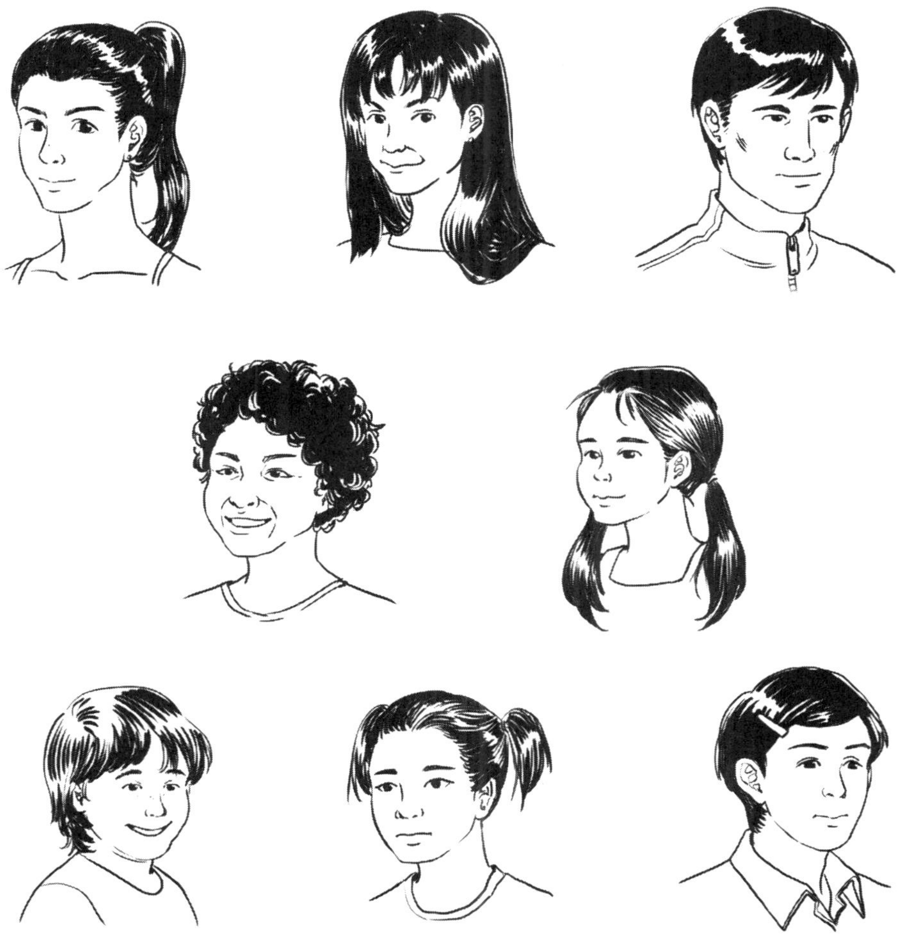

이번 활동을 하면서 어떤 전략(방법)들을 사용했나요?

이 활동은 어떠셨나요? 쉽다 □ 보통이다 □ 어렵다 □ 어떤 전략을 사용하셨나요?

7 덩어리 만들기 1

활동 설명

아래 12개 항목을 덩어리나 여러 가지 범주로 나누어 기억해 본다(세 가지 범주로 분류되도록 의도적으로 항목을 만들었다). 먼저 분류를 하고 그림 또는 이야기로 항목을 연결해 본다. 30분이 지나서 그림들을 기억할 수 있는지 확인해 본다.

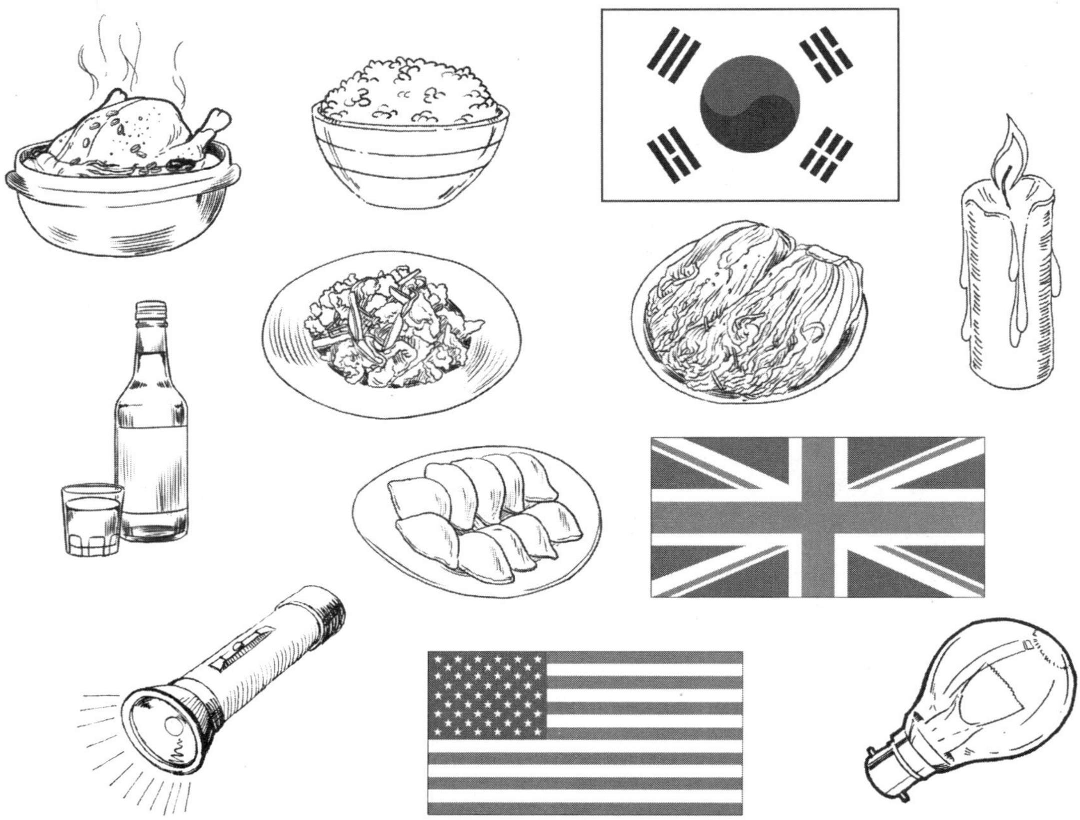

이 활동은 어떠셨나요? 쉽다 □ 보통이다 □ 어렵다 □ 어떤 전략을 사용하셨나요?

8 덩어리 만들기 2

활동 설명

아래 12개 항목을 덩어리나 여러 가지 범주로 나누어 기억해 본다(세 가지 범주로 분류되도록 의도적으로 항목을 만들었다). 먼저 분류를 하고 그림 또는 이야기로 항목을 연결해 본다. 30분이 지나서 그림들을 기억할 수 있는지 확인해 본다.

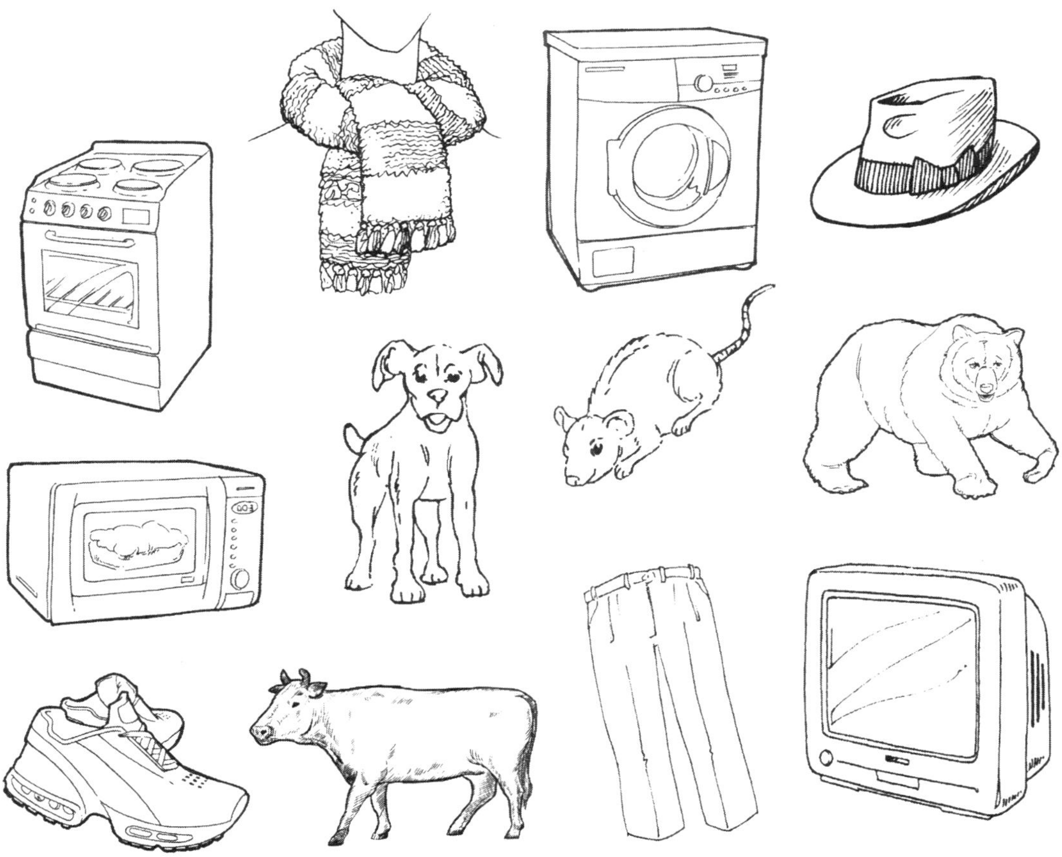

이 활동은 어떠셨나요? 쉽다 □ 보통이다 □ 어렵다 □ 어떤 전략을 사용하셨나요?

9 덩어리 만들기-단어 목록

활동 설명

아래 15개 항목을 잘 읽어본다. 몇 개나 기억할 수 있을 것 같은가? 이제 목록을 3개의 범주 또는 덩어리로 묶어본다(동물, 직업, 의류). 일단 분류를 하면, 이상한 그림 또는 이야기를 만들어서 항목끼리 연결지어 본다. 30분이 지나서 그림들을 기억할 수 있는지 확인해 본다.

목록

고양이	우체부	양말
쥐	변호사	바지
코끼리	모자	의사
넥타이	뱀	교사
신발	소방관	백조

이 활동은 어떠셨나요? 쉽다 ☐ 보통이다 ☐ 어렵다 ☐ 어떤 전략을 사용하셨나요?

10 뉴스에 나온 이야기 A: 고속도로를 이탈한 음주운전자

활동 설명

아래 문장을 읽고 최대한 많이 기억하려고 노력해 본다.

다양한 전략(방법)이 있는데, PQRST 전략(방법)을 소개해 본다.
P는 미리보기(Preview): 대강의 내용을 살펴본다. **Q는 질문(Question):** 언제(when), 어디서(where), 누가(who), 무엇을(what), 왜(why) 했는지 (5W) 질문해 보고, 답이 잘 기억나도록 거미줄 그림으로 배열해 본다. **R은 정독하기(Read):** 질문을 생각하고 읽는다. **S는 내용 설명해 보기(State):** 질문에 대한 답변을 말한다. **T는 스스로 질문에 답하기(Test):** 질문에 모두 답했는지 자가진단해 본다. 20분이 지나서 질문을 다시 점검해 본다.

이야기 1. 술 취한 운전자가 잘못된 길로 가다

한 전기기사가 소주 1병을 마시고 42번 국도에서 8km 가량을 역주행했다고 검사가 밝혔다. 34세 황수민은 사고 이틀 전 부인과 이혼하고 심경이 힘든 상황이었다. 잘못된 도로로 주행하고 있음을 인지하지 못한 채 질주하는 차량으로 인해 주변 운전자들은 충돌을 피해 위험한 운전을 해야 했다. 수원 지방법원에 따르면, 세 아이의 아빠인 황수민은 그의 차에 탑승하기 전 수원역 근처 포장마차에서 친구들과 술을 마시면서 수요일 밤을 보냈다고 한다. 그렇게 운전을 하던 중, 서수원 톨게이트에서 새벽 2시에 단속에 걸렸다. 검찰 측 박 검사는 황수민이 이미 세 차례 음주 운전 경력이 있다고 밝혔다. 법원은 수사 결과를 이같이 밝히고 내달에 사전 형량 보고서를 발표하기로 하였다.

이야기 2. 심폐소생술로 갑자기 쓰러진 행인을 살리다.

지난주 6월 7일 오후 2시경 병원 진료를 위해 서울의 모 병원으로 이동하던 박민수 씨는 고속도로 휴게소에서 갑자기 심정지로 쓰러지게 된다. 때마침 박민수 씨가 쓰러지는 것을 발견한 현직 간호사 임희영 씨는 심폐소생술을 시도했다. 주변에 있던 시민들도 제세동기를 찾고 119에 신고를 하는 등 박민수 씨를 위해 온 힘을 다했다. 간호사 임희영 씨의 심폐소생술 후 박민수 씨는 의식이 돌아왔고 때마침 119 구급차가 도착하여 응급처치 후 병원으로 안전하게 이송되었다. 박민수 씨는 평소에도 심장질환을 앓고 있었으며, 이를 위해 병원 진료를 주기적으로 받고 있었다고 한다. 이번 일을 계기로 심폐소생술의 필요성을 느끼며 국민 모두가 심폐소생술을 익혀 응급상황에서 대처할 수 있기를 바란다.

기억하기: PQRST

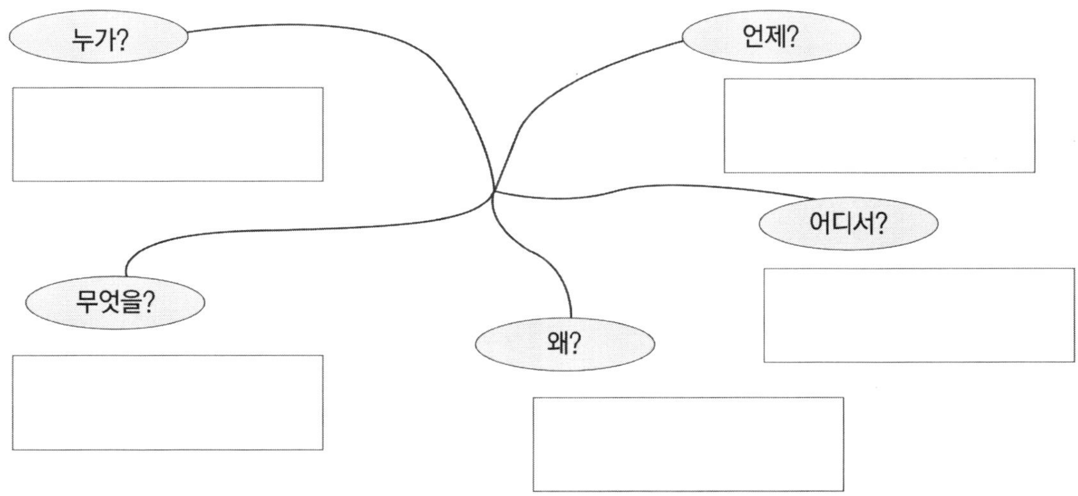

이 활동은 어떠셨나요? 쉽다 □ 보통이다 □ 어렵다 □ 어떤 전략을 사용하셨나요?

11 뉴스에 나온 이야기 B: 벌떼가 집으로 침입하다

활동 설명

뉴스에서 재미있는 이야기를 읽거나 들으면 기억했다가 친구에게 들려주고 싶을 때가 있다. 다음 이야기를 읽고 거미줄 그림을 사용하여 최대한 기억해 본다. 누가, 무엇을, 어디서, 언제, 왜 했는지 질문해서 요점을 기억한다. 정보를 이처럼 덩어리로 나누면 기억이 더 잘될 수 있다.

벌의 침입으로 악몽같은 주말을 보내다.

충남 천안 시골마을에 사는 김진호 씨의 집 굴뚝으로 벌떼 한무리가 들어가는 것을 발견한 것은 이웃 주민들이었다. 이웃들은 김진호 씨 가족에게 굴뚝과 안방으로 벌떼가 들어갔음을 알렸지만, 이미 6천 마리의 꿀벌 손님을 맞이한 뒤였다. “벽과 이불 사이를 벌떼들이 지나가는데, 무슨 공포 영화를 보는 것 같았어요.”, 배우자 박서연 씨가 말했다. 벽은 움직이는 시커먼 물체로 뒤덮였다. 벌 소리가 시끄러워서 TV 소리도 들리지 않을 지경이었다. 해충 방역 사설업체에 전화를 했지만 주말이라 통화를 할 수 없었다. 토요일 밤 김진호 씨 부부는 결국 친구 집으로 피신하게 되었다. 월요일 아침에 가스로 벌떼 박멸 작업을 한 해충 방역 업체 직원이 “김진호 씨 부부의 피신 조치는 바람직했습니다. 벌떼를 쫓아내려고 했으면 하나로 뭉친 벌떼의 습격을 당했을 것입니다.”라고 말했다.

기억하기: PQRST

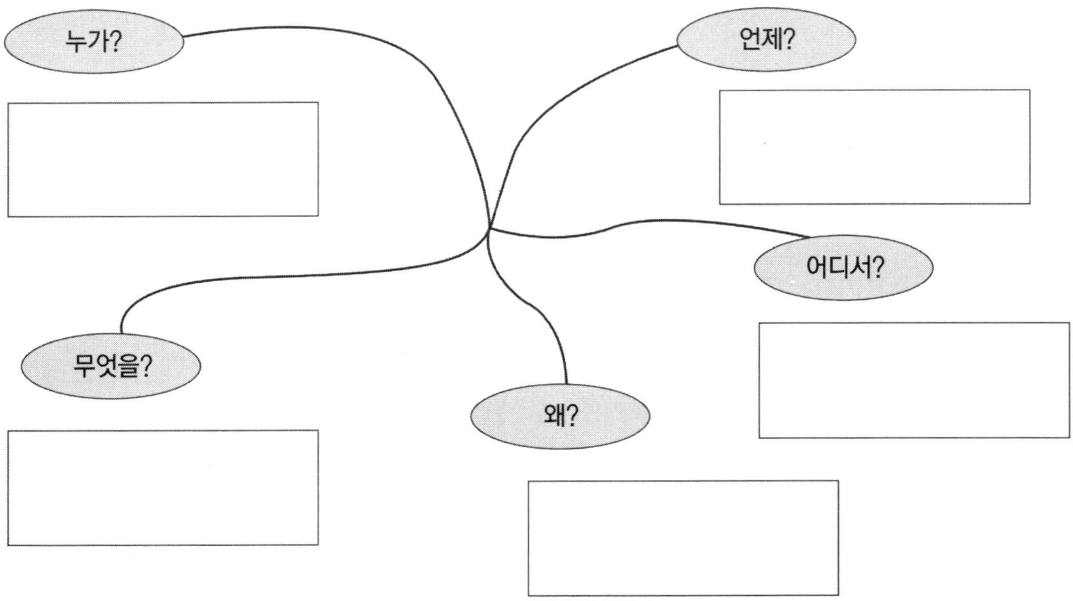

이 활동은 어떠셨나요? 쉽다 ☐ 보통이다 ☐ 어렵다 ☐ 어떤 전략을 사용하셨나요?

12 운율을 이미지화하여 기억하기

활동 설명

운율을 만드는 것은 목록을 기억하기 좋은 방법이며, 그 자체로 정신 자극 활동이 된다. 숫자를 10까지 셀 때 운율이 맞는 이미지 10개를 생각한다. 1(일) = 일기, 2(이) = 이사, 3(삼) = 산 등이다. 그리고 각 이미지마다 과장된 형태로 기억한다. 예를 들어, "프로야구에서 A팀이 B팀을 5:3으로 이겼다"라는 뉴스를 정확히 기억할 때, A팀 선수들이 오리 배를 타고 B팀 선수들은 산을 올라가는 모습을 상상한다. 이미지가 명확하고 특이할수록 기억하기 쉽다.

1. 지난 몇 주 동안 뉴스 중 10가지를 선정해서 이 기술을 활용하여 기억해 본다.
2. 가게에서 물건 10개의 목록을 만들어 본다.
3. 10개 요점 정리한 것을 말해보고, 이 기술을 활용해서 기억해 본다.

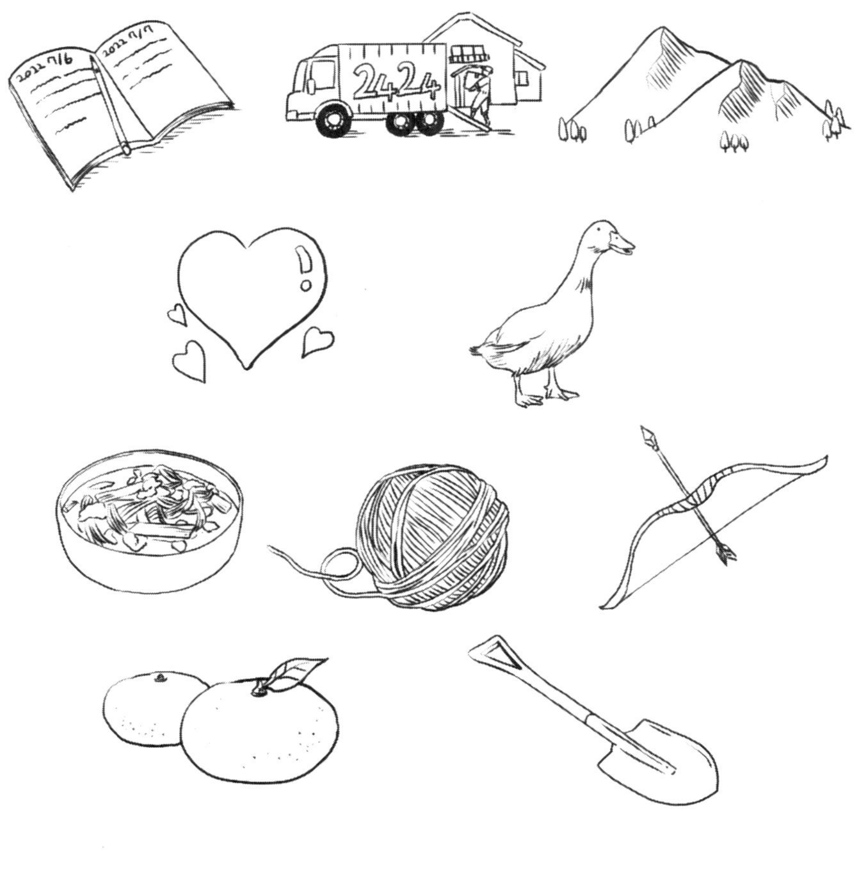

1 = 일(일기)
2 = 이(이사)
3 = 삼(산)
4 = 사(사랑)
5 = 오(오리)
6 = 육(육개장)
7 = 칠(실)
8 = 팔(활)
9 = 구(귤)
10 = 십(삽)

이 활동은 어떠셨나요? 쉽다 ☐ 보통이다 ☐ 어렵다 ☐ 어떤 전략을 사용하셨나요?

13 음식 주문

활동 설명

아래 메뉴를 보고 5인 가족을 위한 10가지 음식을 주문해 본다. 필요한 전략(방법)을 모두 사용해서 기억해 본다(덩어리로 묶기, 운율 만들기, 거미줄 그림으로 저장하기 등). 30분 경과 후에 목록을 기억하는지 확인한다.

김밥류	
원조김밥	1,500원
김치김밥	3,000원
치즈김밥	3,000원
참치김밥	3,000원
불고기김밥	3,000원
샐러드김밥	3,000원
돈까스김밥	3,000원

식사류	
청국장	4,500원
김치찌개	4,500원
된장찌개	4,500원
순두부찌개	4,500원
부대찌개	4,500원
육개장	5,000원
고등어조림	5,000원
꽁치조림	5,000원
뚝배기불고기	5,000원
해장국	5,000원
설렁탕	5,000원
갈비탕	6,000원
알탕	6,000원

덮밥류	
카레덮밥	4,500원
짜장덮밥	4,500원
김치덮밥	4,500원
오징어덮밥	5,000원

볶음밥류	
김치볶음밥	4,500원
새우볶음밥	5,000원
오므라이스	5,000원
소고기볶음밥	5,000원

돈까스류	
등심돈까스	6,000원
치즈돈까스	7,000원
고구마돈까스	7,000원
생선까스	7,000원
카레돈까스	7,000원

분식류	
라면	2,500원
떡라면	3,000원
만두라면	3,000원
치즈라면	3,000원
쫄면	3,000원
오뎅	3,000원
떡볶이	3,500원
라볶이	4,000원
치즈떡볶이	4,000원
떡국	4,000원
만두국	5,000원
떡만두국	5,000원

국수류	
잔치국수	5,000원
열무국수	5,000원
냉면(비빔/물)	5,000원
콩국수	6,000원
우동	5,000원

이 활동은 어떠셨나요? 쉽다 ☐ 보통이다 ☐ 어렵다 ☐ 어떤 전략을 사용하셨나요?

14 숫자 기억하기

활동 설명

전화번호, 금융(통장) 비밀번호, 현관 자동문 번호, 자동차 번호판 등, 살면서 기억해야 할 숫자들은 점점 늘어나는 것 같다. 이러한 번호들을 어떻게 기억할 것인가?

기본 전략(방법)은 여러 가지가 있다.

- ▶ **덩어리 만들기.** 번호를 몇 개의 덩어리 또는 구역으로 나누어 외운다. 예를 들어, 031 1234 5678이라는 번호를 외운다면, 지역번호 031, 다음 네 자리 1234, 마지막 번호 5678, 이렇게 끊어서 외운다.
- ▶ **연결고리 만들기.** 휴대전화 번호의 마지막 네 자리가 8282라면, '빨리빨리'를 기억하며 외운다.
- ▶ **운율 만들기.** 숫자에 음악적 요소를 가미한다. 노래처럼 불리도록 외운다면 머리에 더욱 잘 각인될 것이다.
- ▶ **패턴을 이미지로 저장.** 번호 키를 누를 때, 숫자보다 누르는 패턴을 머릿속에 그리는 것이 더 잘 외워질 때가 있다.
- ▶ **단축번호로 저장하기.** 휴대폰에 번호를 지정하여 저장한다. 예를 들어, 배우자 핸드폰 번호를 1번이라는 단축번호로 지정하여 저장한다.
- ▶ **금융(통장) 비밀번호는 개인 정보와 연결.** 한 예로, 비밀번호를 지인의 전화번호로 설정한다.
- ▶ 다른 좋은 전략(방법)에는 어떤 것이 있는가?

과제 1: 중요한 숫자들을 기억하기 위해 어떤 전략(방법)을 사용하나요?

과제 2: 컴퓨터 관련 비밀번호 6자리 또는 2자리 비밀번호를 기억하기 쉽게 만들어보세요.

과제 3: 기억하고 싶은 주요 전화번호 및 기억 방법을 생각해 보세요.

이 활동은 어떠셨나요? 쉽다 ☐ 보통이다 ☐ 어렵다 ☐ 어떤 전략을 사용하셨나요?

15 기억보조도구 사용하기

활동 설명

누구나 어느 정도의 보조도구를 사용하지만, 뇌 손상이 있다면 보조도구의 중요성은 더욱 커진다. 당신은 어떠한 보조도구를 사용하는가?

		항상 그렇다	가끔 그렇다	전혀 아니다
1	다이어리, 펜과 공책을 가지고 다니시나요?			
2	일정을 적어두거나 일상을 기록하는데 다이어리를 적으시나요?			
3	목록이나 기억할 내용을 라벨에 붙여 사용하나요?			
4	하루 계획표를 만드시나요?			
5	약속이나 특별한 날을 달력에 표시해두시나요?			
6	각종 청구서를 파일에 모아서 관리하시나요?			
7	열쇠를 일정한 곳에 두시나요?			
8	핸드폰의 통화 내용을 녹음하나요?			
9	쇼핑을 나가기 전에 쇼핑 목록을 만들어 가시나요?			
10	주소록 등에 주소를 모아 관리하시나요?			

기타 사용 중인 보조도구는 어떤 것들이 있나요?

가장 유용한 기억보조도구는 무엇인가요?

이 활동은 어떠셨나요? 쉽다 ☐ 보통이다 ☐ 어렵다 ☐ 어떤 전략을 사용하셨나요?

16 유의어

활동 설명

각 단어를 보고 의미가 같거나 유사한 두 가지 단어를 적어본다.

집			공격하다		
의자			쉬다		
보트			열광하는		
가족			모임		
음료			화장실		
심다			미소 짓다		
컵			환영하다		
PC			신이 난		
매력적인			박살 내다		
폭발하다			떨어지다		

각자 단어를 생각해 보고, 그 단어와 의미가 같거나 유사한 단어 두 가지를 더 말해본다.
되도록 어려운 단어들로 말해본다.

단어를 생각하는데 도움이 되는 유용한 전략(방법)에는 어떤 것이 있는가?

이 활동은 어떠셨나요? 쉽다 □ 보통이다 □ 어렵다 □ 어떤 전략을 사용하셨나요?

17 반의어

활동 설명

각 단어를 보고 반대 의미를 가진 두 가지 단어를 적어본다.

슬픈			돕다		
부드러운			평지		
매력적인			복잡한		
따뜻한			깊은		
용감한			구부리다		
쉬운			부탁하다		
화려한			축하하다		
똑똑한			친절하다		
키가 큰			울다		
비싼			맑다		
뛰다			질질 끌다		
잊다			춥다		

각자 단어를 생각해 보고, 그 단어와 반대 의미를 가진 단어 두 가지를 더 말해본다.
되도록 어려운 단어들로 말해본다.

단어를 기억하는데 도움이 되는 유용한 전략(방법)에는 어떤 것이 있는가?

이 활동은 어떠셨나요? 쉽다☐ 보통이다☐ 어렵다☐ 어떤 전략을 사용하셨나요?

18 문장 재배열

활동 설명

무작위로 섞여 있는 단어들을 재배열해서 문장을 만들어본다. 한 줄에 단어를 적고, 크게 이야기해 본다. 단어를 모두 포함해야 한다.

1 좋아한다 고양이가 우유를

____

2 가방은 내 무겁다

____

3 그림은 매우 그의 아름답다

____

4 가져가다 자동차를 나는 놔야 한다 차고지에

____

5 늦게 출발하여 지연되었다 10분 기차는

____

6 와인을 생산한다 질 프랑스에서는 좋은

____

7 나는 하던 멈추고 일을 벨소리가 전화기를 울려서 가지러 갔다

____

나와 관련된 일을 한 문장으로 설명할 단어들을 생각해 본다.

이 활동은 어떠셨나요? 쉽다 ☐ 보통이다 ☐ 어렵다 ☐ 어떤 전략을 사용하셨나요?

19 단어 연결

활동 설명

세 가지 단어를 읽고, 이에 해당하는 물건 이름을 생각해 본다(명사). 예를 들어, 날카롭고, 금속이며, 반찬 먹을 때 쓰는 것 = 젓가락

- ▶ 손잡이가 있고, 끝이 날카롭고, 자르기 =
- ▶ 주름, 스팀, 옷 =
- ▶ 흥부, 박씨, 새 =
- ▶ 공부, 나무, 의자 =
- ▶ 줄무늬, 자동차, 신호등 =
- ▶ 금속, 종이, 자르기 =
- ▶ 도로, 중앙차로, 교통카드 =
- ▶ 지불, 플라스틱, 서명 =
- ▶ 옷, 젖은, 걸다 =
- ▶ 잔디밭, 공, 아이언 =
- ▶ 빛, 전구, 도로 =
- ▶ 물, 전기, 식기 =
- ▶ 아이들, 그네, 모래 =
- ▶ 대나무, 한지, 줄 =
- ▶ 동그란, 구멍, 옷 =
- ▶ 수증기, 뿌연, 산꼭대기 =
- ▶ 뜨거운, 하늘, 여름 =
- ▶ 돈, 저축, 현금인출기 =
- ▶ 진료, 의사, 건강 =
- ▶ 빨래, 물, 가전제품 =
- ▶ 음식, 보관, 전기 =

단어 조합을 스스로 만들어보고 집단활동에서 활용해 본다.

이 활동은 어떠셨나요? 쉽다 ☐ 보통이다 ☐ 어렵다 ☐ 어떤 전략을 사용하셨나요?

정답: 229쪽

20 정확한 단어

활동 설명

단서를 보고 단어를 맞추는 활동이다. 아래 단어 목록을 보면서, 집단활동을 할 때 집단 참여자가 단어를 맞출 수 있도록 각 단어별로 단서를 준비한다. 첫 번째 단서를 듣고 맞추지 못하면 두 번째 단서를 제시해준다. 그래도 틀리면 세 번째 단서를 준다.

예를 들어, 맞추어야 하는 단어가 '토마토'라고 한다면 첫 번째 단서는 '야채' 또는 더 쉬운 힌트로 '케첩' 등을 제시해 준다. 두 번째 단서로 '빨간색'을 주면 된다. 이 활동은 혼자 또는 집단활동으로 할 수 있다. 집단활동에서는 단어를 카드에 적어 나눠주고 맞추도록 한다.

키워드	첫 번째 단서	두 번째 단서	세 번째 단서
기차			
당근			
넥타이			
빗자루			
책상			
지도			
아기 고양이			
산			
오리			
사과			
자			
가로등			
우유			
손목시계			
개구리			
축구			
와인			
신문			
6.25전쟁			
권투 글로브			
축구공			
대통령			
성경			
대한민국			
심판			
메달			
김치			
벽지			

이 활동은 어떠셨나요? 쉽다 □ 보통이다 □ 어렵다 □ 어떤 전략을 사용하셨나요?

21 다의어

활동 설명

아래 단어 목록에서 각 단어별로 두 가지 이상의 의미를 생각해 본다. 발음이 같은 단어도 된다. '배'라는 단어를 예로 들어보자. 첫 번째 의미로 '과일'을 말하고, 두 번째로 '몸'의 배를 뜻하는 단어로 말해도 된다. 세 번째로는 '교통수단'으로써의 배를 말하면 된다.

※ 단어의 의미가 세 가지가 안 되는 것도 있다.

단어	첫 번째 의미	두 번째 의미	세 번째 의미
배			
감			
전기			
먹다			
눈			
다리			
지다			
벌			
사과			
말			
밤			
차			
머리			
말다			
걷다			
시내			
깎다			

여러 가지 의미를 가진 단어를 생각해 본다.

이 활동은 어떠셨나요? 쉽다 □ 보통이다 □ 어렵다 □ 어떤 전략을 사용하셨나요?

정답: 229쪽

22 비유

활동 설명

아래 비유를 완성해 본다.

예: '바위'는 '무겁다'로 연결시킨다면, '깃털'은 '가볍다'와 연결시킨다.

- 신발이 발과 관계가 있듯이 장갑은 ________________과(와) 관계가 있다.
- 사자가 정글이라면 박쥐는 ________________이다.
- 바나나가 껍질을 벗긴다면 빵은 ________________먹는다.
- 총이 총알이라면 호스는 ________________이다.
- 머리가 가발이라면 치아는 ________________이다.
- 심장은 가슴이라면 뇌는 ________________이다.
- 기타가 줄이라면 피아노는 ________________이다.
- 시계가 스트랩이라면 바지는 ________________이다.
- 1월이 겨울이라면 9월은 ________________이다.
- 운전기사가 자동차라면 파일럿은 ________________이다.
- 병원이 의사라면 경찰서는 ________________이다.
- 립스틱이 입술이라면 마스카라는 ________________이다.
- 에어컨이 바람이라면 수도꼭지는 ________________이다.
- 배가 바다라면 비행기는 ________________이다.
- 사과가 빨강이라면 귤은 ________________이다.
- 냉장고가 음식이라면 세탁기는 ________________이다.

위와 같이 나만의 비유 문장을 만들어 본다.

이 활동은 어떠셨나요? 쉽다 ☐ 보통이다 ☐ 어렵다 ☐ 어떤 전략을 사용하셨나요?

정답: 230쪽

23 특이한 것 가려내기

활동 설명

다음 가로줄에서 특징이 다른 하나에 ◯ 표시를 해본다.

사과	포도	오이	수박	참외	귤
기차	버스	자전거	택시	세탁기	지하철
사자	원숭이	호랑이	개	말	독수리
민들레	봉선화	장미	수국	소나무	국화
컴퓨터	책상	식탁	의자	서랍장	쇼파
한국	미국	일본	중국	태국	베트남
기타	피아노	실로폰	마이크	바이올린	첼로
커피	율무차	떡	오미자차	녹차	홍차
5	7	2	1	9	3
치마	바지	양말	속옷	모자	티셔츠
초콜릿	과자	사탕	아이스크림	갈비	푸딩
3	6	9	10	12	15
철수	영희	수지	지영	영숙	순자
수영복	물감	크레파스	붓	도화지	색연필
쌀	빵	현미	콩	보리	밀

다음 가로줄에 단어 목록을 작성한다.

집단활동을 할 때는 다른 참여자에게 특징이 다른 단어들을 분류하도록 할 수 있다.

이 활동은 어떠셨나요? 쉽다 ☐ 보통이다 ☐ 어렵다 ☐ 어떤 전략을 사용하셨나요?

정답: 230쪽

24 단어 완성하기

활동 설명

아래 가로줄의 단어를 완성한다. 주어진 글자는 단어의 시작, 끝 또는 중간일 수 있다.
오른쪽 열에 단서가 있다.

(예시) 빨	빨간색	색상
책		가구
선		전자제품
바		옷
기		기분
자		교통수단
김		음식
포		과일
양		채소
경		직업
축		스포츠
코		동물
아		건물

나만의 단어 퀴즈를 만들어 집단활동에서 활용해 본다.

이 활동은 어떠셨나요? 쉽다 □ 보통이다 □ 어렵다 □ 어떤 전략을 사용하셨나요?

25 속담 1

활동 설명

각 속담이 무엇을 의미하는지 말해본다.

- ▶ 바늘 가는데 실 간다.
- ▶ 가재는 게 편이다.
- ▶ 윗물이 맑아야 아랫물이 맑다.
- ▶ 피는 물보다 진하다.
- ▶ 열 손가락 물어 안 아픈 손가락 없다.
- ▶ 고생 끝에 낙이 온다.
- ▶ 낫 놓고 기역자도 모른다.
- ▶ 시작이 반이다.
- ▶ 서당 개 3년이면 풍월을 읊는다.
- ▶ 가는 말이 고와야 오는 말이 곱다.
- ▶ 낮 말은 새가 듣고 밤 말은 쥐가 듣는다.
- ▶ 가지 많은 나무에 바람 잘 날 없다.
- ▶ 계란으로 바위 치는 격이다.
- ▶ 구슬이 서 말이라도 꿰어야 보배다.
- ▶ 떡 줄 사람은 생각도 않는데, 김칫국부터 마신다.
- ▶ 시장이 반찬이다.
- ▶ 소 잃고 외양간 고친다.
- ▶ 개같이 벌어 정승같이 쓴다.
- ▶ 개구리 올챙이 적 생각 못 한다.

다른 속담 표현을 생각해 보고, 어떤 상황에서 사용할 수 있을지 이야기해 본다.

이 활동은 어떠셨나요? 쉽다 □ 보통이다 □ 어렵다 □ 어떤 전략을 사용하셨나요?

26 속담 2

활동 설명

집단활동을 할 때, 한 개의 속담을 선택해서 어떤 의미인지 설명해 본다. 설명할 때 밑줄 친 단어는 빼고 말해야 한다. 설명을 듣고 다른 참여자들이 설명한 속담이 무엇인지 맞춰본다. 아래 속담 목록을 참고하여 진행해도 된다.

- 얌전한 고양이 부뚜막에 먼저 올라간다.
- 콩 심은 데 콩 나고, 팥 심은 데 팥 난다.
- 불 난데 부채질한다.
- 공든 탑이 무너지랴.
- 바늘구멍으로 하늘 본다.
- 남의 잔치에 감 놓아라 배 놓아라 한다.
- 빛 좋은 개살구.
- 벼는 익을수록 고개를 숙인다.
- 방귀 뀐 놈이 성낸다.
- 닭 쫓던 개 지붕 쳐다본다.
- 마른하늘에 날벼락이다.
- 꼬리가 길면 밟힌다.
- 돌다리도 두르려 보고 건너라.
- 개 똥도 약에 쓰려면 없다.
- 가뭄에 콩 나듯 하다.
- 발 없는 말이 천리 간다.
- 등잔 밑이 어둡다.
- 가는 날이 장날이다.

다른 속담을 만들어서 집단 참여자들에게 핵심 단어를 빼고 설명해 주면서 답을 맞혀 보도록 한다.

이 활동은 어떠셨나요? 쉽다 ☐ 보통이다 ☐ 어렵다 ☐ 어떤 전략을 사용하셨나요?

27 분류하기

활동 설명

아래 종류를 보고 왼쪽부터 하나씩 해당하는 단어를 적어본다. 하나의 범주당 1분의 시간이 주어진다. 집단을 몇 개의 팀으로 나누어 해도 좋다.

	과일 및 야채	마실 것	나라	동물
ㄴ				
ㅋ				

	나무 및 식물	도시	교통수단	직업
ㅈ				
ㅂ				

범주를 정할 때 아래를 참고해도 좋다.

둥근 것	줄무늬 있는 것	기념일	결혼과 관련된 것

이 활동은 어떠셨나요? 쉽다 □ 보통이다 □ 어렵다 □ 어떤 전략을 사용하셨나요?

28 정확한 해석

활동 설명

속담과 의미를 보고 맞는 것에 ◯로 표시하고, 틀린 것에 ×로 표시한다.

	속담	의미	O/×
1	일찍 일어난 새가 벌레를 잡는다.	일찍 시작하면 보상이 따른다.	
2	돼지 목에 진주 목걸이	값어치를 모르는 사람에게는 보물도 아무 소용 없다.	
3	뜻이 있는 곳에 길이 있다.	굳건한 마음이 있으면 성공할 것이다.	
4	부전자전	아버지는 아들만 좋아한다.	
5	꿩 먹고 알 먹기	한 가지 일을 하여 두 가지 이상의 이득을 얻는다.	
6	도토리 키 재기	비슷하여 견주어 볼 필요가 없다.	
7	다 된 밥에 재 뿌리기	마무리하기 전에 한번 더 확인한다.	
8	가는 말이 고와야 오는 말도 곱다.	감정을 솔직히 드러내면서 말하는 것이 좋다.	
9	미운 놈 떡 하나 더 준다.	미워하는 사람에게 더 잘 해주면 나에게 도움이 된다.	
10	돌다리도 두드려 보고 걷는다.	익숙한 일이라도 주의를 기울여야 한다.	
11	지렁이도 밟으면 꿈틀한다.	세상 모든 것을 하찮이 여기고 괴롭히면 안 된다.	
12	작은 고추가 맵다.	몸집이 작은 사람이 더 야무지고 행동이 빠르다.	
13	종로에서 뺨 맞고 한강에서 눈 흘긴다.	속상한 일이 있을 때, 상관없는 다른 사람에게 화풀이 한다.	

다른 속담을 생각해 보고 맞는 설명, 틀린 설명을 추가해 본다.

14			
15			

이 활동은 어떠셨나요? 쉽다 ☐ 보통이다 ☐ 어렵다 ☐ 어떤 전략을 사용하셨나요?

정답: 231쪽

29 스무고개

활동 설명

한 사람이 하나의 사물이나 사람을 정하면, 나머지 참여자들이 질문을 해서 맞춘다. 핵심 규칙은 "예"나 "아니오"로 답할 수 있는 질문만 할 수 있다는 것이다. 이 활동의 목적은 질문을 되도록 적게 해서 문제를 맞히는 것이다. 최대 20개까지 질문할 수 있다. 집단 참여자들이 차례로 문제를 낸다. 단, 집단 참여자 모두가 아는 단어로 문제를 내야 한다.

시작하기 전에 아래 활동을 해보자.

1. 유명인 이름 맞추기

	유명한 사람을 맞추는 문제라면, 정보를 가장 많이 얻을 수 있도록 질문의 순서를 정한다. 첫 질문이 예로 제시되어 있다.
1	"이 사람은 남자인가요?"
2	
3	
4	
5	

2. 사물 맞추기

	사물을 맞추는 문제라면, 정보를 가장 많이 얻을 수 있도록 질문의 순서를 정한다. 예를 들어, 처음 두 가지 질문을 아래와 같이 할 수 있다.
1	"이것은 동물인가요?"
2	"이것은 채소인가요?"
3	
4	
5	

이 활동은 어떠셨나요? 쉽다 ☐ 보통이다 ☐ 어렵다 ☐ 어떤 전략을 사용하셨나요?

30 로고 매칭하기

활동 설명

아래 그림을 보고 어떤 회사 로고인지 살펴본다. 상단 그림의 회사 로고들을 살펴본 뒤, 하단 그림을 보고 짝지어 본다.

1 ________ 2 ________ 3 ________ 4 ________

5 ________ 6 ________ 7 ________ 8 ________

9 ________ 10 ________ 11 ________ 12 ________

※ 위의 로고는 외국 회사의 로고이므로, 국내 회사의 로고로 대체하여 사용할 수 있습니다.

이 활동은 어떠셨나요? 쉽다 □ 보통이다 □ 어렵다 □ 어떤 전략을 사용하셨나요?

정답: 231쪽

31 패턴 기억하기

활동 설명

아래에는 9개 점으로 이루어진 기본 그림에 여러 가지 패턴이 그려져 있다. 한 패턴을 60초 동안 본 다음 그림을 덮고 9개 점 위에 그 패턴을 기억해서 그대로 그려본다. 다른 패턴들도 같은 방법으로 해 본다. 다음에는 스스로 패턴을 만들어보고 기억 전략(방법)을 사용하여 잘 기억하는지 테스트해 본다. 이 활동의 핵심은 패턴을 기억하는 유용한 전략(방법)을 활용해 보는 것이다. 단순히 15개의 선으로 보지 말고, 어떤 글자나 단어, 모양으로 생각해 본다.

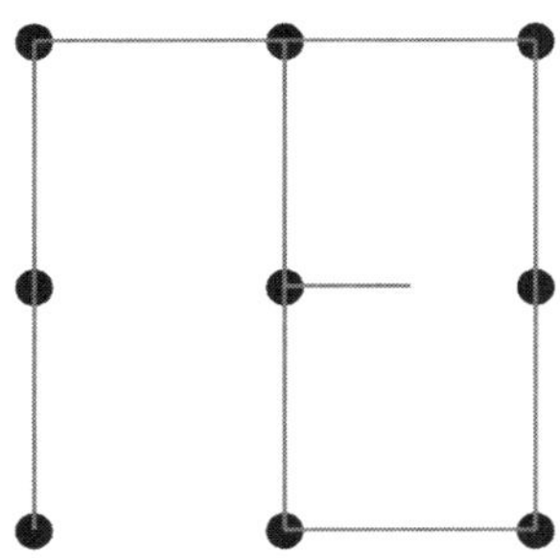

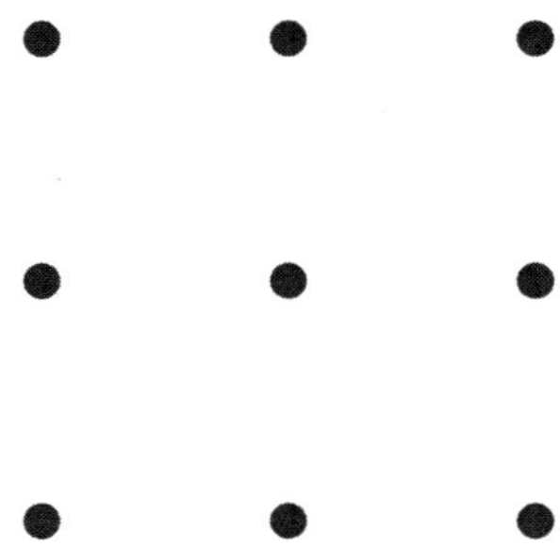

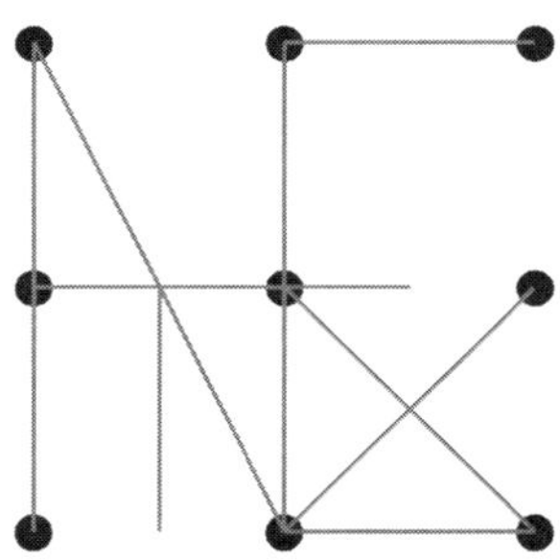

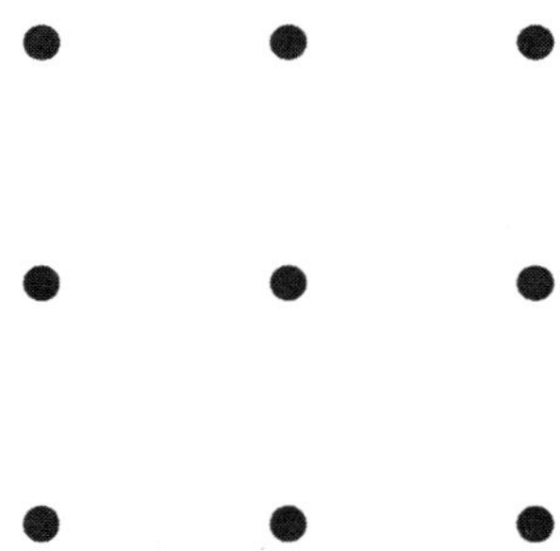

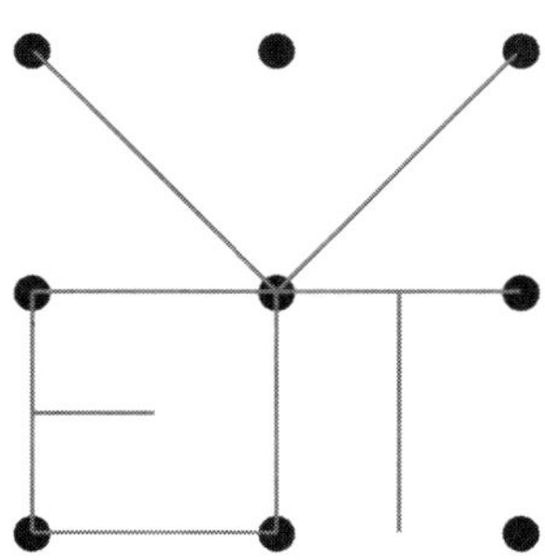

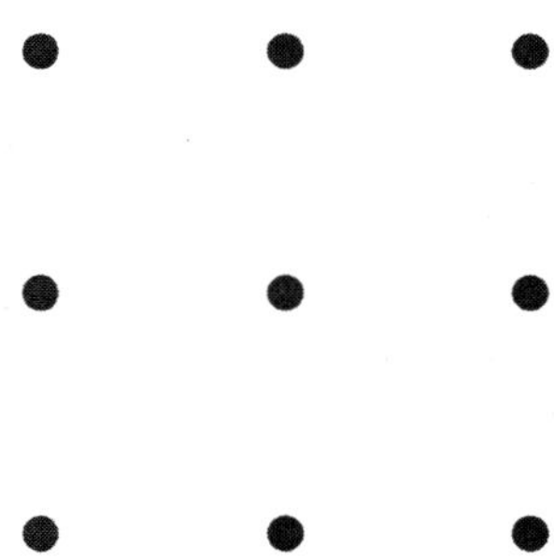

이 활동은 어떠셨나요? 쉽다 □ 보통이다 □ 어렵다 □ 어떤 전략을 사용하셨나요?

32 교통 신호 연결하기

활동 설명

상단에 있는 다양한 교통 신호들을 살펴본다. 상단 그림을 본 다음, 하단 그림을 보고 짝지어 본다.

1

2

3

4

5

6

7

8

9

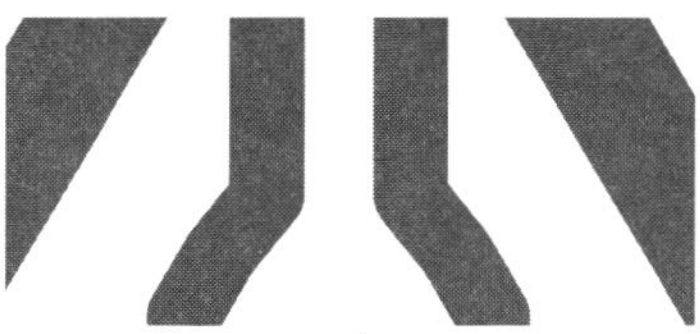
1

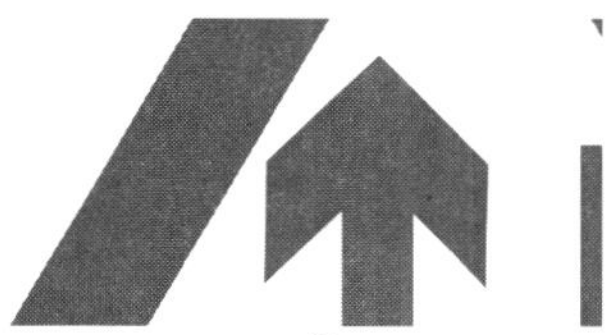
2

3

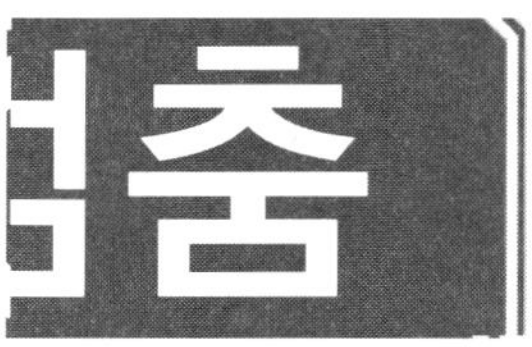

4

5

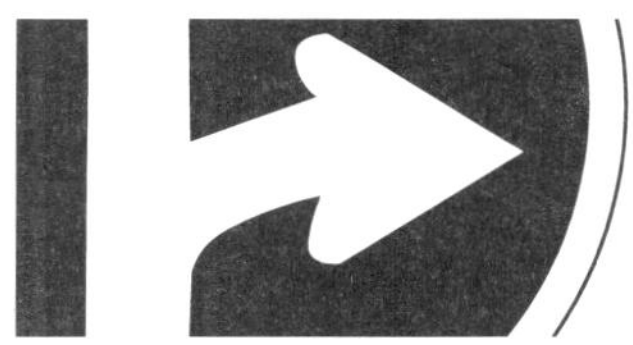
6

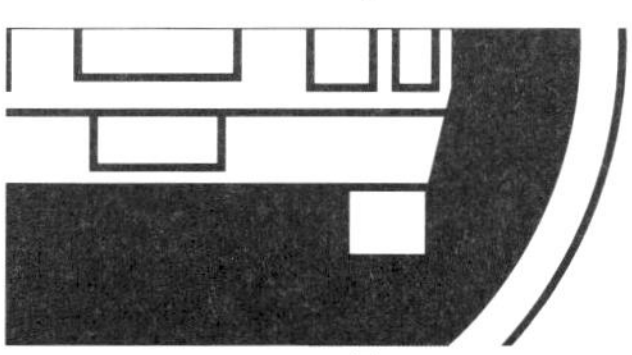
7

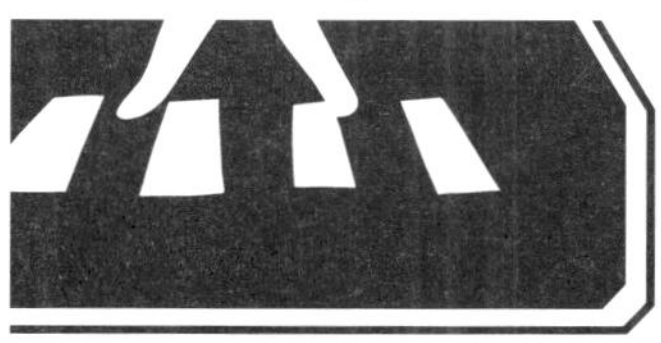
8

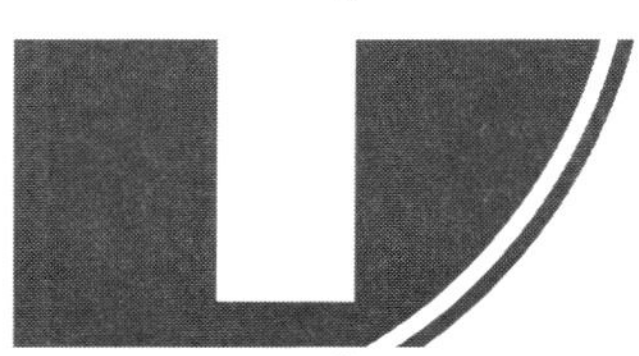
9

이 활동은 어떠셨나요? 쉽다 □ 보통이다 □ 어렵다 □ 어떤 전략을 사용하셨나요?

정답: 232쪽

33 여러 가지 집중하기(분할 주의력) 1

활동 설명

이 활동의 목적은 주의력 분산 능력을 향상시키기 위한 것이다. 아래 단어 목록을 보고 지시에 따라 표시해 본다.

1. '줄무늬' 단어에 네모 표시를 하고(　개), '직선' 단어에 세모 표시를 한다(　개).
2. '동물'에 해당하는 단어에 직선 밑줄을 치고(　개), '음식' 단어에 물결무늬 밑줄을 친다(　개).
3. 두 번 나온 단어들은 어떤 것들이 있는지 확인해 본다.

달걀 장미 런던 테이프 연필 물고기 기린 음악 조직 고양이 풀 밝은

마트 날다 미국 깃발 다이아몬드 별 스위치 앵무새 마녀 춤추다 벨크로

사각형 부엌 줄무늬 종이 컴퓨터 휴일 아이스크림 바위 바코드 펜 잔디

파랑 넷 바위 토끼 베개 자 백조 치킨 외국인 길 좌회전 테니스

까마귀 벌 보일러 유리 차가운 사탕 양고기 산 이발소 막대 실크 아프리카

바닷가 머리 클립 항구 콜라 달 삼각형 다섯 이불 침대 실크 런던

구름 과학 종이 물 파이 수학 지하철 풍경 음악 털 피아노 키보드 알약

소고기 지갑 손목 호랑이 가수 잼 우유 시계 모레 호수 다리 연 고양이

직선 지도 풍선 원숭이 막대기 당근 클럽 광선 말벌 다이아몬드 목욕 치즈

프랑스 깃발 책 염소 벽지 영어 사각형 당근 오리발 수평선 수영 양말

사슴 벽돌 레이저 뜨거운 곤충 개미 풍선 맹세 캥거루 멋진 라디오

무너지다 속옷 꿀 글자 자동차 의사

이 활동을 수행하기 위해 어떤 전략(방법)을 사용했나요?

이 활동은 어떠셨나요? 쉽다 □ 보통이다 □ 어렵다 □ 어떤 전략을 사용하셨나요?

정답: 232쪽

34 여러 가지 집중하기(분할 주의력) 2

활동 설명

이 과제의 목적은 주의력 분산 능력을 향상시키기 위한 것이다. 아래 단어 목록을 보고 지시에 따라 표시해 본다.

1. '뜨거운' 단어에 동그라미 표시를 하고(　 개), '이발소' 단어에 세모 표시를 한다(　 개).
2. '악기'에 해당하는 단어에 직선 밑줄을 치고(　 개), '나라'에 해당하는 단어에 물결무늬 밑줄을 친다(　 개).
3. 두 번 나온 단어들은 어떤 것들이 있는지 확인해 본다.

불 바이올린 로마 테이프 바위 곰 기린 태양 조직 하나 고양이 풀 유황 쥐
미국 깃발 다이아몬드 스위치 두더지 마녀 춤추다 벨크로 셋 부엌 타다 컴퓨터
휴가 아이스크림 노트 바코드 펜 유리 파랑 넷 바위 토끼 이불 자 닭 상처
외국인 길 좌회전 테니스 늑대 불 유리 캐나다 사탕 양 산 이발소 막대기
태양 아프리카 바다 드럼 클립 용암 콜라 달 삼각형 다섯 이불 침대 구름
피아노 종이 프랑스 빵 수학 지하철 풍경 음악 털 피아노 키보드 알약 소
지갑 풀 손목 호랑이 가수 잼 우유 시계 호수 후추 돌 고양이 지도 떨리다
원숭이 한국 막대기 당근 파리 용광로 고백 쥐 다이아몬드 스페인 파프리카
프랑스 깃발 기타 염소 벽지 파스타 사각형 당근 오리발 수평선 수영 브라질
사슴 벽돌 뜨거운 햄스터 영양 풍선 지휘자 캥거루 멋진 라디오 쿠바 속옷 꿀
글자 차 카레 의사

이 활동을 수행하기 위해 어떤 전략(방법)을 사용했나요?

이 활동은 어떠셨나요? 쉽다 □ 보통이다 □ 어렵다 □ 어떤 전략을 사용하셨나요?

정답: 233쪽

35 '고' 가 몇 번 나왔는지 세어보기 1

활동 설명

한 사람이 아래 문장을 크게 읽는다. 나머지 사람들은 들으면서 문장에서 '고'가 몇 번 나왔는지 세어본다. 이 활동을 보다 쉽게 하려면 글이 적힌 종이를 나눠주고 들으면서 눈으로도 글을 따라 읽으면서 세어본다.

머리털을 뽑다

베토벤의 비밀이 머리카락에서 드러나다.

베토벤의 삶과 작품은 여러 가지 복잡한 의문을 불러일으킨다. 그는 왜 괴짜로 알려져 있을까? 어설프고, 사회성이 부족하고, 여성에게 청혼을 거절당한 한 가지 이유만으로 봐서는 못생겼을 거 같고, 화를 잘 내며, 말년에는 은둔생활로 더 들어갔고 편집증에도 시달렸다는 사실 때문에? 왜 그는 30세가 되기도 전에 청력을 상실하게 되었을까? 그리고 모든 질문에 앞서 가장 의미심장한 질문은, 어떻게 그가 음악 역사상 세 손가락 안에 드는 위대한 작곡가가 되었을까?

미국에서 나온 새로운 증거에 따르면, 이 모든 것이 납과 관계가 있다는 것이다. 그는 어렸을 때부터 세균성 감염 등 각종 질환에 시달렸다. 1802년 형제들에게 쓴 그의 편지를 보면 들리지 않게 되었으며, 그로 인해 절망에 빠졌고, 자살도 생각하고 있었다고 쓰여 있다. 그는 어려운 환경 속에서도 살아남았다. 하지만 그의 문제는 더 악화되었다. 그의 머리카락을 검사해 본 시카고 학자들은 그가 납중독을 앓고 있었다고 주장한다. 그의 머리카락에서 밝혀진 납 농도는 보통 사람들보다 100배 이상 높았다는 것이다.

작곡가들의 죽음은 종종 의문스러운 것들이 많다. 살리에르가 모짜르트를 살해했나요? 차이코프스키가 자살했나요? 벨리니가 사랑하는 여인의 전 연인에게 살해당했을 가능성을 제기하며 부검을 하려는 계획도 있었다. 베토벤의 경우, 살해당했을 가능성은 적다. 마시는 물, 음식, 식사도구로 감염되었을 가능성이 있다.

우리는 이제 1802년 한 작곡가가 삶에 대한 절망에 압도 당해 생을 마감했다면 얼마나 많은 것을 잃었을지를 안다. 그러나, 그가 작곡한 음악이 그의 병을 나아지게 했는지, 오히려 악화시켰는지, 우리는 여전히 잘 모른다.

이 활동은 어떠셨나요? 쉽다 ☐ 보통이다 ☐ 어렵다 ☐ 어떤 전략을 사용하셨나요?

정답: 233쪽

36 '고' 가 몇 번 나왔는지 세어보기 2

활동 설명

한 사람이 아래 문장을 크게 읽는다. 나머지 사람들은 들으면서 문장에서 '고'가 몇 번 나왔는지 세어본다. 이 활동을 보다 쉽게 하려면 글이 적힌 종이를 나눠주고 들으면서 눈으로도 글을 따라 읽으면서 세어본다.

창틀에 가볍게 톡톡거리는 소리가 나서 그는 창문으로 갔다. 다시 눈이 내리고 있었다. 졸린 눈으로 눈송이를 지켜본다. 은색 또는 어두운 색으로 가로등을 비스듬히 가로지르며 내린다. 이제 그는 서쪽을 향해 다시 여정을 시작할 시간이 되었다. 그렇다, 신문 기사가 맞았다. 눈이 아일랜드 전역에 온다고 했다. 어두운 벌판에도, 나무 없는 언덕에도, 엘런 이탄지대에도. 그리고 더욱 서쪽으로도, 어둡고 거친 섀논 웨이브에도 부드럽게 내린다. 마이클 퓨리가 누워있는 언덕 위 외로운 교회당에도 내리고 있었다. 구부러진 십자가와 비석에도, 작은 출구의 창에도, 황량한 가시덤불에도 내렸다. 그들의 마지막 후손처럼 산 사람과 죽은 사람을 모두 뒤덮으며 우주 전체에 희미하게 떨어지는 눈 내리는 소리를 들으면서 그의 영혼은 서서히 황홀감에 취해갔다.

제임스 조이스(2000) 'The Dead', *Dubliners*, Penguin, London.

이 활동은 어떠셨나요? 쉽다 □ 보통이다 □ 어렵다 □ 어떤 전략을 사용하셨나요?

정답: 234쪽

37 여러 가지 정보 기억하기

활동 설명

이 활동은 한 번에 두 가지 이상을 생각하는 능력을 향상시키기 위한 것이다. 아래에 제시된 세 가지 규칙을 염두에 두고 계산해 본다.

규칙

▶ '★' 표시는 바로 위 계산과 반대 방법으로 계산하라는 뜻이다. 즉, 앞에 덧셈 계산이 나오고 '★' 표시를 보면 뺄셈을 한다.

▶ '×' 표시를 보면 계산을 즉시 멈추라는 뜻이다. 이제까지 계산한 값을 더한 후에 오른쪽 칸으로 넘어가서 계산을 계속한다.

▶ 'M' 표시를 보면, 해당 계산은 빼고 다음 계산으로 넘어가라는 뜻이다.

7 + 2 =	2 − 1 =	5 + 4 =	5 + 2 =
2 + 3 =	M5 + 8 =	7 ★ 3 =	7 − 6 =
4 − 2 =	9 − 6=	8 − 5 =	5 ★ 3 =
6 + 2 =	3 ★ 4 =	4 ★ 3 =	3 − 2 =
5 ★ 2 =	2 + 7 =	7 ★ 2 =	6 ★ 2 =
6 − 4 =	3 ★ 2 =	M5 + 5 =	5 − 4 =
M7 + 4 =	M6 + 2 =	1 − 1 =	M9 + 3 =
9 − 7 =	3 − 3 =	2 + 3 =	1 + 2 =
M8 − 3 =	4 + 2 =	M4 − 3 =	3 + 4 =
5 ★ 1 =	6 + 6 =	5 + 5 =	5 − 3 =
4 + 5 =	×7 + 4 =	6 − 3 =	2 + 3 =
3 + 4 =	2 + 2 =	M6 + 6 =	9 ★ 4 =
×6 + 3 =	9 ★ 6 =	3 + 3 =	×4 − 3 =
6 − 4 =	1 − 1 =	×2 + 1 =	2 + 6 =
2 ★ 5 =	3 + 3 =	1 + 2 =	8 ★ 8 =
1 + 4 =	7 + 1 =	8 + 9 =	7 − 2 =
합계 =	**합계 =**	**합계 =**	**합계 =**

이 활동은 어떠셨나요? 쉽다 ☐ 보통이다 ☐ 어렵다 ☐ 어떤 전략을 사용하셨나요?

정답: 234쪽

38 분리 주의력 및 전환 주의력

활동 설명

1. 동물, 식물. 글자를 차례로 떠올리면서 해당 글자로 시작하는 이름을 생각해본다. 단, 동물과 식물을 번갈아 가면서 해본다. 집단 또는 개별적으로 활동할 수 있고, 종이에 적거나 말로 할 수 있다.

ㄱ : 고릴라	ㄴ : 나무	ㄷ : 다람쥐	

2. 장소, 직업. 글자를 차례로 떠올리면서 각 글자로 시작하는 장소와 직업을 번갈아 생각해 본다. 마찬가지로, 개별활동이나 집단활동에서도 사용 가능하고, 종이에 적거나 말로 해도 된다. 어려운 경우, 글자 순서를 무시하고 진행해 본다.

ㄱ : 경찰서	ㄴ : 노무사	ㄷ : 당진	

3. 홀수 번호 더하기. 집단 참여자 중 한 사람이 숫자를 가로줄 또는 세로줄로 천천히 불러준다. 1초에 한 개씩 천천히 불러준다. 그리고 다른 참여자들은 모든 홀수를 더해 본다. 난이도를 더 쉽게 하는 방법은 홀수 번호가 몇 번 나왔는지를 세게 하는 것이다.

5 4 3 6 8 2 1 3 4 8 5 2 3 4 4 9 2 3 2 3 6 8 7 2 4 5 1 4 6 5 6
5 8 2 1 3 6 8 9 2 3 2 6 4 3 6 2 1 4 5 2 5 7 8 8 9 3 2 5 6 4 3
2 4 8 3 5 6 4 2 7 2 1 6 8 5 2 9 4 3 2 5 8 9 2 3 5 2 5 4 3 6 8
2 1 3 4 8 5 2 7 4 4 9 2 3 2 3 6 8 7 2 4 5 1 4 6 5 6 5 8 2 1 3

1. 일상생활에서 이런 전환 주의력(어떤 일을 하다가 다른 활동을 하기 위해 다시 돌아와야 하는 상황)을 사용해야 하는 상황을 예로 들어봅시다.
2. 일상생활에서 분리 주의력(동시에 2가지 활동을 해야 하는)을 사용해야 하는 상황을 예로 들어봅시다.
3. 이 과제를 수행하기 위해서 어떤 전략(방법)을 사용했나요?

이 활동은 어떠셨나요? 쉽다 □ 보통이다 □ 어렵다 □ 어떤 전략을 사용하셨나요?

39 N번 전으로 되돌아가기 활동

활동 설명

이 활동은 주의집중력을 유지하기 위한 좋은 활동으로, 숫자를 늘리거나 줄이면서 난이도를 조절할 수 있다(예: 냉장고 게임).

1. **워밍업.** 집단 참여자들은 돌아가면서 해당 종류에 맞는 이름을 ㄱ, ㄴ, ㄷ 순으로 말해본다(또는 사람 이름, 장소 이름, 음식 이름).

   예:

(동물)	(식물)
참여자 1: 가오리	참여자 1: 감자
참여자 2: 너구리	참여자 2: 나무
참여자 3: 다람쥐	참여자 3: 도라지
참여자 4: 라마	참여자 4: 레몬

2. **앞에 나온 이름 기억하기.** 집단 참여자들은 앞사람이 말한 단어를 말해주고, 동물 이름(또는 사람 이름, 장소 이름, 음식 등)을 말한다.

   예:

(동물)	(식물)
참여자 1: 가오리	참여자 1: 감자
참여자 2: 가오리, 너구리	참여자 2: 감자, 나무
참여자 3: 너구리, 다람쥐	참여자 3: 나무, 도라지
참여자 4: 다람쥐, 노루	참여자 4: 도라지, 레몬

3. **앞 두 사람 전에 이름을 기억하기.** 이번에는 이전 두 번째 사람의 단어를 기억하여 말한 후에 자기 단어를 추가해 말한다. 이전 두 번째 사람이 말한 것을 잘 기억해야 한다.

   예:

(동물)	(식물)
참여자 1: 가오리	참여자 1: 감자
참여자 2: 너구리	참여자 2: 나무
참여자 3: 가오리, 다람쥐	참여자 3: 감자, 도라지
참여자 4: 너구리, 라마	참여자 4: 나무, 레몬
참여자 5: 다람쥐, 말	참여자 5: 도라지, 마늘

   Tip. 각 활동마다 매번 다른 참여자가 시작하도록 한다.

이 활동을 효율적으로 수행하기 위해 어떤 전략(방법)을 사용했나요?

이 활동은 어떠셨나요? 쉽다 ☐ 보통이다 ☐ 어렵다 ☐ 어떤 전략을 사용하셨나요?

40 주의집중력 자가진단

활동 설명

1. 아래와 같은 문제를 가지고 있는가? 가장 눈에 띄는 3가지 문제는 무엇인가?

		예/아니오
1	정보 처리가 늦어져서 정보를 모두 다 처리하지 못한다.	
2	쉽게 집중력이 흐트러진다.	
3	주변 소음을 무시하지 못한다.	
4	사물을 볼 때 왼쪽 시야가 보이지 않는다-시각 무시	
5	한꺼번에 두 가지 일을 하기 어렵다.	
6	오랫동안 집중하기 어렵다.	
7	주의집중력을 다른 활동으로 전환하기 어렵다.	

2. 아래의 대처 전략(방법) 중 어떤 전략을 활용하겠는가?

		예/아니오
1	알람, 단서 카드 또는 음성입력문자 등 외부 보조도구를 사용한다.	
2	휴식시간을 자주 갖는다.	
3	활동을 하면서 스스로에게 "집중해" 등의 말을 하면서 독려한다.	
4	다른 사람들에게 문제를 얘기하고 도움을 청한다.	
5	활동을 수행할 때, 피곤하지 않는 최적의 시간을 선택한다.	
6	내가 잘 못하는 활동은 연습이 필요하다-난이도를 서서히 올린다.	
7	작업 환경에서 주의를 산만하게 하는 요소나 소음을 제거할 필요가 있다.	

주의집중력을 향상시키기 위해 어떤 대처 전략(방법)을 활용하는지 실제 사례를 이야기해 보세요.

이 활동은 어떠셨나요? 쉽다 ☐ 보통이다 ☐ 어렵다 ☐ 어떤 전략을 사용하셨나요?

41 주제 찾기: 휴가 관련 메일

활동 설명

이 활동의 목적은 메일 내용을 요약하고 '나무보다 숲을 보는' 방법을 배우는 것이다. 아래 글을 잘 읽고 질문에 답해본다.

고객님께,

저희 회사의 연간 뉴스레터와 잡지를 보내드립니다. 저희 회사는 최고의 휴가 상품으로 한 해 동안 기록적인 실적을 거두었습니다. 저희 썬라인 크루즈 일정표를 함께 보내드립니다. 보시면 아시겠지만, 새롭게 캐리비안 크루즈 일정이 추가되었습니다. 또한 특별 이벤트로 9월 이전에 썬라인 크루즈에 등록하시면, 고객님이 선택하신 호텔에서 여행 전후 언제라도 4박을 이용하실 수 있는 숙박권을 드립니다. 수량이 제한되어 있으므로 관심이 있으시면 서둘러 답변을 보내주시기 바랍니다. 이 밖에, 유명인이 참여하는 다양한 쇼, 선내 사우나 및 헬스 시설, 새롭게 단장한 카지노 등이 새로운 시즌에 준비되어 있습니다. 썬라인 관광에 가입하세요. 평생 잊을 수 없는 추억을 만들어드리겠습니다.

썬라인여행사

1. 이 메일 내용을 가장 잘 설명한 것을 골라본다.

(a) 크루즈 여행 장소
(b) 크루즈 탑승 조건
(c) 배가 재정비된 내용
(d) 크루즈 특별 이벤트 제공 내용

2. 메일의 주제를 반영한 문장과 내용을 자세하게 설명한 문장을 골라본다.
(주제를 반영한 문장은 '주', 설명 문장은 '설'로 표시해 본다.)

________ 지금 등록하면 썬라인에서 호텔 4박 숙박권을 제공한다.
________ 크루즈 라인에서 고객 예약을 독려하고자 한다.
________ 썬라인여행사의 한 해 실적이 좋았고, 이를 홍보하고자 한다.
________ 새롭게 정비된 카지노 시설이 선내 갑판 쪽에 마련되었다.

3. 글의 목적을 잘 설명한 문장은 무엇인가?

(a) 여행객들이 모로코를 방문하도록 설득하기 위함
(b) 선내에서 도박을 하지 못하게 하기 위함
(c) 썬라인 크루즈의 비용 관련 정보를 독자에게 알려주기 위함
(d) 고객들이 썬라인 크루즈를 이용해 여행하도록 하기 위함

4. 메일에서 설명한 내용 중 한 가지를 적어본다.

____

5. 메일 내용을 한 문장으로 요약해 본다.

____

이 활동은 어떠셨나요? 쉽다 □ 보통이다 □ 어렵다 □ 어떤 전략을 사용하셨나요?

정답: 234쪽

42 주제 찾기: 집으로 보낸 편지

활동 설명

이 활동의 목적은 내용을 요약하고 '나무보다 숲을 보는' 방법을 배우는 것이다. 아래 글을 잘 읽고 질문에 답해본다.

사랑하는 엄마 아빠,

비행기는 화요일 12시 40분에 도착했어요. 인도 공항 내 검색 절차 때문에 한 시간 늦어졌거든요. 폭탄이 터질 우려가 있었나 봐요. 경찰들이 그렇게 많이 모인 것은 처음 봐요. 결국 폭탄은 없었지만요. 비행기에서 내리자마자 숨이 막히게 덥고 습했어요. 다행히 호텔에는 에어컨이 잘 나와요. 영희와 사촌 철수가 안부 전해 달래요. 철수는 어제 처음 만났어요. 인천에서 토요일에 왔는데 근처의 길을 잘 알고 있었어요. 길거리는 인력거, 트럭, 자동차, 소들로 붐벼요. 어쨌든 안전하게 잘 있고 여행을 즐기고 있답니다. 참, 시간되시면 수민이에게 제가 3주 정도 여행 다녀온다고 전해 주시겠어요? 서진이가 말할 것 같으니 일부러 하실 필요는 없고요. 여기 우체국이 곧 문을 닫으려고 해서 이만 줄일게요. 이 건물 정말 멋져요. 유리 천장이 굉장히 높아요. 직원의 응대가 좀 느리긴 하지만요. 다음에 더 자세히 말씀드릴게요. 다음 주쯤에 또 편지할게요.

사랑을 담아, 민수 올림

1. 편지의 주제 및 목적을 한 문장으로 적어본다.

2. 편지 내용 중 가장 중요한 내용 한 가지를 골라 한 문장으로 적어본다.

3. 편지의 부가적인 내용을 한 문장으로 적어본다.

4. 위 편지에서 언급된 사람은 몇 명이며, 이들은 어떤 관계인가?

이 활동은 어떠셨나요? 쉽다 ☐ 보통이다 ☐ 어렵다 ☐ 어떤 전략을 사용하셨나요?

43 주제 찾기: 문자 메시지

활동 설명

만약 당신이 여자친구에게 중요하게 전할 말이 있어 메일을 보냈지만 여자친구는 읽지 않았다. 이제는 문자 메시지로 보내는 방법밖에 없기 때문에 당신의 편지를 7개 핵심 단어로 줄여서 보내야 한다.

사랑하는 소희에게,

금요일 밤에 있었던 일은 정말 미안해. 내가 정말 잘못했어. 내 감정을 조절하지 못하고 그렇게 너에게 소리치지 않았어야 했어. 꽃을 던지고 발로 문을 찬 것도 정말 미안해. 하지만 너도 알잖아, 우리 식구들이 모두 다혈질인걸. 한국 사람들 성질이 그럴 수도 있고, 내가 아빠와 관계가 안 좋기 때문인지도 몰라. 고치려고 노력 중이야. 네가 권했던 것처럼 치료도 받아볼게. 어려운 일이지만 이것 때문에 우리 관계를 망치기는 싫어. 우리 얘기 좀 하자. 일 끝나고 6시 반에 그 호프집에서 만날까? 제발, 제발 와줘. 우리 항상 가던 그곳 알지? 오늘 너를 꼭 봤으면 좋겠어. 앞으로 몇 주 간 사업 때문에 미국에 갈 것 같거든. 제발 와줘, 소희야. 너와의 일을 해결하지 못한 채 떠나고 싶지 않아. 6시부터 가서 기다릴게. 필요하면 밤새 기다릴게.

사랑해. 준호가.

문자 메시지(7개 핵심 단어로 요약):

이 활동은 어떠셨나요? 쉽다 □ 보통이다 □ 어렵다 □ 어떤 전략을 사용하셨나요?

44 분리 주의력 활동

활동 설명

아래 내용과 단어 목록을 보고 각 범주에 해당하는 물건을 적어본다. 이 활동의 목적은 동시에 두 가지 이상에 집중하는 능력을 향상시키기 위해 정신을 분산하고 전환하는 훈련이다.

	나에게 있는 것	나에게 없는 것
나보다 무거운 것		
나보다 가벼운 것		

말 연필 칫솔 TV 신발 바지 슬리퍼 자동차 시계 CD

닭 넥타이 다이아몬드 반지 개 버스 컴퓨터 캠핑카 헤어젤

	지금 할 수 있는 것	지금 할 수 없는 것
취미		
직업		

축구 등산 낚시 변호사 골프 교사 과학자

영업사원 마라톤 완주 우표 수집 우유 배달 운전 수영 영화

독서 요리 타이핑 치기 헬스장 가기 식물원 근무

이 활동은 어떠셨나요? 쉽다 □ 보통이다 □ 어렵다 □ 어떤 전략을 사용하셨나요?

45 한 번에 두 가지 질문

활동 설명

집단에서 A가 B에게 간단한 상식 문제를 질문한다. B는 C에게 간단한 질문을 한 후에 A의 질문에 대답을 한다. C는 D에게 질문을 한 후에 B의 질문에 대답을 한다. 이렇게 돌아가면서 질문과 대답을 한다. 이 활동은 진행되는 시간 동안 정답을 많이 맞추는 것이다. 활동의 목적은 질문에 빠르게 대답하고 최대한 오랫동안 집중하는 것이다.

예: A 질문: 영국의 수도는 어디인가?
B 질문: 하늘에서 내리는 눈은 무슨 색인가?
B 대답: 런던
C 질문: 현재 대통령 이름은 무엇인가?
C 대답: 흰색

주의: 이때 처음 질문을 받은 사람(B)은 바로 (A)의 질문에 대답하지 않고, 다음 사람(C)에게 질문을 한 다음에 대답을 해야 한다. 답을 머릿속으로 집중하여 기억하고 있는 시간이 필요하다. 난이도를 조절하는 방법은 질문을 2개 한 후에 대답하게 한다.

질문의 예

동물원에서 볼 수 있는 동물(한 마리)	하늘은 무슨 색인가요?
우리나라 대통령 이름은 무엇인가요?	피겨스케이팅 선수 이름은?(스포츠 스타)
한라산은 어디에 있나요?	오늘은 무슨 요일인가요?
당나귀는 다리가 몇 개인가요?	지금 계절은?
채소 이름 두 가지를 이야기하기	적양배추는 무슨 색인가요?
새끼 송아지는 뭐라고 부르나요?	술 두 종류를 말하기
호주의 수도는 어디인가요?	좋아하는 셔츠 색깔은 무엇인가요?
망치는 무엇에 사용하나요?	미국 대통령 이름은 무엇인가요?
작은 배는 뭐라고 부르나요?	연필 한 타는 몇 개인가요?
월요일 다음에는 무슨 요일인가요?	오렌지 색깔의 물건은 어떤 것이 있나요?
설날의 다른 이름은?	문어 다리는 몇 개인가요?
알라스카는 어디에 있나요?	오징어 다리는 몇 개인가요?
발 치수는?	돈은 어디에 보관하나요?
하늘은 주로 무슨 색인가요?	전 대통령 이름은 무엇인가요?
잔디 색깔은?	당신이 사는 동네는 어디인가요?

이전 질문을 기억했다가 대답하기 위해 당신은 어떤 전략을 사용했나요?

이 활동은 어떠셨나요? 쉽다 ☐ 보통이다 ☐ 어렵다 ☐ 어떤 전략을 사용하셨나요?

46 과거에 있었던 일 정확하게 생각하기

활동 설명

아래의 특이한 상황에 대해 상상이 되는 네 가지 상황을 생각해 보고, 그 이유도 가능한 창의적으로 써본다.

한복을 입고 있는 한 무리의 사람들

▶
▶
▶
▶

한 건물을 동시에 바라보고 있는 여러 사람들

▶
▶
▶
▶

잼이 든 유리병을 들고 있는 7세 아이들

▶
▶
▶
▶

슈퍼마켓 카트에 딸기 40상자를 담고 있는 사람

▶
▶
▶
▶

빈 유모차를 끌고 가는 여자

▶
▶
▶
▶

나만의 특이한 상황을 생각해보세요. 네 가지 상황을 상상해서 이야기하고, 그 이유도 말해보세요.

이 활동은 어떠셨나요? 쉽다 □ 보통이다 □ 어렵다 □ 어떤 전략을 사용하셨나요?

47 계획 세우기: 놀이공원

활동 설명

놀이공원 지도에 표시하면서 아래의 규칙에 따라 계획을 세운다.

1. 같은 곳을 두 번 가지 않는다.
2. 길을 따라서 가야 한다.
3. 다음 장소는 꼭 가야 한다: 편의점, 대관람차, 폭주기관차, 롤러코스터, 수족관, 돌고래쇼(2시 30분~3시 15분 공연)
4. 10시에 일정을 시작하고, 1시 30분에 친구와 점심을 먹도록 약속을 정한다. 3시 30분에는 일정을 마쳐야 한다.
5. 기념품 가게는 마지막에 방문한다.

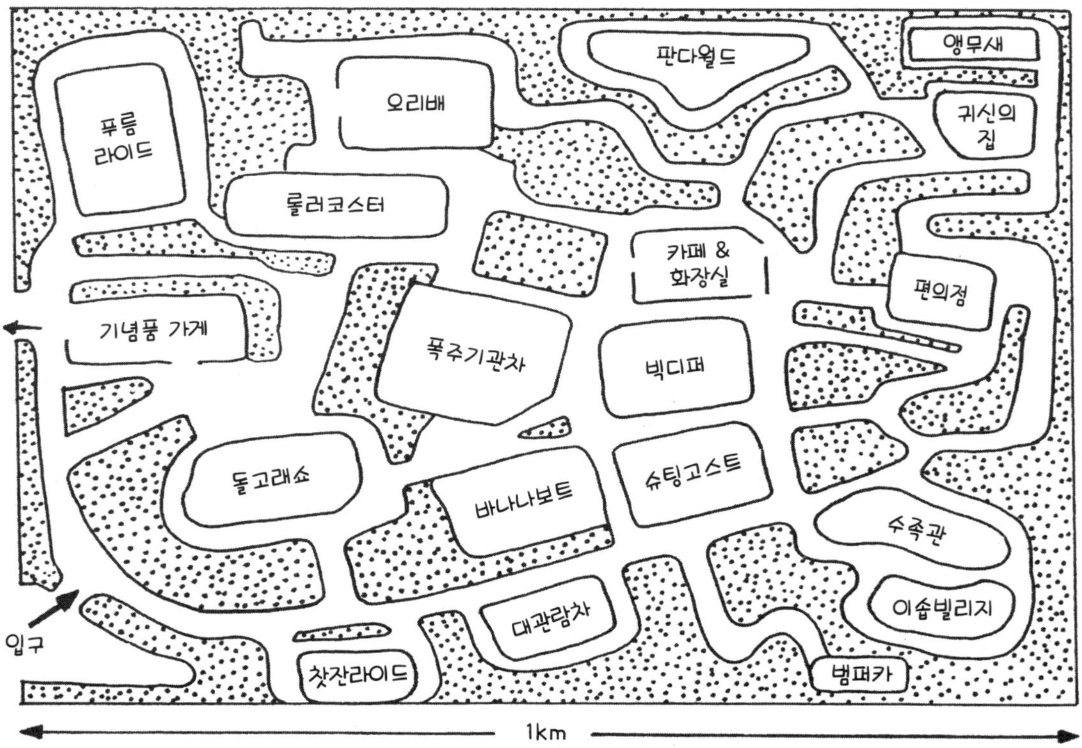

이 활동을 수행하기 위해 어떤 전략을 사용하였나요?

이 활동은 어떠셨나요? 쉽다 ☐ 보통이다 ☐ 어렵다 ☐ 어떤 전략을 사용하셨나요?

48 하루 계획 세우기: 플레이파크

활동 설명

가족과 함께 실내 플레이파크에 간다. 지도와 시간표를 사용하고, 모든 요구 사항을 고려하여 일정을 계획한다.

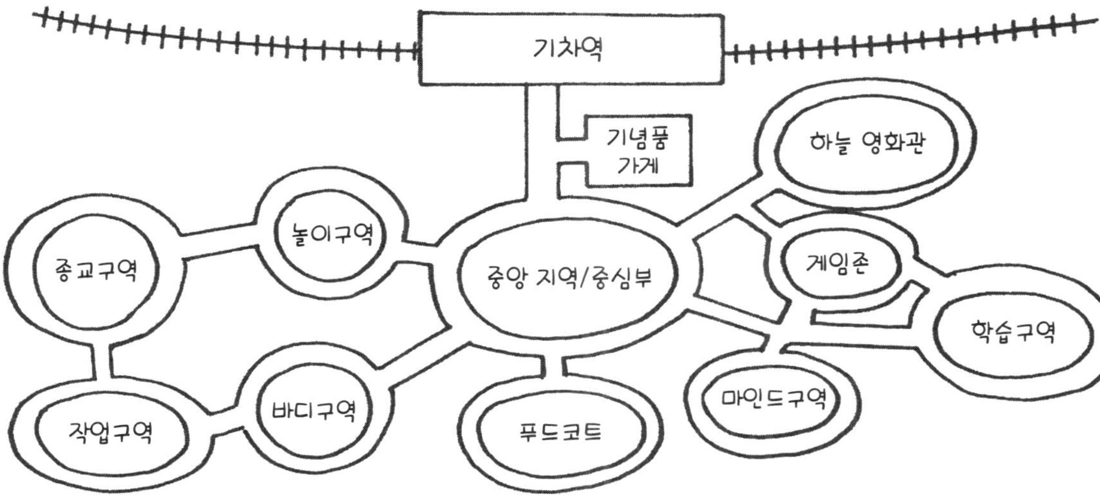

- 오전 10시에 기차역에 도착한다.
- 오후 7시 30분에 집에 도착해야 한다. 가는데 소요시간은 2시간 반이다. 기차의 역 출발 시각은 오후 2시, 3시, 3시 30분, 4시, 4시 45분, 5시 15분, 5시 45분이다.
- 중앙 지역/중심부에서 공연을 볼 수 있고, 공연은 낮 12시, 3시 15분에 시작하며, 45분 동안 진행된다.
- 30분짜리 단편영화가 하늘 영화관에서 상영되며, 상영시간은 오전 11시 45분, 오후 12시 45분, 3시 30분, 4시 30분이다.
- 기념품 가게에서 기념품을 산다
- 1시에 친구 준서, 희진과 만나 푸드코트에서 점심을 먹는다.
- 각 구역에서 약 30분씩 머문다.
- 지도 두 지점 사이에 걷는 시간은 5~10분 정도로 계획한다.

일정표

오전 10시

11시

12시

오후 1시

2시

3시

4시

5시

6시

7시

8시

9시

이 활동은 어떠셨나요? 쉽다 □ 보통이다 □ 어렵다 □ 어떤 전략을 사용하셨나요?

49 질문에 답하기

활동 설명

활동을 시작하기 전에 모든 질문을 읽어본다. 활동을 최대한 빨리 끝낸다.

1. 2×2×3은 무엇인가?
2. 유럽의 도시 두 곳을 이야기한다.
3. 파란색과 노란색을 섞으면 무슨 색이 되는가?
4. 종이 제일 위쪽에 자신의 이름을 써본다.
5. 세계에서 가장 영향력 있는 사람은 누구라고 생각하는가?
6. 당신이 가장 좋아하는 영화는 무엇인가?
7. (3×3) + (5×2)는 무엇인가?
8. 알파벳 세 번째 글자는 무엇인가?
9. 사각형의 면은 몇 개인가?
10. 모든 질문을 읽었으면 처음 두 개의 질문으로 돌아간다. 처음 두 질문에 답을 하면 활동이 종료된다. 다른 질문에 대답하지 않아도 된다.

이 활동은 뇌 손상의 문제들 중 요구사항을 주의 깊게 고려하지 않고 시작부터 하는 충동성의 문제를 다룹니다. 뇌 손상 이후 이러한 성향이 두드러집니다. 당신의 생활에서 충동적으로 행동했던 상황에 대해 생각하고 적어보세요.

이 활동은 어떠셨나요? 쉽다 ☐ 보통이다 ☐ 어렵다 ☐ 어떤 전략을 사용하셨나요?

50 1분 발표하기

활동 설명

집단 참여자 또는 당신이 알고 있는 사람 한 명을 인터뷰하며 최대한 많은 것을 알아낸다. 5분 동안 인터뷰를 하고, 인터뷰한 내용을 1분간 발표한다. 단, 발표 내용에 다음 내용들을 포함해야 한다; (1) 직업, (2) 좋아하는 숫자, (3) 희망 사항, (4) 문제점. 성공적인 발표를 위해서는, 시간(분)을 충분히 활용하여 네 가지 사항을 모두 언급하고, 그 사람에 대한 흥미로운 정보를 제공한다. 다른 참여자들이 발표하는 동안, 네 가지 사항이 모두 포함되었는지 다시 확인한다.

메모

발표를 위한 메모

다른 사람의 발표에 대한 의견

이 활동은 어떠셨나요? 쉽다 □ 보통이다 □ 어렵다 □ 어떤 전략을 사용하셨나요?

51 어떤 감정일까?

활동 설명

아래 얼굴 그림을 보고 얼굴 아래에 적합한 감정 표현 단어를 적어본다. 총 12개 얼굴과 12개 감정표현 단어가 있다.

적대적인	슬픈, 눈물이 나는	매우 화가 난	슬픈
무관심한	수줍은 웃음	걱정되는	행복한
혐오스러운	회의적인	지친, 피곤한	충격적인

1

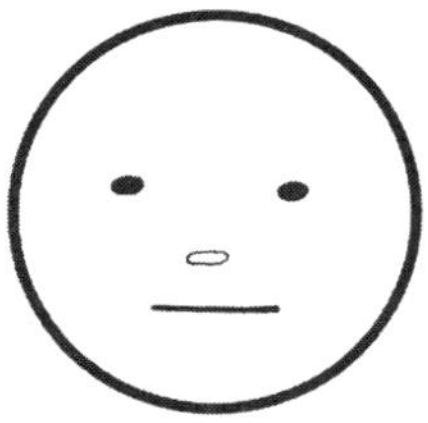

2

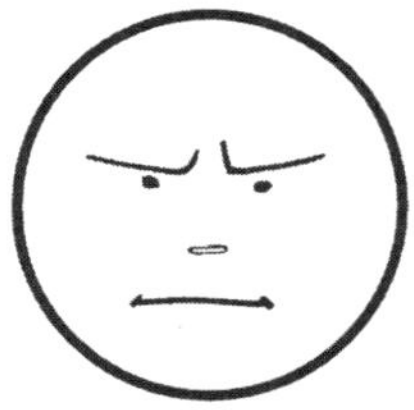

3

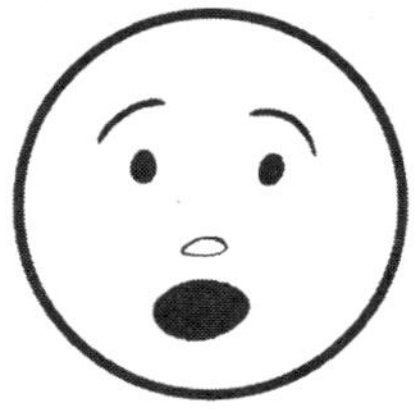

4

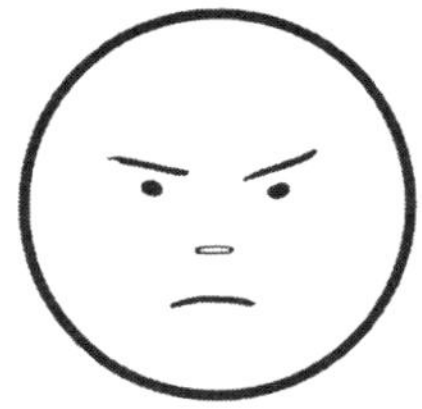

5

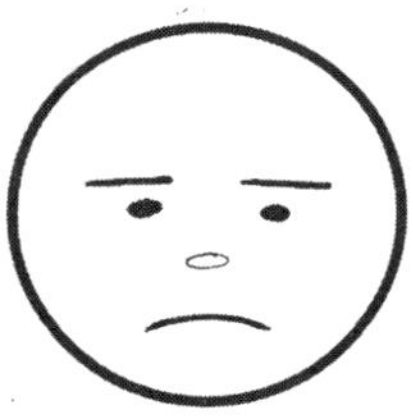

6

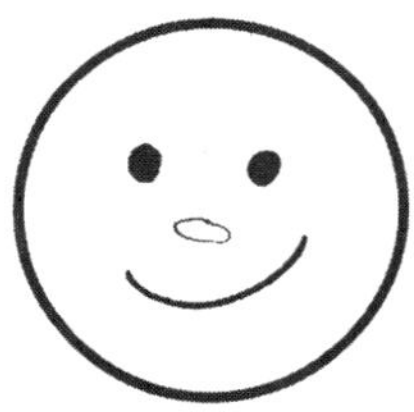

7

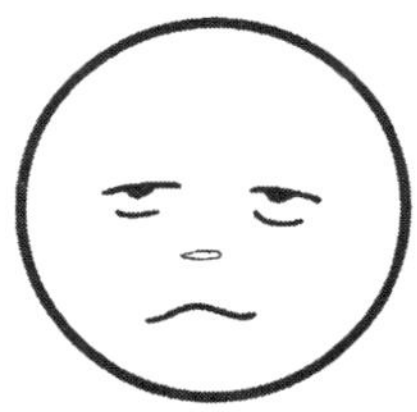

8

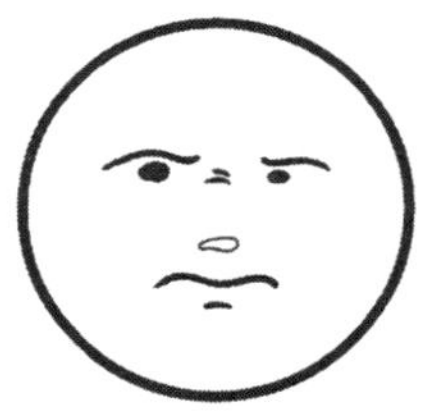

9

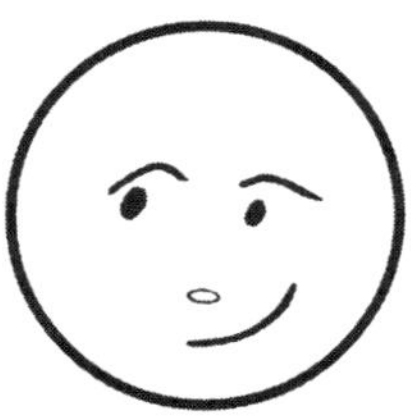

10

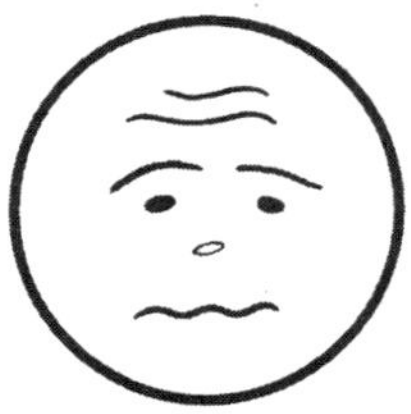

11

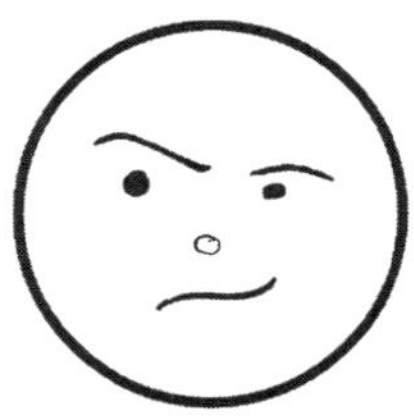

12

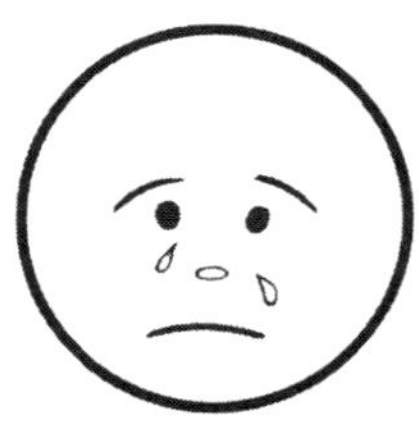

이 활동은 어떠셨나요? 쉽다 ☐ 보통이다 ☐ 어렵다 ☐ 어떤 전략을 사용하셨나요?

정답: 235쪽

52 감정 인지하기

활동 설명

아래 사람들의 표정을 보고, 얼굴 표정을 잘 설명하는 단어를 선택한다.

혐오스러운	놀란	행복한
슬픈/눈물이 나는	지루한	생각에 잠긴
분노한	걱정되는	허영심이 많은

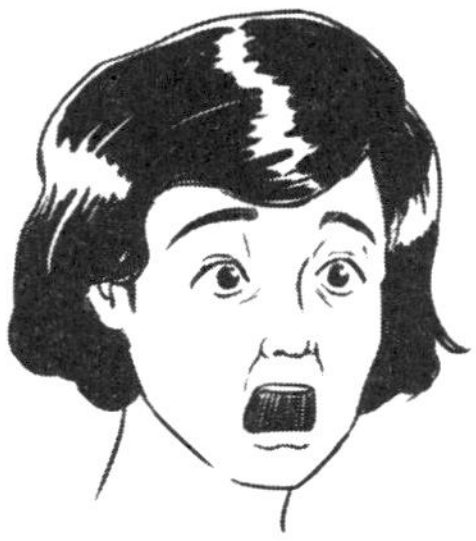
1

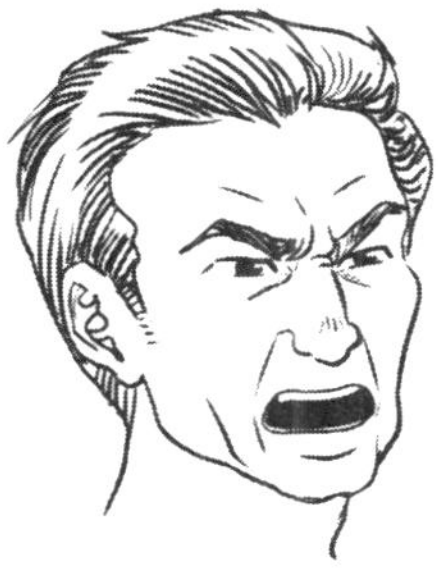
2

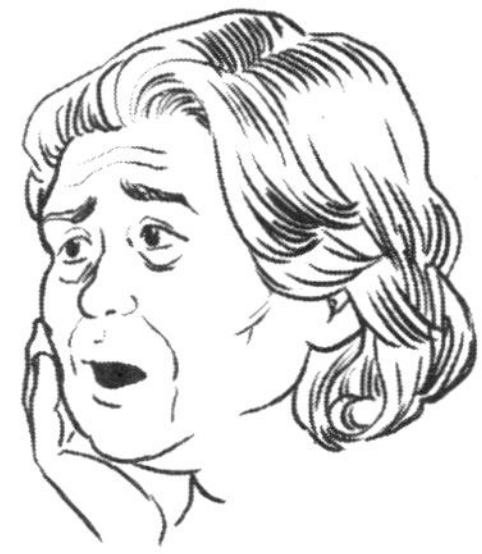
3

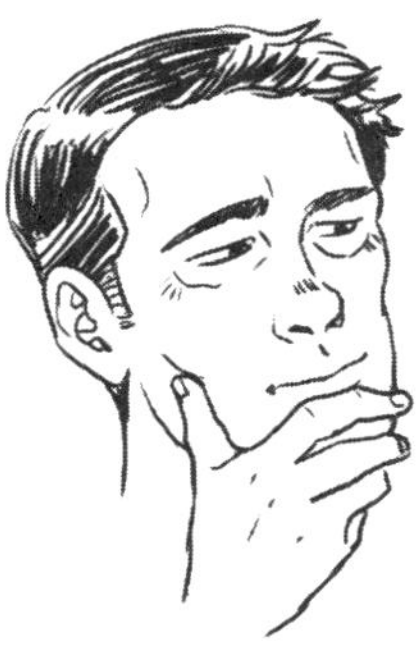
4

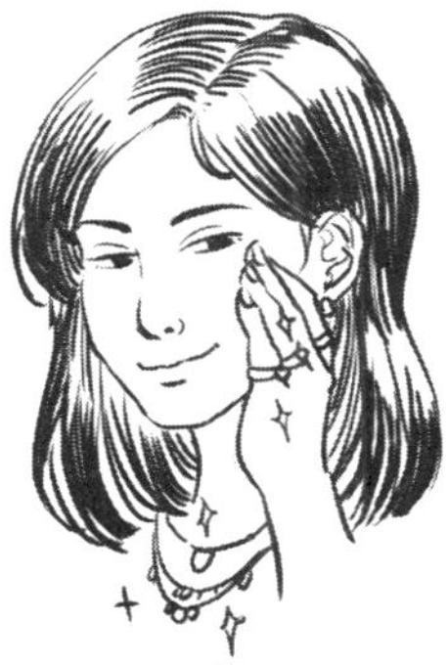
5

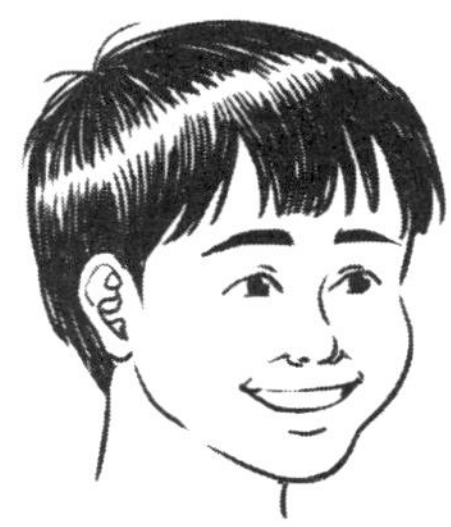
6

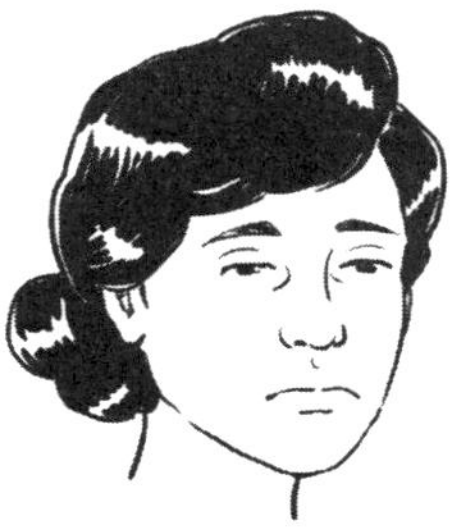
7

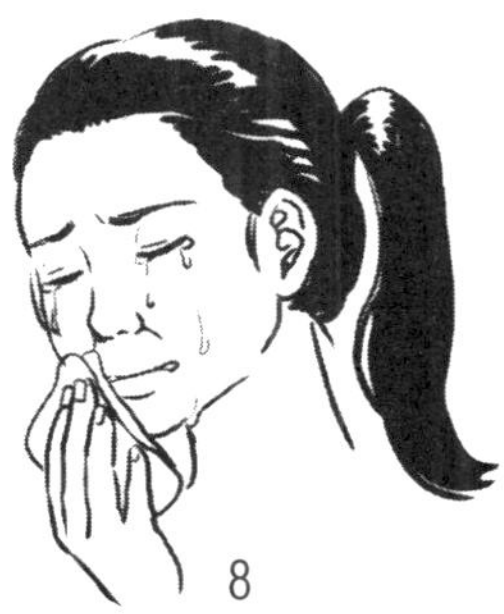
8

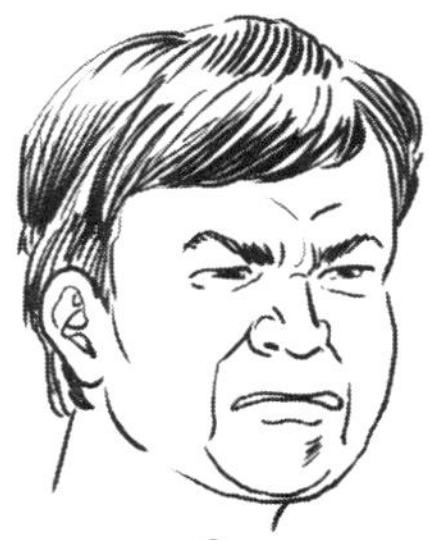
9

이 활동은 어떠셨나요? 쉽다 □ 보통이다 □ 어렵다 □ 어떤 전략을 사용하셨나요?

정답: 235쪽

53 다중작업: 5가지 과제 1

이 활동은 멀티태스킹(다중작업) 및 계획하기와 관련된 집행 기술 활동이다. 치료사는 활동 설명을 읽고, 필요한 준비물과 과제를 파악하며 시간을 기록한다.

활동 설명

과제를 완수하기 위해 아래 규칙을 따른다.

- 과제는 15분 안에 끝낸다.
- 5개 과제를 따로 수행한다.
- 적어도 한 가지의 과제는 완료해야 한다.
- 각 과제 당 첫 2가지 활동을 완료해야 한다.

준비물

- 태블릿PC(스마트폰) 1대를 준비한다(참여자가 함께 사용할 수 있도록 수량을 적게 준비한다).
- TV 시청목록을 준비한다(집단인원보다 적게 준비한다).

과제

1. 태블릿PC
2. 계산
3. TV 시청목록
4. 낱말 맞추기
5. 글자가 가려진 편지(인지적 과제)

과제 1: 전화번호부

1. 아파트에서 전기가 나가 TV 화면이 나오지 않는다. 아파트 관리실 전화번호를 찾아본다.

   ____

2. 영화를 보러 가고 싶다. 근처 영화관 5군데의 전화번호를 찾아본다.

   ____

3. 천장에서 물이 샌다. 24시간 근무하는 회사 이름을 찾아본다.

   ____

4. 한밤중에 팔을 다쳤다. 진료가 가능한 근처 병원의 전화번호를 찾아본다.

   ____

5. 핸드폰으로 찍은 사진을 현상하고 싶다. 현상 가능한 사진관 전화번호를 찾아본다.

   ____

54 다중작업: 5가지 과제 2

과제 2: 계산

1. 36 + 28 =
2. 7 + 11 =
3. 267 − 86 =
4. 741 − 125 =
5. 347 − 21 =
6. 25 × 5 =
7. 19 × 12 =
8. 8 × 24 =

과제 3: TV시청 목록

1. 오후에 야구 경기를 생중계로 보려면 어떤 채널을 보아야 하는가?

2. 오후 1시 뉴스를 보려면 어떤 채널을 보아야 하는가?

3. 여행에 관심 있는 친구가 저녁에 하는 여행 프로그램을 보려고 하는데, 채널을 잊어버렸다. 어떤 채널에서 여행 프로그램을 방영하는가?

4. 당신의 12살 딸이 가요순위 프로그램을 보고싶어 한다. 몇 시에 어떤 채널을 보면 되는가?

5. 당신의 할머니가 오후 12시 15분에 집으로 방문을 하시는데, 오후에 할리우드 흑백영화를 보고 싶어 하신다. 할머니가 보실 수 있는 영화와 방영 시간 및 채널을 골라본다.

6. 저녁에 방영하는 영화는 어떤 채널에서 볼 수 있는가? 어떤 영화를 방영하는가?

55 다중작업: 5가지 과제 3

목요일

	KB		MB		SB		EB		TS	
6시	00	종교음악	00	토론	00	아침소식	00	일과 세상	00	취재
	20	인간가족								
7시	00	KB뉴스	00	MB뉴스	00	굿모닝뉴스	30	공개강좌	00	뉴스특보
								건강		
8시	00	드라마〈유혹〉	00	해피투게더	20	장학퀴즈	10	목요초대석	30	헬로코코몽
			20	도전골든벨					40	헬로코코몽2
9시	00	자유토론	40	스펀지	00	명량운동회	20	이슬남의 세계	10	꼬마철학자
		〈정치〉							35	곰디와 친구
10시	00		10	출발비디오여행	10	TV동물농장	10	TV미술관	10	로보카폴리
									35	모피와 친구들
11시	00	전국 노래자랑	20	주말연속극	40	놀라운 대회	00	바둑시합	10	두다다쿵
		〈경주〉		〈엄마가 뿔났다〉		스타킹			30	두다다쿵
12시	00	아시아청소년	10	드라마	00	건강강좌	00	컴퓨터강좌	00	주식방송
		선수권대회		〈세종〉		〈뇌졸중〉	30	영화		
13시	00	프로야구	00	프로야구	00	프로야구		〈바람과 함께 사라지다〉	00	뉴스
		〈KT:두산〉		〈롯데:SSG〉		〈LG:키움〉				
14시	00		00		00		00		00	
15시	00	명곡듣기	10	개그콘서트	00	책은 마음의 양식	00	외국인을 위한 강좌	00	무지개 중국어
								한국어		
16시	10	골프의 세계	00	영화	15	지구특공대	00	문화강좌	00	영화
				〈전우치〉						〈콰일강의 다리〉
17시	00	바둑왕전	00		00	뮤직뱅크	00	아이교육	00	무지개 중국어
							30	학부모상담		
18시	00	KB뉴스	00	MB뉴스	00	뉴스			10	뉴스
							20	스페인어 회화		
19시	00	궁금한 이야기	00	미망인	20	동물의 왕국	00	문학강좌	20	세계여행
			30	전설의 고향				한국의 역사		
20시	30	복권	00	추적60분	00	가요톱텐	00	〈계속〉	10	생활의 달인
21시	00	KB뉴스	20	연예가중계	00	SB뉴스	10	국악교실	20	블랙박스
22시	00	명화극장	30	남매	00	베스트셀러 극장	20	영어회화1	10	영화
		〈아프리카의 여왕〉				〈순례자의 노래〉				〈이끼〉
23시	00		00	프로야구	00	세계의 다큐멘터리	00	영어회화2	00	
				하이라이트						

56 다중작업: 5가지 과제 4

과제 4: 낱말 맞추기

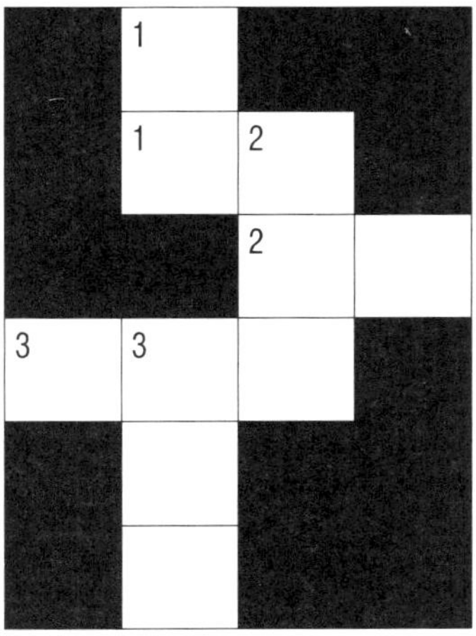

가로 문제

1. 아랫도리에 입는 옷으로, 위쪽은 통으로 되어 있고, 아래쪽은 두 다리를 넣을 수 있음
2. 펴고 접을 수 있으며, 비가 올 때 펴서 손으로 들고 머리 위를 가림
3. 반원 모양의 일곱 빛깔의 줄로 빨강, 주황, 노랑, 초록, 파랑, 남색, 보라색으로 되어 있음

세로 문제

1. 브라질 흑인계 주민의 춤으로 매우 빠르고 정열적임
2. 고무로 만들어져 있으며, 연필로 쓴 글씨를 지움
3. 지하 철도 위를 달리는 전동차

과제 5: 글자가 가려진 편지

아래에 나온 글자의 일부가 가려져 있다. 직선, 곡선 등을 그려서 글자를 완성해 본다. 글자는 각 범주에 해당하는 단어이다.

1. 운동

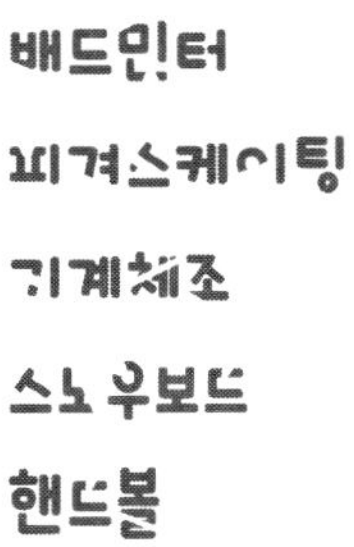

2. 꽃

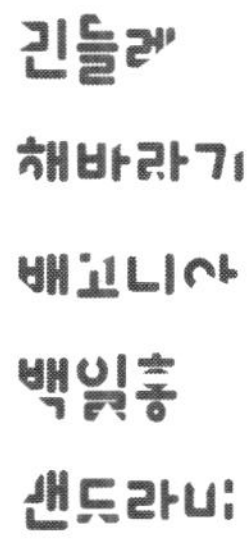

5개 활동을 어떻게 진행했는지 이야기해보세요. 규칙에 따라 활동하는데 성공하였나요? 어떤 전략을 사용하였나요?

이 활동은 어떠셨나요? 쉽다 ☐ 보통이다 ☐ 어렵다 ☐ 어떤 전략을 사용하셨나요?

정답: 235쪽

57 실행 계획

활동 설명

아래 과제 중 하나를 골라서 과제 완수를 위해 필요한 과정을 10가지 이상 써본다.

1. 부엌에 수납장을 재배치한다.
2. 자전거 바퀴에 펑크 난 것을 고친다.
3. 제주도 1일 여행 계획을 세운다.

과제

이 활동은 어떠셨나요? 쉽다 □ 보통이다 □ 어렵다 □ 어떤 전략을 사용하셨나요?

58 누가 살아남을 것인가?

활동 설명

핵재앙이 발생해서 세상이 파괴되었다고 상상해 본다. 당신에게 6명을 구해 인류를 지속할 수 있는 힘이 있다. 아래 12명의 사람들 중에서 인류의 미래를 맡길 수 있는 6명은 누구라고 생각하는가? 당신이 구해줄 사람에 해당하는 번호 옆에 표시해 본다(집단 또는 개별활동으로 한다).

1. 김○○ 박사. 29세. 의사. 두 아이의 엄마. 그림과 식물 가꾸기를 좋아함
2. 이○○. 22세. 무직. 자동차 도난 및 약물 남용 이력이 있으며 학창 시절 농구를 했음
3. 박○○. 21세. 패션모델. 오랫동안 거식증 및 심각한 심장 질환을 겪음
4. 정○○. 23세. 의대생. 테니스를 치고 아마추어 연기 활동 경험. 유머감각 있음
5. 구○○. 45세 예술가. 미혼. 장기간 알코올 중독 경험이 있음
6. 손○○ 박사. 75세. 은퇴한 뇌과학자. 피아노 치기를 즐김
7. 수지 리. 27세. 중국인이지만 영어에 능통. 자녀 하나를 둔 물리학자
8. 문○○. 36세. 아버지. 컴퓨터 컨설턴트, 현지 축구팀 주장, 흡연자
9. 양○○. 26세. 싱글맘 요리사. 파티를 즐김
10. 유○○. 53세. 주부. 다섯 자녀의 엄마이며 요리를 잘함
11. 권○○. 28세. 젊은 농부. 축구를 하며, 난독증이 있음
12. 신○○. 25세. 심리학자. 직설적이고 활동적인 여자, 사이클 및 마라톤을 즐김

6명을 선택할 때, 가장 중요하게 고려한 점은 무엇인가요?

이 활동은 어떠셨나요? 쉽다 □ 보통이다 □ 어렵다 □ 어떤 전략을 사용하셨나요?

59 동굴 구출

활동 설명

동굴을 탐험하던 한 탐험대가 돌이 떨어지는 동굴에 갇히게 되었다. 탐험단장은 전화를 걸어서 동굴이 무너져 내리고 있으며, 현재 속도라면 60~80분 정도 후면 완전히 무너질 수 있고 더 빨리 진행될 수도 있다고 전했다.

20분이 지나면 구조대가 도착해서 구조가 시작될 것이다. 구조가 시작되면 10분당 1명씩 밖에 구조할 수 없다.

당신은 구조 팀원으로, 20분 안에 탐험대원을 누구부터 구조할 것인지 순서를 정해야 한다.

탐원대원들은 아래의 표에 설명되어 있다.

1. 조희주
27세. 두 자녀(2세, 5세)의 엄마이고, 성공한 사업가와 결혼했으나 최근 결혼생활의 어려움을 겪음. 탐험대장 이성구와 불륜 관계임

2. 이성구
36세. 이혼남. 19세 아들 한 명이 있음. 제주도에서는 혼외로 낳은 딸에게 양육비도 주고 있음. 낙하산 부대에서 근무했으며, 화재가 발생했을 때 동료를 구출하여 훈장을 받음. 부대장교를 폭행하여 군법 회의에 회부된 후 전역함

3. 유민호
51세. 5~18세의 자녀 여섯 명을 두었으며 아내와 사별함. 장애를 가진 청년들을 돕는 활동으로 지역사회에서 존경 받고 있음. 장애청년회를 조직하고 현지 상담센터에서 근무함

4. 서연하
19세. 자동차 절도 및 상점 절도 등의 경범죄 경력이 있음. 현재 유민호를 도와 청년회에서 일하고 있으며 개과천선한 듯 보임

5. 한동진
59세. 두 자녀를 둔 전직 은행원으로, 최근 두 번째 아내와 이혼함. 오랫동안 열심히 일해서 상당한 부를 축적하고, 새로운 모험을 위해 참여오게 되었음. 심장질환을 장기간 앓고 있음

6. 손종식
42세. 기혼남으로 자녀는 없음. 대체 에너지를 연구하는 물리학자. 저렴하고 안전한 혁명적 에너지를 개발 중이며 거의 완료 단계여서, 일을 빨리 끝내고자 함. 현재 암에 걸려서 남은 생은 약 2년 정도라고 의사에게 진단받은 바 있음

7. 장인수
26세 미혼. 바위가 떨어져 부상을 입었음. 뇌진탕에 갈비뼈가 손상됨. 의대 마지막 학기를 다니고 있으며, 유능한 외과의사가 될 것으로 기대됨. 대학교에서 페미니스트 운동에 활발하게 참여하고 있음

8. 정일우
34세 기혼남. 아내가 3년 전 교통사고로 중상을 입고 휠체어를 타고 다니며, 남편에게 많은 것을 의지하고 있음

이 활동은 어떠셨나요? 쉽다 ☐ 보통이다 ☐ 어렵다 ☐ 어떤 전략을 사용하셨나요?

60 문장 연결

활동 설명

아래 문장을 읽고 순서대로 재배열하여 이야기를 만들어본다.

가. 한나는 아빠가 여자 탈의실에 들어가면 창피할 것 같아서 싫었다.

나. 아빠가 잘 못하자 한나는 짜증이 나기 시작했다.

다. 한나는 목요일 저녁 7시 반에 수영 강습이 있다.

라. 다행히 예전부터 같은 수영반에 계시던 멋진 여자분이 많이 도와주었다.

마. 아빠는 복도에서 한나 머리에 수영 모자를 어렵게 씌워주고 있었다.

바. 보통 엄마가 한나를 데려다주는데, 이날은 아빠가 데리고 갔다.

사. 한나는 수영 모자를 쓸 때, 도움이 필요하다.

올바른 순서

1 ________ 2 ________ 3 ________ 4 ________ 5 ________ 6 ________ 7 ________

어떤 전략을 사용했나요?

한나의 이야기가 되는 문장들을 순서를 바꾸어 참여자들에게 읽어 줍니다.
참여자들은 이야기를 듣고 문장들을 올바른 순서로 배열해 봅니다.

이 활동은 어떠셨나요? 쉽다 ☐ 보통이다 ☐ 어렵다 ☐ 어떤 전략을 사용하셨나요?

정답: 235쪽

61 코스 계획하기

활동 설명

당신은 바쁜 맞벌이 부모이다. 7세 영희와 9세 철수를 스포츠센터에 데려가야 한다. 영희는 트램폴린에 관심이 있는데, 아직 한 번도 해본 적이 없다. 철수는 수영과 다이빙을 잘한다. 특히 다이빙을 더 잘하고 싶어한다. 모든 스포츠 교실은 5분 내로 이동할 수 있는 거리에 있다. 아이들은 게임기와 간식을 주면 다른 사람이 운동할 때 기다리겠다고 한다. 당신은 두 가지 활동을 하루에 모두 하고 싶다.

▶ 영희를 어떤 과정에 등록시킬 것인가?

▶ 철수를 어떤 과정에 등록시킬 것인가?

다이빙

우리는 다양한 다이빙 기본 기술을 가르침과 동시에 스프링보드와 다이빙 플랫폼을 안전하고 효과적으로 사용하고 있습니다.

서초동	화요일	4:00~4:30pm	6세 이상	초급반
		4:30~5:00pm	6세 이상	초급반
		5:00~5:30pm	6세 이상	중급반
		5:30~6:00pm	6세 이상	중급반
	수요일	6:15~6:50pm	8세 이상	초/중급반
		6:50~7:25pm	8세 이상	중급반
		7:25~8:00pm	8세 이상	초급반
		8:00~8:30pm	8세 이상	초급반
	금요일	4:30~5:00pm	8세 이상	초급반
		5:00~5:30pm	8세 이상	초급반
		5:30~6:00pm	6세 이상	초급반
		6:00~6:30pm	6세 이상	중급반
		6:30~7:00pm	6세 이상	초급반
	토요일	8:30~9:00am	8세 이상	초급/중급
		9:00~9:30am	8세 이상	중급
		9:35~10:10am	8세 이상	초급/중급
		10:10~10:45am	8세 이상	초급반

테니스

포핸드, 백핸드, 서비스 등 기본 기술을 습득하고 각종 경기력 향상 기술 및 전략을 배웁니다.

역삼동	토요일	9:30~10:30am	8~15세	초급반
	토요일	10:30~11:30am	8~15세	중급반

배드민턴

아동청소년들에게 다양한 레벨의 수업을 가르치고 있습니다. 수강생들은 경기 실적에 따라 배지와 인증서를 받을 수 있습니다.

대치동	월요일	5:00~6:00pm	6세 이상	초/중급반
		6:00~7:00pm	6세 이상	중급반
		7:00~8:00pm	6세 이상	고급반

트램폴린

전문적인 프로그램에 따라 기본 뛰기 기술을 가르치고, 단계가 올라가면 몸 비틀기, 재주넘기 등 복잡한 기술을 배울 수 있습니다.

대치동	목요일	5:00~6:00pm	5~8세	초급반
		6:00~7:00pm	9세 이상	초급반
		7:00~8:00pm	노인	고급반
	토요일	10:00~11:00am	5~8세	초급반
		11:00~12:00pm	9~12세	초/중급반
		12:00~1:00pm	13세 이상	초/중급반
방배동	화요일	5:30~6:30pm	6세 이상	혼합반
		6:30~7:30pm	8세 이상	중급반
		7:30~8:30pm	8세 이상	혼합반
	금요일	4:00~4:45pm	5~8세	초급반
		4:45~5:30pm	5~8세	초급반
		5:30~6:30pm	5~8세	중급반

이 활동을 하는데 어떤 전략을 사용했나요?

이 활동은 어떠셨나요? 쉽다 ☐ 보통이다 ☐ 어렵다 ☐ 어떤 전략을 사용하셨나요?

정답: 235쪽

62 찬성 및 반대

활동 설명

아래에서 주제를 골라 찬성 및 반대 의견 목록을 만들어본다. 이 외에 자신만의 주제를 정해 스스로 찬반을 논해본다.

사형제도	낙태	중학교에 탄산음료 자판기 설치
초등학교에서 시험제도	안락사	동성애 결혼
채식주의자	택시 합승	담배세 인상

주제	
찬성	반대
▶	▶
▶	▶
▶	▶

주제	
찬성	반대
▶	▶
▶	▶
▶	▶

주제	
찬성	반대
▶	▶
▶	▶
▶	▶

이 활동은 어떠셨나요? 쉽다 ☐ 보통이다 ☐ 어렵다 ☐ 어떤 전략을 사용하셨나요?

63 좋은 점과 나쁜 점

활동 설명

아래 상황이 벌어질 때, 좋은 점 3가지와 나쁜 점 3가지를 생각해 본다. 정답은 없으며 상상력을 최대한 활용한다. 사고를 확장해 본다.

복권에 당첨됐습니다.	
좋은 점	나쁜 점
▶ ▶ ▶	▶ ▶ ▶

발목을 심하게 다쳐서 당분간 무거운 것을 들지 않아야 하며, 이틀 동안은 움직이지 말고 침대에서 쉬어야 한다는 진단을 받았습니다.	
좋은 점	나쁜 점
▶ ▶ ▶	▶ ▶ ▶

나의 삶에서 일어난 일 또는 내가 결정했던 일에 대해서 생각해 보고 좋았던 점과 나빴던 점을 적어보세요.	
좋은 점	나쁜 점
▶ ▶ ▶	▶ ▶ ▶

이 활동은 어떠셨나요? 쉽다 □ 보통이다 □ 어렵다 □ 어떤 전략을 사용하셨나요?

64 문제 해결

활동 설명

각 상황을 살펴보고 발생 가능한 원인 3가지를 적어본다.

오늘 아침 문 앞에 매일 구독 중인 신문이 없습니다.
▶
▶
▶

쇼핑몰 다층 지하 주차장에서 당신 차를 찾을 수가 없습니다.
▶
▶
▶

모르는 사람이 집 앞에서 문을 두드리고 있습니다.
▶
▶
▶

옆집 개가 계속 짖어대고 있습니다.
▶
▶
▶

내 방의 전등이 갑자기 꺼졌습니다.
▶
▶
▶

이 활동은 어떠셨나요? 쉽다 □ 보통이다 □ 어렵다 □ 어떤 전략을 사용하셨나요?

65 바쁜 아침 계획하기

활동 설명

해야할 일 목록과 아래 지도를 자세히 보면서 아침 일과를 계획해 본다. (1) 다이어리 등을 활용하여 시간표를 만들고, 시간 활용을 잘 할 수 있도록 활동 순서를 정한다. (2) 지도에 당신의 이동 경로를 그려본다.

할 일:

1. 은행에서 돈을 인출한다.
2. 오전 11시~오후 1시에 있는 수영 수업에 12살 딸을 데려다준다. 앉아서 지켜볼 시간은 없다.
3. 약국에 간다.
4. 자동차 뒷좌석에 가득 실려있는 종이와 병 등 재활용 물품을 분리수거 구역으로 가져간다.
5. 슈퍼에 가서 세 가족이 일주일 동안 먹을 식료품을 산다.
6. 오전 10시 30분에 집을 나서서 오후 1시 30분에 집으로 온다. 수영장까지는 10분 걸린다.

계획표

오전 10시 30분

10시 45분

11시

11시 15분

11시 30분

11시 45분

12시

오후 12시 15분

12시 30분

12시 45분

1시

1시 15분

1시 30분

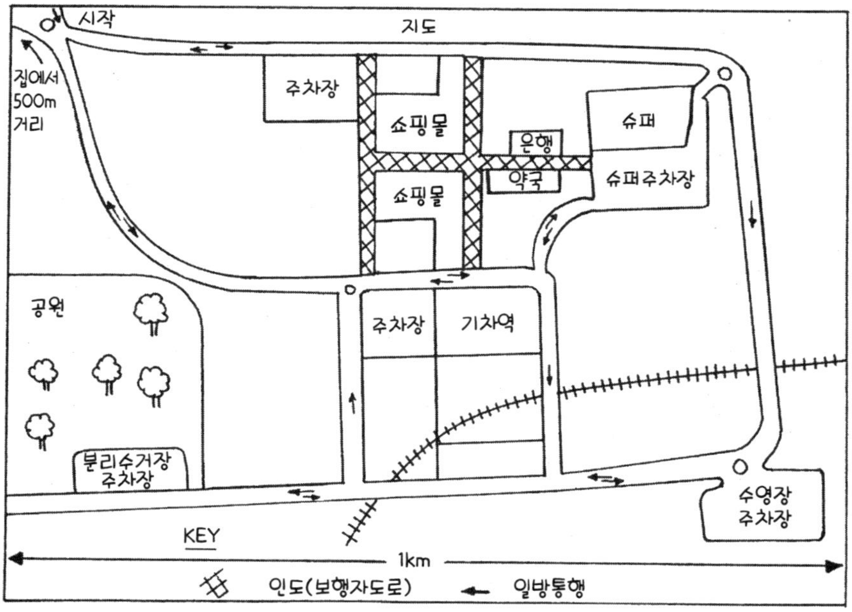

이 활동은 어떠셨나요? 쉽다 ☐ 보통이다 ☐ 어렵다 ☐ 어떤 전략을 사용하셨나요?

66 그림 재배열하기 1

활동 설명

하나의 이야기가 되도록 그림을 순서대로 배열해 본다.

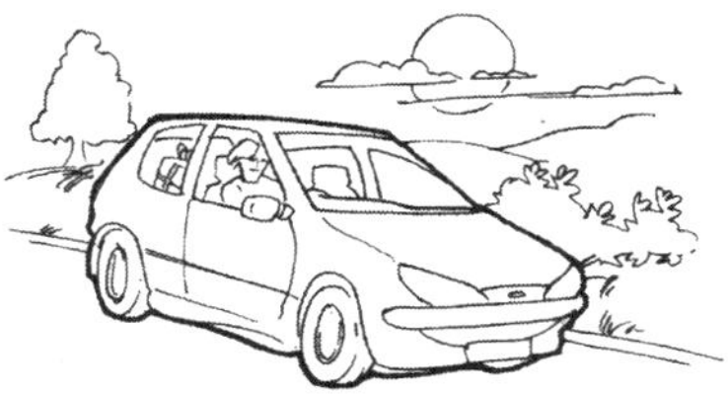

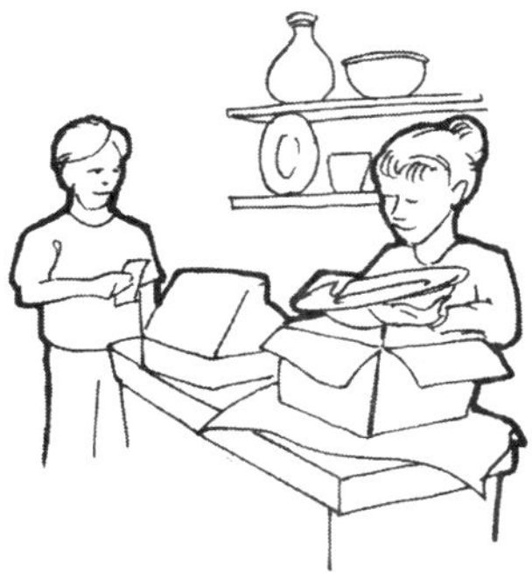

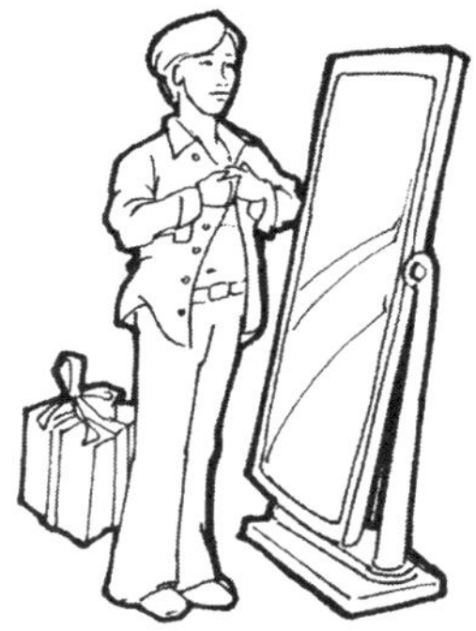

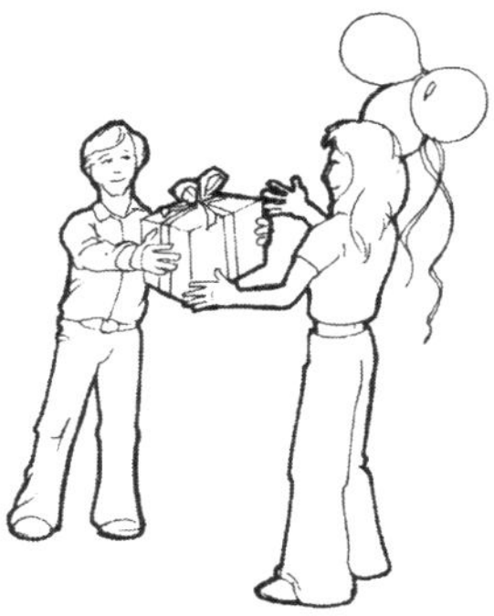

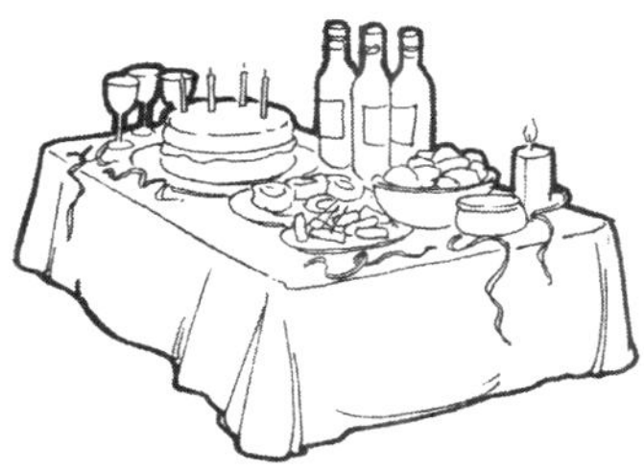

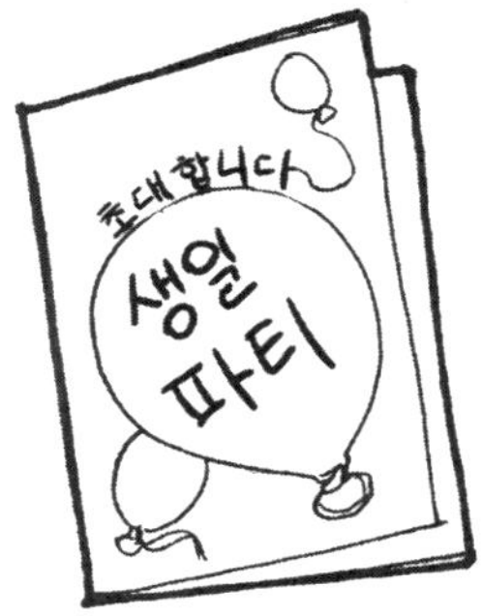

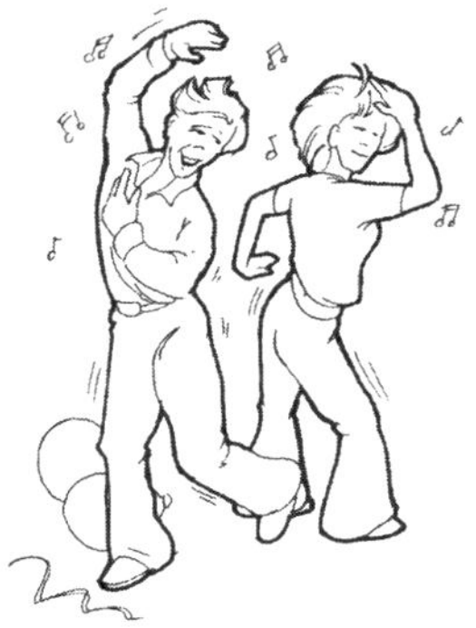

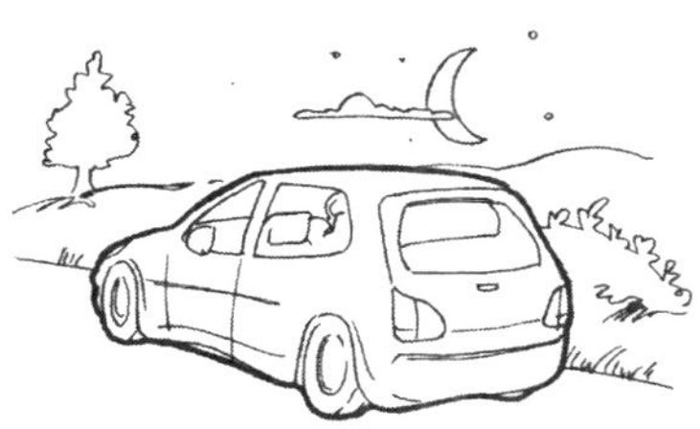

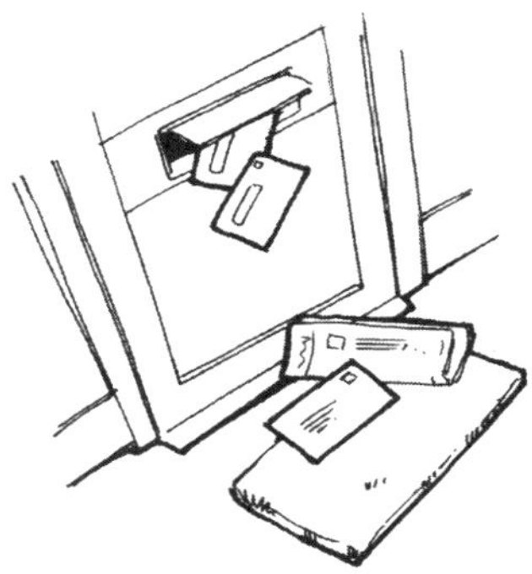

이 활동은 어떠셨나요? 쉽다 □ 보통이다 □ 어렵다 □ 어떤 전략을 사용하셨나요?

67 그림 재배열하기 2

활동 설명

하나의 이야기가 되도록 그림을 순서대로 배열해 본다.

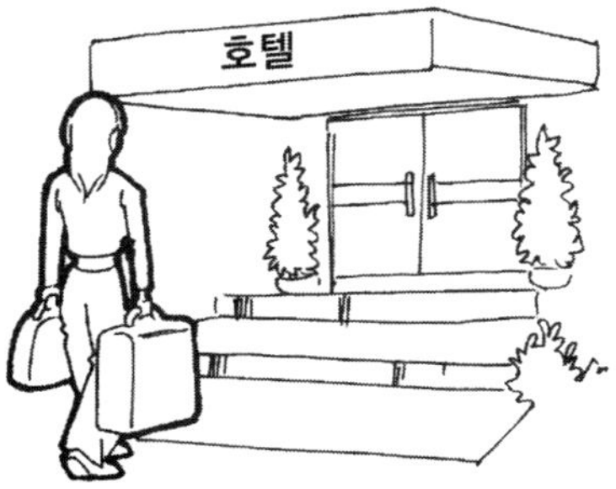

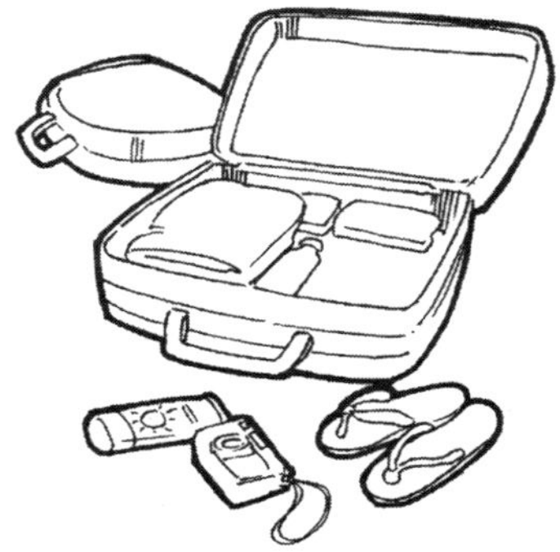

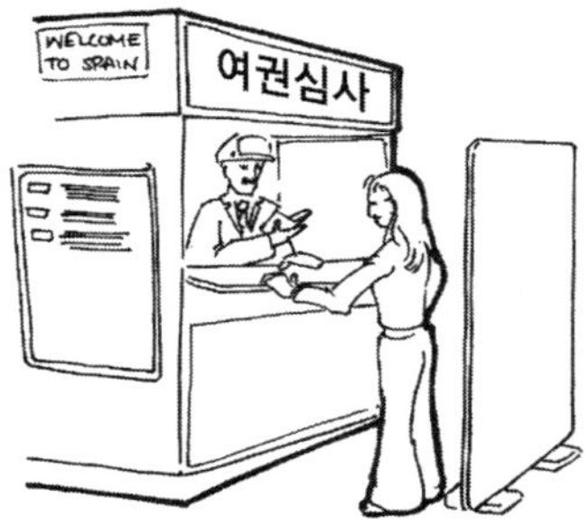

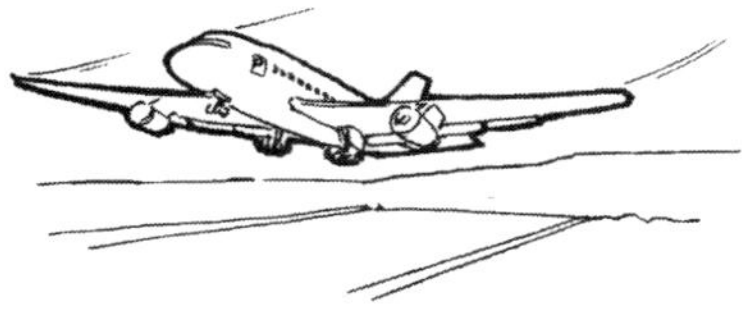

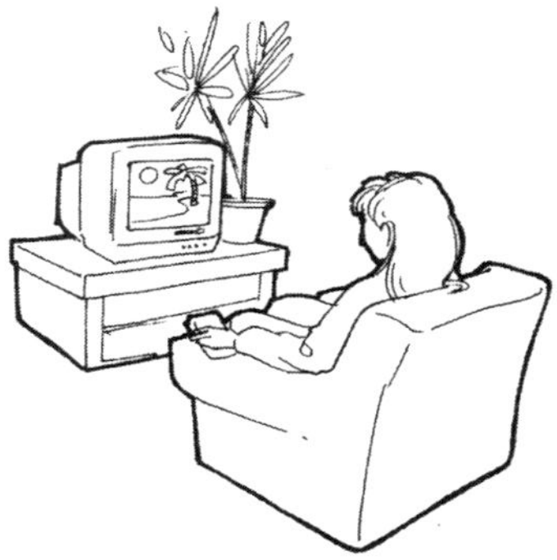

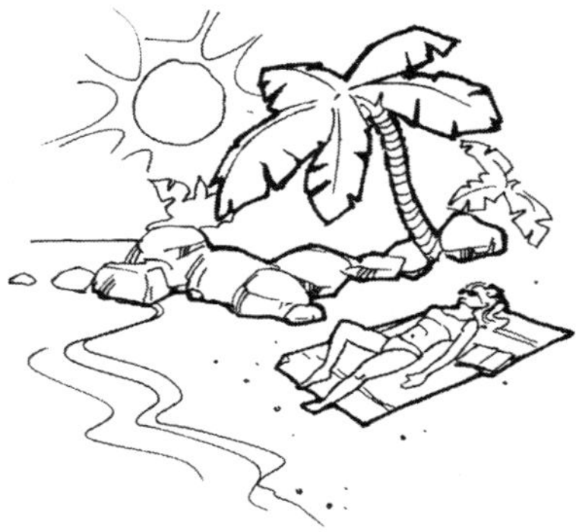

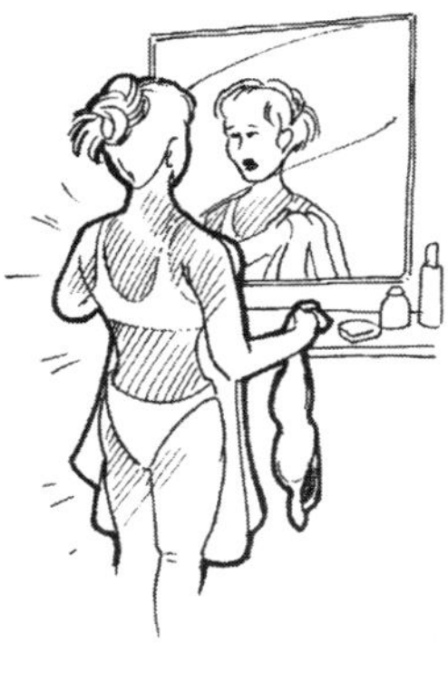

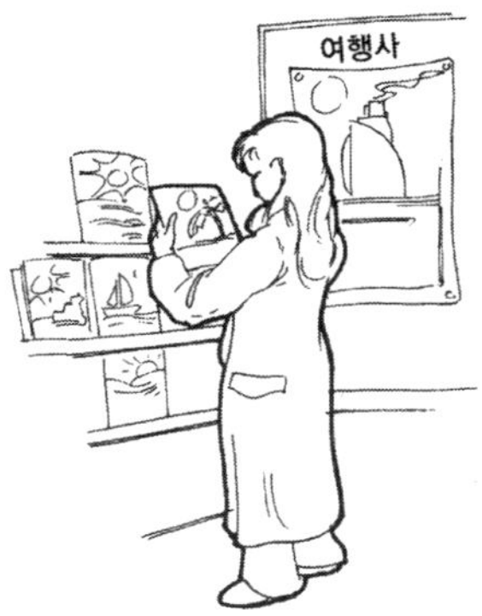

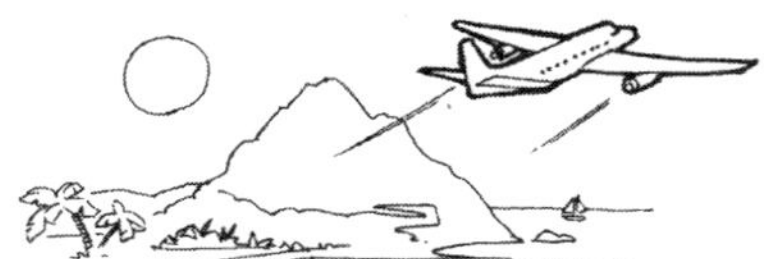

이 활동은 어떠셨나요? 쉽다 □ 보통이다 □ 어렵다 □ 어떤 전략을 사용하셨나요?

68 그림 재배열하기 3

활동 설명

하나의 이야기가 되도록 그림을 순서대로 배열해 본다.

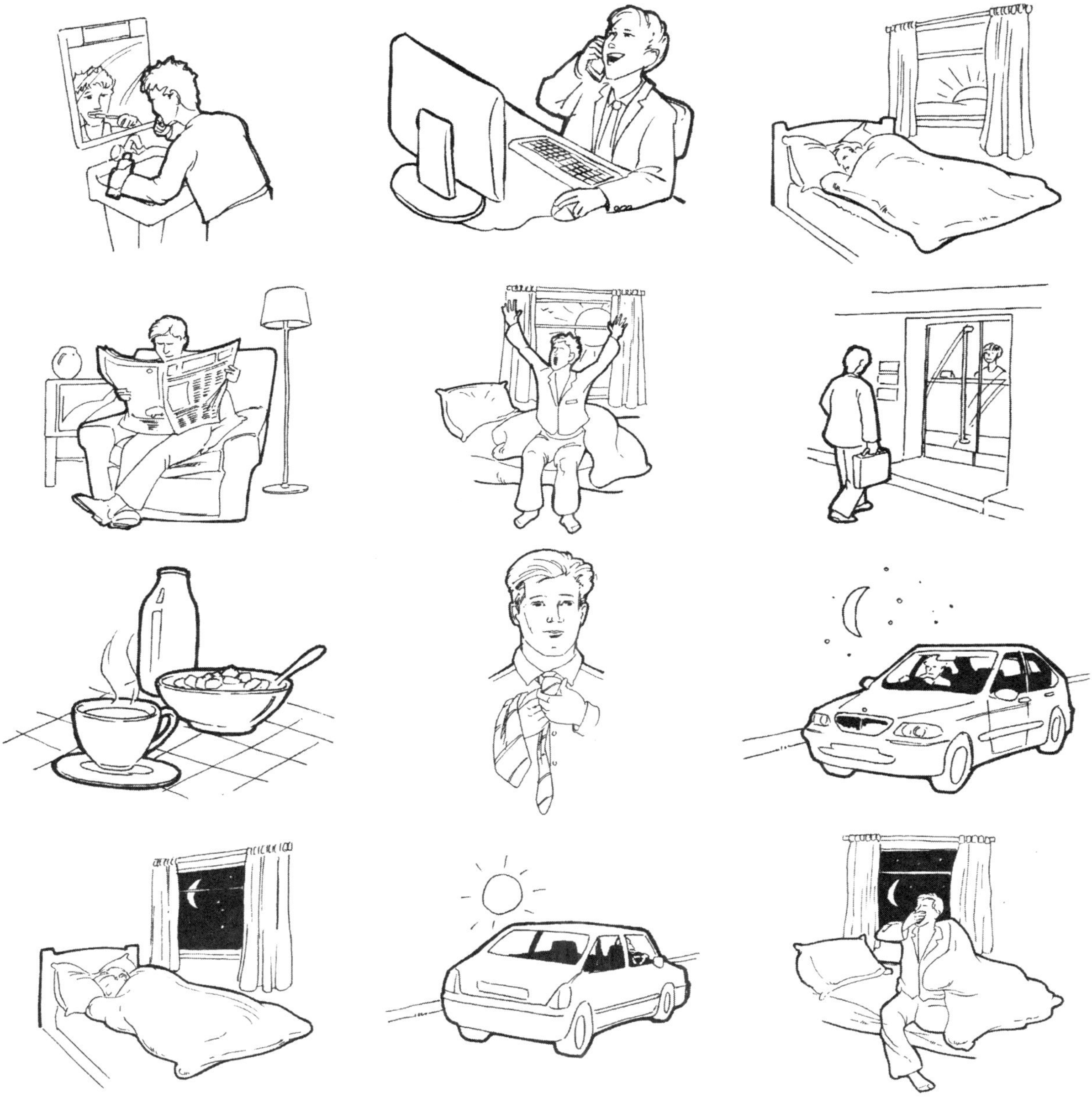

이 활동은 어떠셨나요? 쉽다 ☐ 보통이다 ☐ 어렵다 ☐ 어떤 전략을 사용하셨나요?

69 뉴스 주제문장을 쓰기

활동 설명

아래 짧은 뉴스 몇 가지가 있다. 각 뉴스의 주제문장을 단어 6개 이내로 만든다. 눈에 잘 띄도록 주제문장을 만들어보고 뉴스를 정확하게 요약해 본다.

예(5단어) **지난밤 한강에서 여성의 시체가 발견됐습니다.**	3단어
한 여성의 시체가 지난밤 한강 근처에서 발견되어 조사 중입니다. 조사당국은 살인 가능성을 염두에 두고 조사하고 있습니다. 경찰에 따르면 피해 여성은 칼에 찔린 흔적이 있습니다.	목사의 서재를 습격한 괴한들이 나치를 상징하는 문양을 남겼습니다. 어제 밝혀진 바에 따르면, 이들은 서울에 있는 교회를 공격하면서 창문을 깨고, 종교 물품을 망가뜨리고 배설물을 남기고 간 것으로 전해졌습니다.
5단어	6단어
제주도는 일주일 이내에 3명의 사망과 29명의 감염을 초래한 독감과 유사한 바이러스의 추가 확산을 막기 위해, 추석 휴일을 3일 앞당겨서 모든 학교의 휴교를 결정했습니다.	강원도 고성에서 잡힌 타이거상어의 몸에서 발견된 인간 사체의 신원이 밝혀졌습니다. 그는 4월 2일 강원도에서 100km 떨어진 바위에서 낚시를 하던 중 바닷물에 휩쓸려 떠내려갔던 52세 경기도에 사는 남성으로 밝혀졌습니다.
6단어	5단어
중국으로 회사 핵심 기술 정보를 수차례에 걸쳐 유출한 혐의를 받고 있는 ○○기업의 연구원과 임원 등 3명은 유죄가 확정되었습니다. 대법원은 산업기술의 유출방지 및 보호에 관한 법률 위반 등으로 기소하였으며 상고심에서 징역 8개월 집행유예 2년을 선고한 원심판결이 확정되었습니다.	교육청 인권위원회는 한강고등학교에서 체육교사로부터 신체폭력과 함께 위협을 받았다고 신고한 학생들을 조사 중이었습니다. 교사는 운동시범을 보이기 위한 것이었다고 전했습니다.

이 활동은 어떠셨나요? 쉽다 □ 보통이다 □ 어렵다 □ 어떤 전략을 사용하셨나요?

70 결혼식장 정하기

활동 설명

결혼식 장소를 정해야 한다. 5가지 중요한 요구 사항에 맞추어 예산에 알맞는 장소를 선택한다.

- ▶ 100인 이상 수용할 수 있어야 한다.
- ▶ 위치가 강남역 근처여야 한다.
- ▶ 식사 메뉴는 다양해야 한다.
- ▶ 1인당 비용은 30,000원 정도로 한다.
- ▶ 기억에 남을 만한 장소면 더 좋을 것 같다.

1. 서초 예식장은 회의장으로 많이 사용됩니다. 서초역 근처에 위치하고 있으며 130명 이상 수용 가능합니다. 4가지 메뉴를 선택할 수 있습니다. 식사 포함 총 비용은 3,300만 원입니다.	
2. 남산 웨딩홀은 역사가 오래된 식당으로 스몰 웨딩으로 유명하고 연예인들도 자주 찾던 곳입니다. 90명 정도를 수용할 수 있는 작은 시설입니다. 대여료는 1,200만 원이며, 전국적으로 유명한 셰프와 메뉴를 상의해서 선택할 수 있습니다.	
3. 강남 웨딩홀은 붉은 벽돌 아치와 스테인글라스 창문 아래 200명을 수용할 수 있는 큰 규모의 시설입니다. 대여로는 4,000만 원으로, 여기에는 웨이터와 행사 서비스가 포함되며 3가지 메뉴를 선택할 수 있습니다.	
4. 강남에 있는 힐튼 호텔은 가족 또는 회사 모임으로 적합한 회의장을 갖추고 있습니다. 대여료는 800만 원이고, 호텔 식사는 별도입니다.	
5. 강남 컨벤션 웨딩홀은 강남역에 위치해 있습니다. 연회장은 120명을 수용할 수 있으며, 대여료는 식사메뉴 포함으로 500만 원입니다.	

이 활동은 어떠셨나요? 쉽다 □ 보통이다 □ 어렵다 □ 어떤 전략을 사용하셨나요?

71 전셋집 구하기

활동 설명

당신은 10월부터 살 전셋집을 구하려고 한다. 아래 5가지 조건에 맞는 집을 구하려고 한다면, 어떤 집이 적당한가?

- ▶ 월세로 60만 원까지 가능하다.
- ▶ 가구가 풀옵션으로 들어가 있어야 한다.
- ▶ 산책을 좋아하는 고양이를 키우고 있다.
- ▶ 10대 딸과 함께 살고 있다.
- ▶ 그랜드 피아노가 있다.

	예/아니오
A집. 아파트 1층이고 넓습니다. 월세는 80만 원입니다. 풀옵션으로 부엌 가전제품이 모두 갖춰져 있고 넓은 거실과 방이 2개이고 화장실도 깨끗합니다. 상가와 지하철역이 가깝습니다.	
B집. 월세가 30만 원입니다. 젊은 직장인에게 적합한 집입니다. 아파트 1층이고, 넓으며 최근 모두 수리된 집입니다. 아파트 옵션으로 가구는 없습니다. 방이 1개에 거실은 넓고 이중창이며 작은 정원도 사용할 수 있습니다.	
C집. 상가나 지하철역과는 거리가 있는 아파트로, 2층이며 방이 2개이고 부엌과 거실은 작습니다. 바로 입주 가능하며, 가구가 풀옵션으로 되어 있습니다. 월세는 68만 원입니다. 엘리베이터가 없습니다. 반려동물과 함께 거주 가능합니다.	
D집. 9월부터 입주 가능하며 방 2개짜리 아파트 1층으로 거실과 부엌이 넓은 것이 특징입니다. 월세는 48만 원입니다. 가구는 10만 원을 추가한다면 풀옵션으로 변경 가능합니다. 집 앞에는 큰 아파트 공동 정원이 있습니다. 상가와 버스 정류장이 가깝습니다. 반려동물과 함께 거주 가능합니다.	
E집. 월세가 59만 원으로 저렴하며, 인테리어가 멋진 아파트 1층입니다. 방이 2개이며, 예전 우리나라의 한옥이 재현된 듯한 모습입니다. 방은 작지만 특색이 있습니다.	

이 활동은 어떠셨나요? 쉽다 □ 보통이다 □ 어렵다 □ 어떤 전략을 사용하셨나요?

72 두뇌운동 1

더하기

각 동그라미에 있는 숫자가 아래 두 개 숫자의 합이라면, 가장 위에 있는 동그라미 안에는 어떤 숫자가 들어가는가?
암산으로 계산해 보고, 어려우면 종이에 적으면서 계산해 본다.

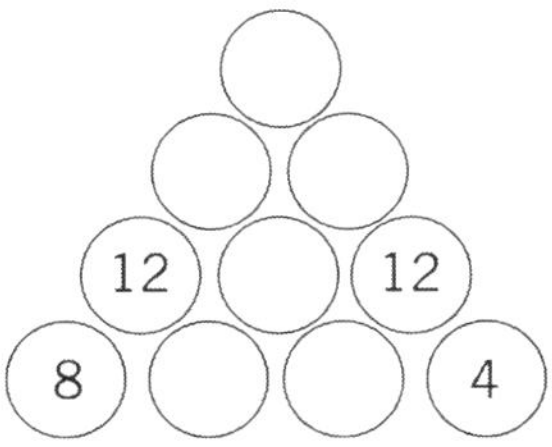

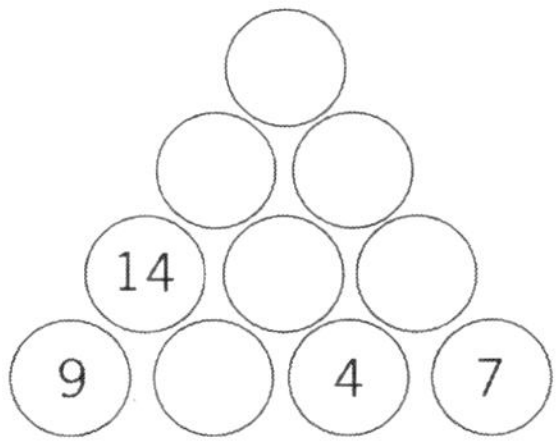

빼기

아래 단어 중 2개를 제외하고는 3가지 범주(1. 컴퓨터 부품, 2. 얼굴의 일부, 3. 학교 과목) 중 하나에 해당된다.

역사 입 수학 마우스 황금기 하드드라이브
화학 눈 영어 코 키보드 인생
모니터 귀 생물학

남은 단어로 문장을 만들어본다.

합계 값 골라내기

아래 상자에 나온 숫자들 중에 하나는 두 가지 숫자의 합이다. 어떤 숫자인가?

2		19
13	29	37
5	54	25

낱말 맞추기

3개의 단서에 맞는 단어를 찾는다.

1. 스파게티 소스를 만들 때, 많이 사용하는 빨간색 과일
2. 연못, 개울 또는 소금기가 많은 물에 떼를 지어 떠다니는 곤충
3. 신혼부부의 행복한 모습을 표현하는 말. '○ 볶는 냄새가 난다.'
4. 찹쌀 반죽에 진달래, 국화 등 꽃잎이나 대추를 올려 기름에 지진 음식
5. 빨간 고추장 국물에 떡을 넣어 만든 음식
6. 오천 원권에 그려진 인물로 호는 율곡이다.

신조어

10대들이 사용하는 신조어이다. 무슨 뜻인가?

1. 공신
2. 고터
3. 머선129
4. 카공
5. 군싹

다른 신조어를 만들어보고 참여자에게 맞추도록 한다.

기억력 자극하기

정해진 시간(3분) 동안 아래 다섯 단어를 외운다. 다른 종이에 외운 단어를 써보고 얼마나 기억하는지 확인해 본다.

고릴라
곤충
코끼리
뱀
캥거루

이 활동은 어떠셨나요? 쉽다 □ 보통이다 □ 어렵다 □ 어떤 전략을 사용하셨나요?

정답: 236쪽

73 두뇌운동 2

더하기

각 동그라미에 있는 숫자가 아래 두 개 숫자의 합이라면, 가장 위에 있는 동그라미 안에는 어떤 숫자가 들어가는가?
암산으로 계산해 보고, 어려우면 종이에 적으면서 계산해 본다.

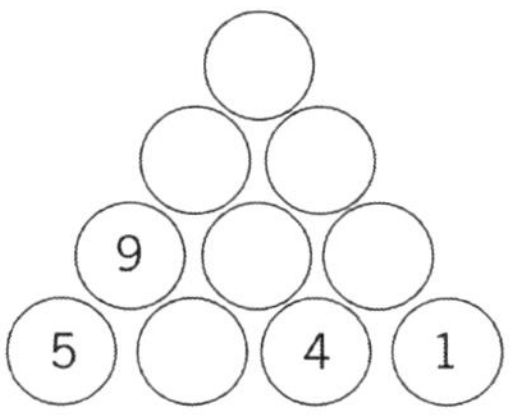

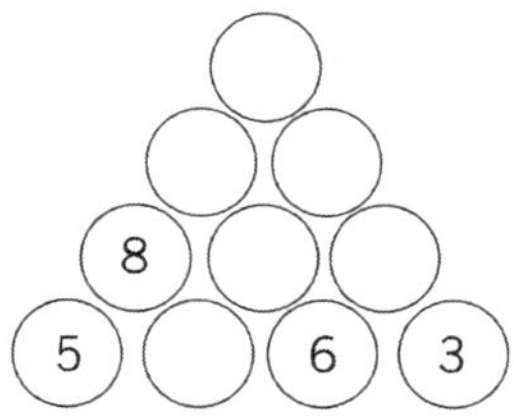

숫자 집어넣기

아래 숫자들 중 네모칸에 들어가지 못하는 숫자는?

153
397
531
751
915

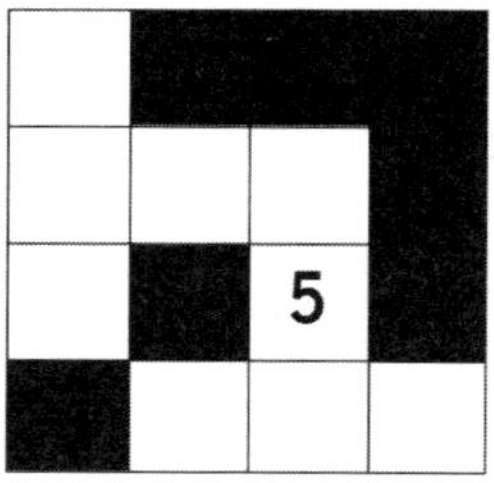

기억력 자극하기

정해진 시간(3분) 동안 아래 8개 단어를 외운다. 다른 종이에 외운 단어를 써보고 얼마나 기억하는지 확인해 본다.

바나나	바다
사과	사탕
가위	가방
파랑	파도

빼기

아래 단어 중 2~3개를 제외하고는 4가지 범주(1. '장소'를 의미하는 단어, 2. '색상', 3. '장난감', 4. '~꾸러기'를 뒤에 붙일 수 있는 단어) 중 하나에 해당된다.

파랑 보드게임 교대 심술 잠실 노랑 미니카 서초
잠 초록 익살 당신 강남 보라 사랑 핑크 최고
물총 장난 건대 점토

남은 단어로 문장을 만들어본다.

암산하기

계산기를 사용하거나 종이에 적지 않고 합계를 낼 수 있는지 확인해 본다.

▶ 2월의 일수를(윤년 제외) 한 주의 일수로 나눈다.

▶ 그 숫자에 거미의 다리 수를 더한다.

▶ 그 숫자에 연필 한 묶음의 수를 더한다.

정답은?

단어의 글자 재배열하기

각 글자의 순서를 재배열하여 단어로 만들어 본다.

1. 개 조 리
2. 괭 살 이
3. 력 발 순
4. 도 아 자 취
5. 처 니 구 어
6. 일 월 취 장
7. 인 잉 간 여

이 활동은 어떠셨나요? 쉽다 ☐ 보통이다 ☐ 어렵다 ☐ 어떤 전략을 사용하셨나요?

정답: 236쪽

74 두뇌운동 3

더하기

각 동그라미에 있는 숫자가 아래 두 개 숫자의 합이라면, 가장 위에 있는 동그라미 안에는 어떤 숫자가 들어가는가? 암산으로 계산해 보고, 어려우면 종이에 적으면서 계산해 본다.

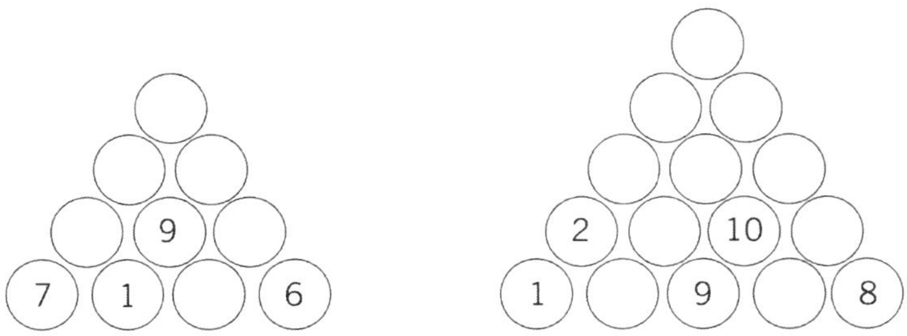

합계 값 골라내기

아래 상자에 나온 숫자들 중에 하나는 두 가지 숫자의 합이다. 어떤 숫자인가?

26　　11　　36　　19　　1　　32

9　　5　　29　　13

기억력 자극하기

1분 동안 아래 그림을 기억하고 다른 종이에 기억한 것을 적어본다.

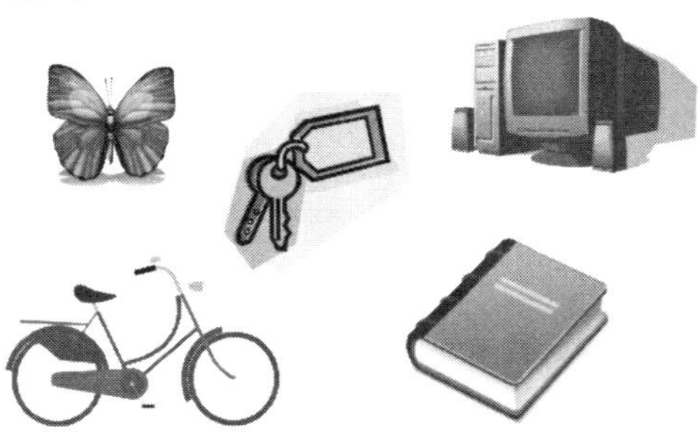

신조어

요즘은 '버스 카드 충전'을 '버카충'이라고 줄여서 말하는 신조어들이 있다. 아래 신조어들이 무엇을 의미하는지 적어 본다.

1. 낄낄빠빠
2. 금사빠
3. 답정너
4. 근자감
5. 안물안궁

다른 신조어를 만들어보고, 집단 참여자들 퀴즈로 내서 맞춰보게 한다.

빼기

아래 단어 중 1~2개를 제외하고는 4가지 범주(1. 기분, 2. 젊음, 3. 가구, 4. 비빔밥 재료) 중 하나에 해당된다.

즐거움　행복함　우울함　좌절감　슬픔　어린　귀여움　10대　청소년
의자　가구　책상　옷장　소파　계란　고추장　나물　참기름　함께 가자

남은 단어로 문장을 만들어본다.

이 활동은 어떠셨나요? 쉽다 ☐　보통이다 ☐　어렵다 ☐　어떤 전략을 사용하셨나요?

정답: 236쪽

75 두뇌운동 4

앞 글자 퀴즈

과일 이름을 가리키는 아래 단어들에 빠진 모음을 채워 넣는다.

1. ㅅㄱ
2. ㅍㄷ
3. ㅇㄹㅈ
4. ㄸㄱ
5. ㅂㄴㄴ
6. ㅁㄱ
7. ㅍㅇㅇㅍ
8. ㅅㅂ
9. ㅅㄹ
10. ㅂㄹㅂㄹ

합계 값 골라내기

아래 상자에 나온 숫자들 중에 하나는 두 가지 숫자의 합이다. 어떤 숫자인가?

8		32		14
	11	5	26	
20		4		30

단어 집어넣기

아래 숫자들 중 네모 칸에 들어가지 못하는 단어는?

부레옥잠

복사

잠복근무

출퇴근

무의식

식사

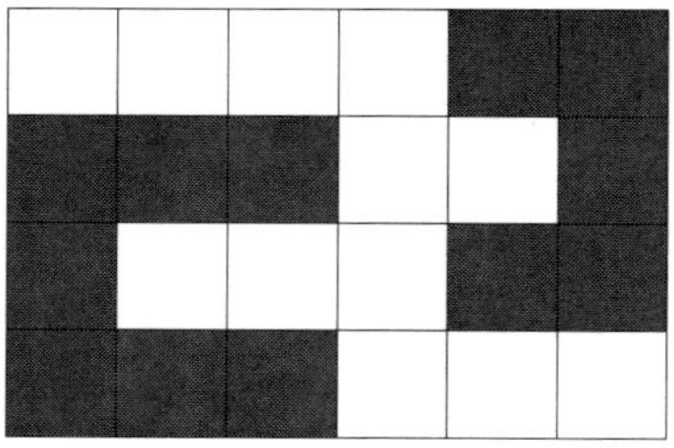

빼기

아래 단어 중 2~3개를 제외하고는 4가지 범주(1. 직업, 2. 꽃, 3. 채소, 4. 떡) 중 하나에 해당된다.

라일락 디자이너 양파 백설기
화가 장미 간호사 당근 의사
양배추 튤립 감자떡 고추 수선화
두텁떡 제비꽃 토마토 기자
무지개떡 작가 웃자 또

4가지 카테고리에 해당하지 않아서 남은 단어들을 모아서 문장으로 만들어보세요.

음식 만들기

재료를 보고 만들 수 있는 음식을 찾는다. 예) 두부 – 된장 – 양파 → 된장찌개

1. 엿기름 – 쌀 – 설탕
2. 각종 나물 – 고추장 – 참기름
3. 익은 김치 – 밥 – 계란
4. 닭 – 인삼 – 찹쌀
5. 떡 – 고추장 – 어묵

피라미드

아래 단어를 이용해서 피라미드를 채워본다. 피라미드 안의 답은 이전에 나온 답이 중복되어 있다.

1. 어떤 일이 거듭하여
2. 우리나라 전통 음료의 하나. 엿기름을 우린 웃물에 쌀밥을 말아 독에 넣어 더운 방에 삭히면 밥알이 뜨는데, 거기에 설탕을 넣고 끓여 차게 식혀 먹는다.
3. 고기나 나물 따위와 여러 가지 양념을 넣어 비벼 먹는 밥
4. 범인이나 적군을 색출하거나 방어하기 위하여 예상 출현지에 몰래 숨어서 지킴
5. 탄소나 그 화합물이 완전히 연소하거나, 생물이 호흡 또는 발효할 때 생기는 기체. 온실가스라고도 하지만, 톡 쏘는 맛을 내는 탄산음료에 반드시 들어가야 하는 기체이다.
6. 거짓말인지 아닌지를 알아내는 기계

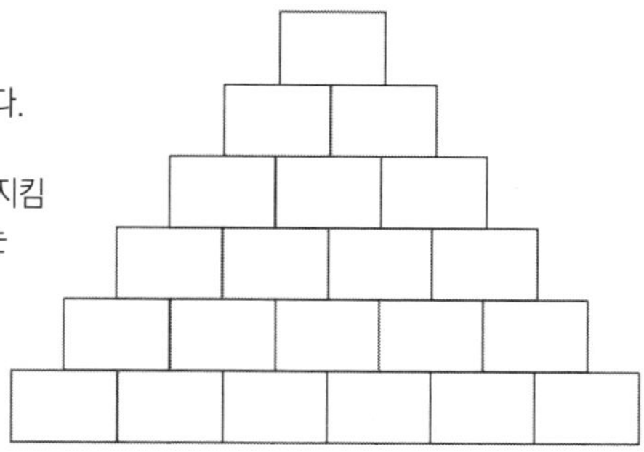

이 활동은 어떠셨나요? 쉽다 ☐ 보통이다 ☐ 어렵다 ☐ 어떤 전략을 사용하셨나요?

정답: 237쪽

76 두뇌운동 5

더하기

각 동그라미에 있는 숫자가 아래 두 개 숫자의 합이라면, 가장 위에 있는 동그라미 안에는 어떤 숫자가 들어가는가? 암산으로 계산해 보고, 어려우면 종이에 적으면서 계산해 본다.

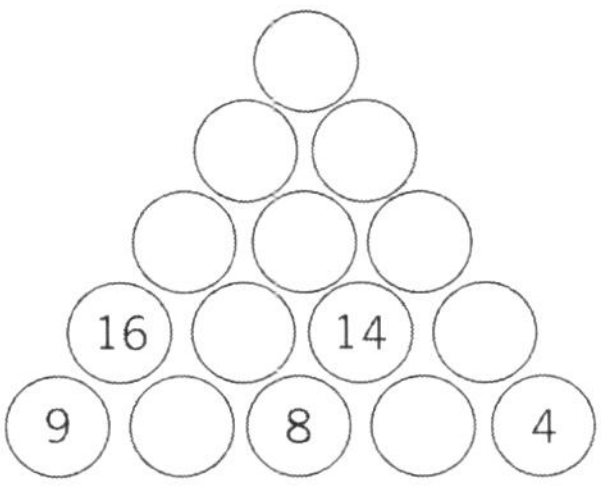

글자 재배열하기 1

각 글자를 재배열하면 과일, 건물 또는 나라 이름이 된다. 하나씩 풀어본다.

1. 과사
2. 지렌오
3. 도포
4. 기딸
5. 아숭복
6. 남트베
7. 도인
8. 리핀필
9. 스키탄파
10. 트집이

글자 재배열하기 2

다음 글자들을 재배열하여 한 단어로 만들어본다
(이 단어들은 '농사'와 관련된 용어이다).

1. 앗씨비준
2. 뿌리기씨
3. 기덮흙
4. 하기무리갈
5. 확기수하
6. 심기섞어
7. 비주기퇴
8. 만들이랑기
9. 심기모종
10. 심기아주

글자 재배열하기 3

아래 글자를 재배열하여 단어로 만들어본다.

1. 치 금 시
2. 물 나 콩
3. 추 상 양
4. 박 애 호
5. 리 나 미

빼기

아래 단어를 1~4의 범주로 분류해 본다(1. 과일, 2. 악기, 3. 유제품, 4. '행복'에 대한 단어).

수박　단소　사과　바이올린　우유　즐거움
딸기　버터　파인애플　기타　치즈　요거트
피아노　황홀함　키위　우쿠렐레　기쁨　내가 최고

4가지 카테고리에 해당하지 않아서 남은 단어들을 모아서 문장으로 만들어본다.

합계 값 골라내기

아래 상자에 나온 숫자들 중에 하나는 두 가지 숫자의 합이다. 어떤 숫자인가?

25	13	36	22	1	32	6
		8	41	11		

이 활동은 어떠셨나요? 쉽다☐ 보통이다☐ 어렵다☐ 어떤 전략을 사용하셨나요?

정답: 237쪽

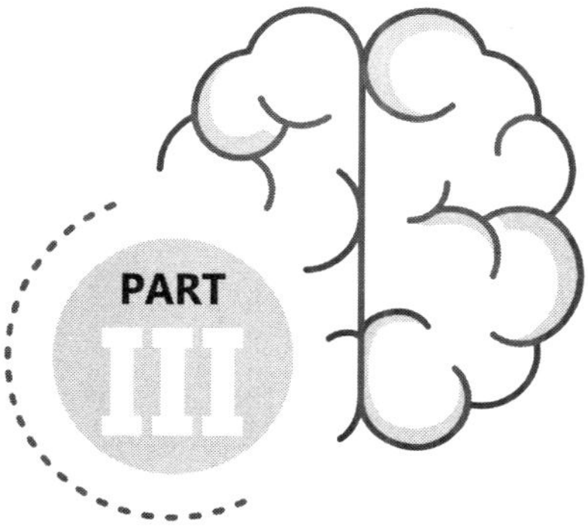

감정조절 훈련

Emotional adjustment exercises

감정조절 훈련

PART III

Emotional adjustment exercises

자기인식과 통찰력

1. 성격/행동 점검
2. 사회성 기술 점검
3. 기분과 감정 점검
4. 나도 똑같이 느끼는가?
5. 나의 성격
6. 자기 홍보
7. 취미와 여가
8. 공감
9. 동기부여
10. 탈억제
11. 사회성 문제
12. 유연한 사고
13. 특이한 증상
14. 충동성
15. 나는 누구인가?
16. 나의 문장(紋章)
17. 사람들의 반응
18. 지금 농담하니?
19. 내 말을 완전히 오해했군
20. 나 자신을 인식하는 능력은 어느 정도인가?
21. 인식 능력을 향상시키는 방법
22. 나의 프로필

조절과 대처

23. 인생나무
24. 왜 나야?

PART III

감정조절 훈련

Emotional adjustment exercises

25. 도움이 되는/도움이 되지 않는 대처 방법
26. 과잉보호-과소보호
27. "야 너 좋아 보인다"
28. 인생 그래프
29. 한 주 계획수립
30. 말을 할까, 하지 말까?
31. 탈억제 및 인내력 저하
32. 역할 변화
33. 의존성
34. 목표 수립 1
35. 목표 수립 2
36. 업무 복귀 1
37. 업무 복귀 2
38. 뇌 손상 이후의 직업
39. 일하지 않고 살아가기
40. 좋은 관계 유지하기
41. 관계의 변화
42. 친밀한 관계 유지하기
43. 흔한 오해들
44. 오해 대처하기
45. 사고(생각)와 우울
46. 부정적인 생각들
47. 분노를 일으키는 요소
48. 분노를 촉발시키는 요인은?
49. 분노 대처 방안
50. 감정을 다스리는 방법

감정조절 훈련

PART III

Emotional adjustment exercises

1 성격/행동 점검

활동 설명

성격과 행동을 묘사한 단어를 읽고, 당신의 현재 상태를 1~10 사이의 점수로 표시해 본다. 그런 다음, 다른 색깔의 펜으로 뇌 손상 이전 상태를 점수로 표시해 본다.

쉽게 화를 냄	1	2	3	4	5	6	7	8	9	10	감정조절을 잘함
다른 사람에게 많이 의존함	1	2	3	4	5	6	7	8	9	10	스스로 일을 처리함
냉정함	1	2	3	4	5	6	7	8	9	10	다정다감함
누구와 함께 있기 싫어함	1	2	3	4	5	6	7	8	9	10	누구와 함께 있기 좋아함
짜증을 잘 냄	1	2	3	4	5	6	7	8	9	10	원만함
행복하지 않음	1	2	3	4	5	6	7	8	9	10	행복함
쉽게 흥분함	1	2	3	4	5	6	7	8	9	10	침착함
기력이 없음	1	2	3	4	5	6	7	8	9	10	기운이 넘침
현실을 모르는	1	2	3	4	5	6	7	8	9	10	현실적인
성급함	1	2	3	4	5	6	7	8	9	10	신중함
무기력함	1	2	3	4	5	6	7	8	9	10	열정적임
유치함	1	2	3	4	5	6	7	8	9	10	성숙함
무신경함	1	2	3	4	5	6	7	8	9	10	세심함
잘 잊어버림	1	2	3	4	5	6	7	8	9	10	기억을 잘함
인색함	1	2	3	4	5	6	7	8	9	10	관대함
비합리적	1	2	3	4	5	6	7	8	9	10	합리적
자신감이 없음	1	2	3	4	5	6	7	8	9	10	자신감이 높음
감정적임	1	2	3	4	5	6	7	8	9	10	편안함

자신에게 주로 어떤 변화가 일어났는지를 서로 이야기해 보세요.

이 활동은 어떠셨나요? 쉽다 ☐ 보통이다 ☐ 어렵다 ☐ 당신은 이것을 통해 무엇을 배우셨나요?

2 사회성 기술 점검

활동 설명

아래 설문지를 체크해 보면서, 뇌 손상 이후 사회적 상황에 반응하는 방식이 어떻게 변하고 있는지 생각해 본다. 제3자 의견란에는 당신과 가까운 사람의 의견을 적고 점수에 대해 이야기 나누어 본다.

질문	자가진단			제3자 의견		
	변화 없음	약간 변함	많이 변함	변화 없음	약간 변함	많이 변함
1 **거리 조절:** 대화할 때 사람들과 지나치게 가깝거나 멀리 떨어져 있는다.						
2 **눈 맞춤:** 너무 멀리 보거나, 지나치게 빤히 보는 등 눈맞춤을 적절하게 하지 못한다.						
3 **표정:** 얼굴 표정이 지나치거나 부족하다.						
4 **말소리:** 목소리 크기가 너무 높거나 낮다.						
5 **말 속도:** 말하는 속도가 빨라지거나 느려진다.						
6 **억양:** 억양이 너무 밋밋하고 높낮이가 없다.						
7 **단어 찾기:** 대화를 하다가 적당한 단어를 찾기 어려울 때가 있다.						
8 **논점 벗어나기, 논점 접근하기:** 모든 대화의 주제에서 종종 벗어난다. 하고 싶은 말을 정확하게 하지 못할 때가 있다.						
9 **대화 주고받기:** 내가 너무 말을 많이 해서 다른 사람에게 말할 기회를 주지 않을 때가 있다.						
10 **감정 표현:** 감정 표현 방식이 달라짐-너무 지나치거나 부족하다. 쉽게 화를 내거나, 무감정하거나, 슬픔 등의 표현이 과하거나 부족하다.						
11 **사적인 이야기:** 사람들에게 나의 생각과 느낌을 너무 여과 없이 그대로 이야기한다.						
12 **유머:** 나는 가끔 적절하지 않은 농담을 하거나 웃는다.						
13 **다른 사람 감정을 인지:** 다른 사람의 감정을 예전만큼 잘 읽지 못한다.						
14 **공감:** 다른 사람의 감정에 공감하는 능력이 떨어진다.						

뇌 손상 후, 사회성 기술의 다른 변화는 어떤 것들이 있는지 이야기해 보세요.

이 활동은 어떠셨나요? 쉽다☐ 보통이다☐ 어렵다☐ 당신은 이것을 통해 무엇을 배우셨나요?

3 기분과 감정 점검

활동 설명

아래 설문지를 체크해 보면서, 뇌 손상 이후 감정적 대처방식이 어떻게 변화되었는지 생각해 본다. 제3자 의견란에는 당신과 가까운 사람의 의견을 적고 점수에 대해 서로 이야기해 본다.

질문	자가진단			제3자 의견		
	변화 없음	약간 변함	많이 변함	변화 없음	약간 변함	많이 변함
1 **감정 동요:** 전보다 쉽게 울거나 웃는다.						
2 **감정 둔마:** 감정의 강도가 전반적으로 낮아지고, 감정기복이 줄어든다.						
3 **좌절에 대한 인내력 저하:** 쉽게 화내고, 짜증내고 작은 일에 감정이 상한다.						
4 **의심:** 사람들을 불신하는 경향. 사람들에게 악한 의도가 있다고 생각할 때가 있다.						
5 **불안:** 현재와 미래에 대해 걱정, 두려움, 염려가 있다.						
6 **동기부여와 의지 약화:** 나는 예전처럼 의지와 끈기가 없고 매사에 관심이 없다.						
7 **우울감:** 기분이 저기압이거나, 비관적인 생각, 슬픔, 죄책감, 수치심이 든다.						
8 **공감 약화:** 다른 사람의 감정을 공감하지 못하고 내 감정 위주로 빠져드는 경향이 있다.						
9 **탈억제:** 표현이 지나칠 때가 있다. 감정과 생각을 속으로 갖고 있지 못하고 그냥 표출해버린다. 가끔 사회적으로 부적절한 말을 하기도 한다.						

뇌 손상 이후에 어떤 감정 변화들이 생겼는지 이야기해 보세요.

이 활동은 어떠셨나요? 쉽다 ☐ 보통이다 ☐ 어렵다 ☐ 당신은 이것을 통해 무엇을 배우셨나요?

4 나도 똑같이 느끼는가?

활동 설명

아래 정보를 읽어보고 나에게 해당되는 사례를 이야기해 본다.

인내력 저하. 어떤 사람들은 뇌 손상 이후, 인내력이 저하되고 작은 일에 쉽게 화를 내는 자신을 발견한다. "폭발 도화선이 짧아졌어."라고 말하기도 한다. 나도 이에 해당한다면, 언제 화가 쉽게 나는지 예를 들어, 설명해 본다.

▶

감정 동요. 작은 일에도 쉽게 감정적 동요가 일어나고 눈물이 나는 사람들이 있다. 슬픈 뉴스를 접하거나 감상적인 영화를 보면서 울고 있는 자신을 발견하기도 한다. 그런데 보통 눈물이 나도 오래가지 않고, 정상적인 감정으로 빨리 돌아온다. 나도 이에 해당한다면, 그 경험을 이야기해 본다.

▶

감정 둔마. 감정의 깊이나 범위가 예전처럼 다양하지 않고 마치 감정 변화 없이 밋밋해진 것 같다고 말하는 사람들이 있다. 한 예로, A 부인의 말에 의하면 "시어머님이 돌아가셨는데, 남편이 별로 동요하지 않아요. 예전이라면 안 그랬을 텐데요." 장례식장에서 남편은 "어머니는 잘 사셨고 이제 올 것이 온 거야." 이렇게 무덤덤하게 말한 뒤 적절하지 않은 상황에서는 약간 웃기까지 했다고 한다. 나는 스스로 감정 상태가 달라진 것을 느끼거나 다른 사람들에게 이야기를 들은 적이 있는가? 나의 사례를 이야기해 본다.

▶

이 활동은 어떠셨나요? 쉽다 □ 보통이다 □ 어렵다 □ 당신은 이것을 통해 무엇을 배우셨나요?

5 나의 성격

활동 설명

1. 아래 단어를 읽어보고, 현재 나의 감정을 가장 잘 나타낸 단어 6개를 골라 체크해 본다.

행복한	무심한	신중한	감정적인
가치있는	비합리적인	평화로운	잘 잊어버리는
독립적인	변덕이 심한	행복하지 않은	위축된
힘이 넘치는	침착한	무기력한	어리석은
화를 잘 내는	애정이 넘치는	불안한	무기력한
성급한	사회성이 좋은	매력 없는	짜증나는
어린애 같은	차분한	자신감 없는	야심찬
자기중심적인	수다스러운	믿을만한	도움되는
원만한	열정적인	친절한	성숙한

2. 사고 이후에 자신이 변했다고 생각되는 성격적 특징을 알아본다.

나는 ____________ 하는 경향이 심해졌다. 나는 ____________ 하는 경향이 약화되었다.

나는 ____________ 하는 경향이 심해졌다. 나는 ____________ 하는 경향이 약화되었다.

나는 ____________ 하는 경향이 심해졌다. 나는 ____________ 하는 경향이 약화되었다.

3. 주변 지인들이 나를 변했다고 생각하는가? 그렇다면 어떤 점이 변했다고 이야기하는가?

____

____

____

4. 배우자나 가까운 가족 또는 친구에게 물어보고 어떤 대답을 들었는지 이야기해 본다.

____

____

____

이 활동은 어떠셨나요? 쉽다 □ 보통이다 □ 어렵다 □ 당신은 이것을 통해 무엇을 배우셨나요?

6 자기 홍보

활동 설명

아래 내용을 읽어보고, '자신을 그려보자'는 홍보물을 만든다면, 당신을 가장 잘 설명할 수 있는 단어들을 신중하게 골라본다. 작성한 종이를 모아서 집단 또는 가족들에게 나눠준다. 그들에게 그 홍보물을보고서 어떤 사람을 가리키는지 맞춰보라고 한다.

1. 외모(3단어만 사용할 것)

_______________ _______________ _______________

2. 성격을 사물에 비유한다면: 과일이라면 _______________
동물이라면 _______________
악기라면 _______________와 같다.

3. 특별한 기술(3단어만 사용할 것)

_______________ _______________ _______________

4. 나의 가장 큰 어려움과 문제점은

____
____
____
____
____

5. 나의 가장 큰 두려움은(최대 2단어만 사용할 것)

_______________ _______________

이 활동은 어떠셨나요? 쉽다 □ 보통이다 □ 어렵다 □ 당신은 이것을 통해 무엇을 배우셨나요?

7 취미와 여가

활동 설명

1. 뇌 손상 이전에는 어떤 취미생활과 여가활동을 하면서 시간을 보냈는가? 목록을 작성해 보고, 지금은 할 수 없는 일들을 생각해 본다.

▶	▶
▶	▶
▶	▶

2. 현재까지 계속하고 있거나, 하고 싶지만 방법을 변경해야 하는 활동들은 무엇인지 생각해 본다.

활동	변경 방법

3. 지금 새롭게 시도해 볼 수 있는 활동은 무엇인가? 이 활동을 즐겁게 할 수 있는 이유는 무엇인지 생각해 본다. 창의적으로 생각해 본다.

새로운 활동	이 활동을 즐겁게 할 수 있는 이유
▶	▶
▶	▶

이 활동은 어떠셨나요? 쉽다 ☐ 보통이다 ☐ 어렵다 ☐ 당신은 이것을 통해 무엇을 배우셨나요?

8 공감

활동 설명

뇌 손상 이후, 흔한 문제점 중 하나는 다른 사람 입장에서 공감하는 능력이 떨어진다는 것이다. 그 이유는 나의 문제에만 지나치게 몰두해 있어서 일 수도 있고, 직접적인 인지 손상 때문일 수도 있다. 당신은 공감 능력이 부족한가? 아래 질문에 답하면서 생각해 본다.

1. 뇌 손상 이후 나의 공감 능력은 어떻게 달라졌는가?

   많이 부족해짐 ☐ 약간 부족 ☐ 변화 없음 ☐ 약간 좋아짐 ☐ 훨씬 좋아짐 ☐

2. 나와 가까운 사이이고, 나의 사고로 인해 영향을 많이 받은 사람은 누구인가?

   ___

3. 나의 뇌 손상으로 인해 위의 사람에게 일어난 가장 큰 변화나 힘든 점은 무엇인가?

   ▶ ___
   ___

   ▶ ___
   ___

4. 나의 뇌 손상과 장애로 인해 삶에 영향을 받은 사람들의 입장에서 생각해 보고, 그들의 삶이 어떻게 달라졌는지 구체적으로 생각해 본다.

   ▶ 사회생활
   ▶ 집안일
   ▶ 재정적 측면/직장 생활
   ▶ 감정적 문제

5. 나로 인해 겪는 변화 중, 그들에게 가장 어려운 문제 두 가지를 고른다면 무엇인가?

   ▶ ___
   ___

   ▶ ___
   ___

이 활동은 어떠셨나요? 쉽다 ☐ 보통이다 ☐ 어렵다 ☐ 당신은 이것을 통해 무엇을 배우셨나요?

9 동기부여

활동 설명

뇌 손상을 입은 사람들은 어떤 유형이든 달라졌다고 느끼게 된다. "예전과 다른 느낌이야", 또는 "하루하루가 다른 것 같아"라고 말한다. 동기부여가 잘되지 않거나 무감정할 때도 있고, 전에 했던 일들이 더 이상 하고 싶지 않다고도 한다. 아래 질문을 더 생각해 본다.

1. 나의 동기, 의지와 자주성 등이 뇌 손상 이후, 줄어들었다고 생각하는가?

매우 그렇다 ☐ 약간 그렇다 ☐ 전혀 그렇지 않다 ☐

2. 나에게 동기를 부여하는 것 5가지를 적어본다. 나에게 힘을 주고, 일어나서 무언가 하게 만드는 것들에 대해 적어본다.

3. 지난주에 주도적으로 했던 일은 무엇인가? 큰일뿐만 아니라 사소한 일이라도 모두 적어본다.

4. 나의 동기 부여를 강화하는 것은 무엇인가? 향후 몇 주간 할 수 있는 활동 중심으로 계획을 세워 본다.

5. 동기 부여가 안되는 이유는 계획 수립 능력 부족, 의지 부족, 우울증 등 여러 가지 요인이 있다. 당신의 경우, 동기 부여가 안되는 이유가 무엇이라고 생각하는가?

이 활동은 어떠셨나요? 쉽다 ☐ 보통이다 ☐ 어렵다 ☐ 당신은 이것을 통해 무엇을 배우셨나요?

10 탈억제

활동 설명

많은 사람들이 뇌 손상 이후 억제하는 기능에 어려움이 있을 수 있다. 이를 본인이 인지하지 못할 수도 있다. 탈억제 상태란 자신의 감정과 행동을 제어하는 능력이 떨어진 상태를 말한다. 느낌이나 생각이 더 쉽게 튀어나오기도 한다. 당신은 탈억제 상태가 심해졌는가? 아래 질문에 답하면서 자세히 알아본다.

	매우 그렇다	가끔 그렇다	전혀 그렇지 않다
1 말을 먼저 하고 생각할 때가 자주 있다.			
2 나의 감정을 제어하고 감추는 것이 어려워서, 감정이 그대로 튀어나올 때가 있다.			
3 충동성이 강해져서 결과를 생각하지 않고 말해버릴 때가 있다.			
4 사회적으로 부적절한 발언이나 행동을 할 때가 있다.			
5 화가 더 쉽게 튀어나오는 경향이 있다.			
6 기타			

탈억제를 경험했던 사례를 이야기해 보세요.

이 문제에 대처하는데 도움이 되는 전략은 어떤 것들이 있었는지 나열하고, 함께 이야기해 보세요.

이 활동은 어떠셨나요? 쉽다 □ 보통이다 □ 어렵다 □ 당신은 이것을 통해 무엇을 배우셨나요?

11 사회성 문제

활동 설명

아래에 나오는 실제 사례들을 읽어보고 사회성 문제가 발생한 이유는 뇌 손상의 어떤 측면 때문이었는지 아래 체크목록들을 보면서 생각해 본다.

1: 민주의 이야기

민주는 몇몇 교회 친구들과 모임에 참석했는데, 이들 중 한 명은 불의의 사고로 아들을 잃었다. 대화 중에 학교 이야기가 나오면서 민주는 말했다. "나는 내 아들을 서울대에 보냈어. 너희들은 아들을 어느 대학교에 보내고 싶니?" 순간 정적이 흘렀고, 민주는 그제야 자신이 무슨 말을 했는지 깨달았다.

2: 선우의 이야기

선우는 25세의 미혼으로 5년 전 뇌 손상을 겪었으며, 현재 여자친구를 열심히 찾고 있다. 현재 마트에서 아르바이트를 하고 있는데, 계산대에서 일하는 여직원과 친해졌다. 한번은 그녀와 이야기를 하면서 그녀가 입술에 침을 바르는 것을 보게 되었다. 선우는 이것을 입맞춤을 해도 좋다고 허락하는 신호로 오해하고, 그녀의 입술에 입맞춤을 했다. 그 여직원은 이에 매우 당황하고 울음을 터뜨렸다. 이후 점장에게 이 사실을 알리고 선우는 해고 통보를 받았다.

아래 요인들 중, 각 경우에 어떤 요인이 가장 밀접한 관련이 있을지 생각해 보고 순서를 매겨본다.

	1. 민주	2. 선우
1 기억력 감퇴 - 말한 것을 기억하기 어려움		
2 미각과 후각 둔화		
3 충동성과 탈억제 - 다른 사람에게 어떤 영향을 미치는지 생각하지 못한 채, 생각나는 대로 말하고 행동하는 경향		
4 피로 - 피로 증가로 실수하는 빈도가 높아짐		
5 집행 기술 약화 - 한 번에 여러 가지를 기억하고, 정보를 연결하고 조합하고, 깊이 사고하여 결론을 내리는 과정 등에 문제가 있음		

사회생활에서 말실수나 남의 말을 제대로 이해하지 못 해 어려움을 겪은 사례에 대해 이야기해 보세요.

이 활동은 어떠셨나요? 쉽다☐ 보통이다☐ 어렵다☐ 당신은 이것을 통해 무엇을 배우셨나요?

정답: 238쪽

12 유연한 사고

활동 설명

뇌 손상 이후, 사람들은 사고나 행동에서 융통성이 부족해질 때가 많다. 아래 유머 사례를 보고 다음 과제를 수행해 본다.

미 해군 함대가 캐나다 해안에서 훈련하고 있을 때, 다음과 같은 내용의 무전 교신 내용이 녹음되었다.

▶ 미군: "15도 북미군 쪽으로 우회하여 충돌 위험을 피해야 한다."

▶ 캐나다군: "충돌을 피하려면 15도 남쪽으로 꺾으세요."

▶ 미군: "반복한다, 충돌을 피하려면 북쪽으로 우회하라."

▶ 캐나다군: "사고 안 나려면 남쪽으로 우회하셔야 합니다."

▶ 미군: "미 해군 함대 선장이다. 다시 말한다. 당장 북쪽으로 우회해라."

▶ 캐나다군: "지금 당장 남쪽으로 꺾으라고요!"

▶ 미군: "여기는 미해군 엔터프라이즈다. 우리가 함대 주인이다. 당장 북으로 우회해라!"

▶ 캐나다군: "여기는 캐나다 등대다. 대체 어딜 보고 떠드는 거야! 등대가 어떻게 우회할 수 있나?"

때로는 좀 더 유연한 사고를 해야 할 때가 있다. 일상생활에서 내가 좀 더 유연하게 대처하면 좋았겠다고 뒤늦게 후회한 적이 있는지 생각해 본다.

▶

▶

그 상황에서 어떻게 했으면 보다 좋은 결과를 얻을 수 있었을까?

▶

이 활동은 어떠셨나요? 쉽다 □ 보통이다 □ 어렵다 □ 당신은 이것을 통해 무엇을 배우셨나요?

13 특이한 증상

활동 설명

뇌 손상은 다양한 증상을 야기할 수 있다. 이동 방법 변화, 기억력 저하, 집중력 저하, 피로, 스트레스와 좌절을 견디는 인내력 저하 등은 가장 명백하게 나타는 증상들이다. 그러나, 눈에 잘 띄지 않는 자신만이 느끼는 특이한 변화가 있다고 말하는 사람들도 있다. 이를테면 신체 특정 부위 감각이 둔해졌다거나, 시간관념이 없어지거나, 후각 또는 미각이 무뎌지거나, 온도 변화를 힘들어하거나, 잘 울고 웃지 못하거나, 소음에 민감해지는 등 여러 가지 증상을 호소하기도 한다.

1. 뇌 손상 이후, 나에게 발생한 특이한 증상이 무엇이었는지 적어본다. 신체적 · 정신적 · 감정적 측면에서 모두 생각해 본다.

2. 집단 활동에서 이야기를 나누어 본다. 또는 각자 작성한 종이를 다른 참여자에게 나누어주고 종이를 받은 사람이 큰 소리로 읽으면 나머지 참여자가 누구의 증상인지를 맞춰본다.

3. 이러한 감각 변화가 생겼을 때, 어떻게 대처할 수 있을지 논의해 본다.

이 활동은 어떠셨나요? 쉽다 ☐ 보통이다 ☐ 어렵다 ☐ 당신은 이것을 통해 무엇을 배우셨나요?

14 충동성

활동 설명

충동성이란 상황의 좋고 나쁜 결과를 생각하지 않고 행동이 앞서는 것으로써, 뇌 손상 이후, 흔히 발생하는 문제점이다. 아래 사례를 읽어보고 다음의 순위 차트를 완성해 본다.

민우의 사례

하루는 민우가 삼성전자 주식을 1억 원어치 샀다. 그는 조간 신문에 나온 주가에 관한 기사를 읽고 은행 앞을 지나가면서 충동적으로 결정한 것이다. 뇌 손상 이전이라면, 그처럼 큰 규모의 매수 결정은 아내와 상의했을 것이다. 하지만 이번에는 아내와 상의하지 않고 결정했다. 당연히 아내는 매우 화가 났다.

민우는 쇼핑을 좋아하지만 뇌 손상 이후, 그의 의사결정은 다소 의아할 때가 있다. 한번은 바나나가 가격 할인행사를 하는 것을 보고 여섯 바구니를 샀다(두 바구니 가격으로 세 바구니를 주는 행사였다). 그는 바나나를 좋아한다. 하지만 곧 휴가를 떠날 것이어서 바나나를 많이 먹지 못하고 썩히게 될 것이라는 점은 생각하지 못했다.

아래 진술을 보고, 민우의 충동성과 관련된 내용에 V 표시하고, 관련 없는 내용에 × 표시해 본다.

1 그는 한꺼번에 3~4가지 정보를 조합하고 조율하여 합당한 결론을 도출하는 것에 어려움을 느낀다.	
2 그는 매우 피로한 상태이고, 쉽게 피곤해지며, 수면을 좀 더 취해야 한다.	
3 뇌 정보 처리 속도가 느려졌다.	
4 충동을 잠재우고, 점검하고 억제하는 뇌 부분(전두엽)이 제 기능을 하지 못한다. 그래서 그는 종종 탈억제 상태이고, 잠시 멈춰 생각하지 못한 채 마음에 떠오르는 대로 말하고 행동한다.	

뇌 손상 이후, 언제 충동적이었는지 그때의 상황을 설명해 보세요.

이 활동은 어떠셨나요? 쉽다 ☐ 보통이다 ☐ 어렵다 ☐ 당신은 이것을 통해 무엇을 배우셨나요?

15 나는 누구인가?

활동 설명

'그날 밤 내가 변해 버린 건지 궁금해... 생각해 보면, 아침에 일어났을 때 나는 같은 사람이었을까?... 내가 달라졌다면 다음 질문은, 나는 누구지? 그게 정말 커다란 수수께끼야.'

Lewis Carroll: '이상한 나라의 앨리스' 중에서

앨리스처럼, 뇌 손상 후 살아남은 많은 사람들은 자신들이 바뀌었다고 느낀다. 생각하고 기억하는데 관여하는 인지 기술이 손상되었다. 감정과 느낌을 다르게 경험하고 신체적 변화도 일어난다. 많은 사람들이 다른 사람들의 시선으로 자신을 보는 일을 어려워한다. 사고를 받아들이고 새로운 삶으로 나아가기 위해서는 그렇게 하는 것이 나의 '새로운 자아'를 알아가는데 도움이 된다.

친구에 대해 이야기하는 것처럼 나 자신에 대해 설명하는 글을 써본다. 제3자 입장에서 나를 생각해 보는 것이다. 많은 사람들 속에서 자신을 타인처럼 객관적으로 외모부터 묘사해 본다. 그리고 성격, 생각 등도 객관화시켜서 자세하게 묘사해 본다.

나에 대해 설명하는 글을 써본다.

이 활동은 어떠셨나요? 쉽다 □ 보통이다 □ 어렵다 □ 당신은 이것을 통해 무엇을 배우셨나요?

16 나의 문장(紋章)

활동 설명

중세 시대에는 빛나는 갑옷을 입은 기사들이 있었고, 자신을 나타내는 상징물, 좌우명, 묘비명 등을 담은 문장(紋章, 상징 그림이나 문자)을 가지고 있었다. 이처럼 나신 대한 문장을 디자인해 본다.

나의 전성기가 되었던 해	나의 인생 최저점이었던 해
내년에 바라는 것	10년 후에 이루어졌으면 하는 일들
인생 좌우명	묘비명

이 활동은 어떠셨나요? 쉽다 □ 보통이다 □ 어렵다 □ 당신은 이것을 통해 무엇을 배우셨나요?

17 사람들의 반응

활동 설명

뇌 손상 이후, 삶에 적응하는 것은 가족과 친구 등 당신 주변 사람들이 어떻게 반응하는지에 종종 영향을 받는다. 당신 주변 사람들로 이루어진 맵 또는 가계도를 만들고 그들이 당신에게 했던 말이나 반응에는 어떤 것들이 있었는지, 도움이 되는 것과 도움 되지 않았던 것은 무엇이었는지 적어본다. 그리고 이야기를 나누어본다.

예:

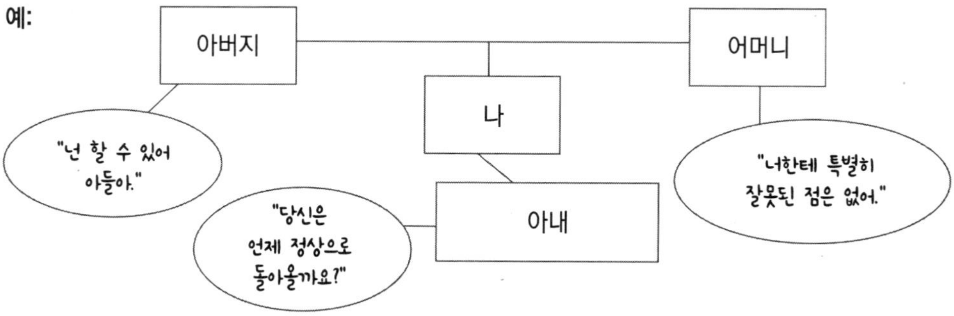

가족이나 친구의 가계도와 그들의 반응을 그림으로 표현해 보세요.
가장 도움이 된 말과 도움이 되지 않는 말은 무엇이었는지 생각해 보세요.

이 활동은 어떠셨나요? 쉽다 ☐ 보통이다 ☐ 어렵다 ☐ 당신은 이것을 통해 무엇을 배우셨나요?

18 지금 농담하니?

활동 설명

뇌 손상 이후, 유머 감각에서도 변화가 일어날 수 있다. 아래 질문을 보고 재미있게 답변해 본다 (예: 가장 오래 사는 곤충은? 정답 – 장수풍뎅이).

1. 곰이 사과를 먹는 방법은?
2. 세상에서 그림을 가장 잘 그리는 소는?
3. 발이 두 개인 소는?
4. 물 중에 가장 좋은 물은?
5. 사자를 끓인 음식은?
6. 열쇠를 때린 수건은?
7. 하늘에서 싸는 똥은?
8. 이상한 사람들이 모이는 곳은?
9. 책을 찢을 때 나는 소리는?
10. 세상에서 가장 더러운 강은?
11. 자가용의 반대말은?
12. 서양에서 온 말은?
13. 이 세상에서 가장 긍정적인 동물은?

뇌 손상 이후, 당신 유머감각에 변화가 있나요? 있다면, 어떤 변화인가요?
예를 들어, 더 많이 웃거나 더 잘 웃지 않게 되었거나 또는 변화가 없나요?

이 활동은 어떠셨나요? 쉽다 ☐ 보통이다 ☐ 어렵다 ☐ 당신은 이것을 통해 무엇을 배우셨나요?

정답: 238쪽

19 내 말을 완전히 오해했군

활동 설명

우리가 사는 세상은 뇌가 처리하고 반응해야 하는 미묘한 단서나 정보의 작은 단위들로 가득 차있다. 뇌 손상 이후, 사람들은 미묘한 사회적 단서를 잘못 해석하고 잘못된 결론을 도출하기도 한다.

강희의 이야기

나는 가끔 사람들과 교류할 때, 말을 잘못 이해해서 잘못된 결론을 내린다. 최악의 사건은 한국부산해양대학의 항해 일정과 관련해서 나이든 담당 교수와 문자를 주고받았을 때였다. 문자에 '한부클럽'라는 말이 들어가 있었는데, 이것은 '한국부산해양대학 항해 클럽'의 약자였다. 그는 '주말 동안 한부클럽으로 갑시다'라는 문자를 나에게 보냈다. 나는 그가 나에게 단둘이 여행을 가자고 문자를 보낸 것으로 알아듣고, '당신은 유부남이고 애도 있잖아요. 나는 당신에게 관심이 없어요.'라는 답을 보냈다. 그는 바로 답을 보내왔다. '내 말을 완전히 오해했군. 나는 항해 일정 코스가 한국부산해양대학 향해클럽인지를 물어본거야.' 나는 정말 바보가 된 기분이었고 너무 창피했다. 가끔 나는 2 더하기 2는 5라고 답하는 사람 같다.

아래 인지 손상 관련 내용을 보고, 강희의 실수와 관련하여 가장 관계가 높은 순서대로 번호를 적어본다.

1 기억력 저하 – 정보의 중요한 단위를 잊어버린다.	
2 집행 기술 부족 – 여러 소단위 정보를 처리하고 조합하여 합리적인 결론에 도달하는 일에 어려움을 느낀다.	
3 단어를 찾는데 어려움을 느낌 – 틀린 단어를 말할 때가 있다.	

'상황을 오해'하거나 '잘못된 결론'을 성급하게 내려서 창피했던 경험이 있는지 이야기해 보세요.

단서를 오해하고 두려운 감정 때문에 뭔가 나쁜 일이 일어날 것이라고 결론을 내리는 '피해 망상적' 상황을 경험한 적이 있나요? 있다면 예를 들어 말해보세요.

이 활동은 어떠셨나요? 쉽다 ☐ 보통이다 ☐ 어렵다 ☐ 당신은 이것을 통해 무엇을 배우셨나요?

20 나 자신을 인식하는 능력은 어느 정도인가?

활동 설명

아래 표를 보며 나의 기술은 어느 수준인지 평가해 보고 결과에 대해 이야기 나누어본다.

1	문제없음	경미한 문제	상당한 문제	심각한 문제
A 나의 단기 기억과 주의집중력 문제가…				
B 나의 계획 수립 능력, 집행 기술 문제가…				
C 나의 감정적 안정성(감정과 기분 조절)은…				

2	2가지 상황 기술
A 나의 단기 기억과 주의집중력의 문제는 어떤 상황에서 나를 당황하게 하는가?	▶ ▶
B 나의 계획 수립 능력, 한 번에 여러 가지 일을 수행하는 능력(집행 기술)의 문제는 어떤 상황에서 나를 당황하게 하는가?	▶ ▶
C 나는 어떨 때 감정조절이 힘들어 화가 폭발하는가?	▶ ▶

3	전략
A 기억력을 향상시키기 위해 어떤 전략을 사용하는가?	
B 집행 기술을 향상시키기 위해 어떤 전략을 사용하는가? (계획, 조직화, 멀티태스킹 능력)	
C 쉽게 화가 나거나 기타 감정조절이 어려울 때, 어떤 전략으로 대처하는가?	

이 활동은 어떠셨나요? 쉽다 □ 보통이다 □ 어렵다 □ 당신은 이것을 통해 무엇을 배우셨나요?

21 인식 능력을 향상시키는 방법

활동 설명

뇌 손상 이후, 자신의 변화와 어려움을 완전히 인지하는 데는 많은 시간이 걸린다. 새벽이 서서히 밝아오듯이 깨닫게 된다. 시간이 약이며 통찰력도 회복될 시간이 필요하지만, 이 과정을 좀 더 효율적으로 인식하게 할 방법이 있다. 아래 내용 중에 내가 활용한 방법은 어떤 것들이 있는가? 3가지 방법에 체크하고 이야기해 본다.

	활용 경험
1 뇌 손상 관련 책, 브로셔와 유인물 읽어보기	
2 친구와 가족들에게 내 상태에 관해 피드백 요청하고 들어보기	
3 비슷한 어려움이 있는 사람들 모임에 참석하고 배우기	
4 내 모습을 영상으로 찍어보기	
5 실수하고 실패하지만 그것을 통해 배우기	
6 문제 파악을 위해 질문지와 체크목록 작성하기	
7 각종 의학 정보를 기관에 요청하거나 검색 수집하기	
8 기억력, 집중력, 집행 기술 관련 심리 검사 후 피드백 받기	
9 문제를 파악하기 위해 재활 운동과 게임 활동에 참여하기	
10 뇌 손상 전문 치료사에게 상담받기	

병식력을 향상시키는 데, 도움이 되는 다른 방법에는 어떤 것이 있나요?

▶

▶

▶

뇌 손상 이후, 병식력을 얻고 무엇인가 배웠던 사례가 있었다면 이야기해 보세요.

▶

▶

▶

이 활동은 어떠셨나요? 쉽다 ☐ 보통이다 ☐ 어렵다 ☐ 당신은 이것을 통해 무엇을 배우셨나요?

22 나의 프로필

활동 설명

아래 질문지를 보고 나의 상태에 대해 체크하면서 다른 사람들과 비교하며 자신의 상태가 어떤지 알아본다. 각 항목에서 나를 어떻게 평가하고 있는지 체크해 본다.

	매우 낮음	약간 낮음	보통	약간 높음	매우 높음
신체적 측면					
1 **기초체력:** 민첩성, 기동성, 균형감각, 힘					
2 **감각:** 청각, 시각, 미각, 후각, 촉각					
3 **피로:** 피로도, 지구력, 수면 없이 활동을 지속하는 능력					
인지적 측면					
4 **기억력:** 단기 기억, 새로운 것을 습득하는 능력					
5 **사고력:** 주의력, 집중력, 처리 속도					
6 **집행 기능:** 계획수립, 조직화, 여러 과제를 한 번에 할 수 있는 능력(multitasking)					
7 **언어:** 단어 찾기, 유창성, 복잡성을 이해					
기질적 측면					
8 **인내심:** 좌절과 스트레스 대처능력					
9 **감정의 기복:** 감정 기복이 심함					
10 **감정 둔마:** 감정의 고저가 없음, 변화가 없음					
11 **탈억제:** 말이 많고 감정을 여과 없이 드러냄					
12 **동기부여 및 의지:** 자발성, 추진력, 의지, 야망					

현재 나의 상태를 체크한 후, 뇌 손상 전과도 비교해 본다. 손상 전후의 차이점에 대해 이야기해 본다.

이 활동은 어떠셨나요? 쉽다 ☐ 보통이다 ☐ 어렵다 ☐ 당신은 이것을 통해 무엇을 배우셨나요?

23 인생나무

활동 설명

아래 그림은 삶을 살면서 나타나는 다양한 감정을 그림으로 표현하였다.

▶ 현재 나의 감정을 가장 잘 표현한 사람을 선택하고, 집단 활동에서 논의해 본다.

▶ 과거 나의 모습을 가장 잘 표현한 사람을 선택해 본다.

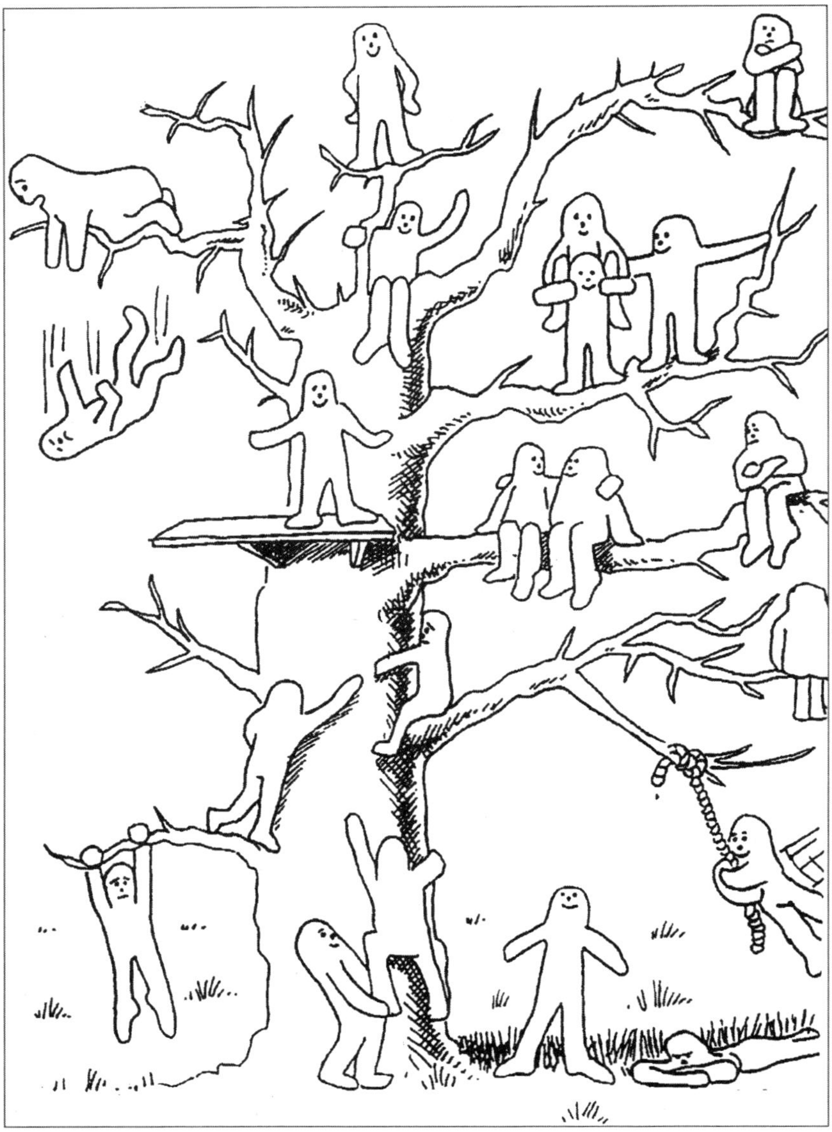

이 활동은 어떠셨나요? 쉽다 □ 보통이다 □ 어렵다 □ 당신은 이것을 통해 무엇을 배우셨나요?

24 왜 나야?

활동 설명

뇌 손상 이후, 흔히 '왜 나야?" '내가 그렇게 하지 않았더라면 어떻게 됐을까?', '만약에'라는 생각들을 하게 된다. 이번 활동은 이 문제에 대해 생각해 보고자 한다.

1. '왜 이런 일이 나에게 일어났을까?', '만약 내가 이랬더라면'과 같은 생각을 얼마나 자주 하는가?

   하루 1회 이상 ☐ 매일 ☐ 주 1회 ☐ 월 1회 ☐ 전혀 하지 않음 ☐

2. "왜 나에게 이런 일이 일어나야 했나?"라는 질문에 할 수 있는 한 다양한 방법으로 답해본다. 브레인스토밍을 하면서 창의적인 대답을 생각해 본다. 몇 가지 예시를 아래에 제시하였다.

1 그것은 운명이었어, 신의 뜻이었어.
2 운이 나빴어.
3 내가 전에 지은 죄 때문에 벌어진 일이야.
4 내 잘못도 일부 있지… 부주의했으니까.
위의 예시 외에 "왜 나야?"라는 질문에 가능한 답변을 생각나는 대로 적어본다.

3. 아래 말들로 이루어진 생각을 마무리해 본다.

'내가 ~하지만 않았더라도…'

'내가 ~했더라면 어땠을까'

'~하면 좋으련만…'

4. 집단으로 토론하거나, 어려운 질문들에 대처하는 방법을 이야기해 본다.

이 활동은 어떠셨나요? 쉽다 ☐ 보통이다 ☐ 어렵다 ☐ 당신은 이것을 통해 무엇을 배우셨나요?

25 도움이 되는/도움이 되지 않는 대처 방법

활동 설명

아래 표에는 뇌 손상 이후에 흔히 발생하는 문제점, 다른 사람들의 대처방법 중 도움이 되는 방법, 도움이 되지 않는 방법들이 있다. 아래 예시를 보고 해당 란에 나의 생각을 추가해 본다.

흔한 문제들	도움이 되지 않는 방법	도움이 되는 방법
집중력 저하-쉽게 주의산만해짐	두 사람이 동시에 말함 ▶	한 사람만 이야기함-주변 소음 제거 ▶
기억력 문제-잘 잊어버림	한 번에 너무 많은 정보 제공 ▶	들은 것을 적고 반복 ▶
집행 기능: 동시에 여러 가지 일을 하는 것(multitasking)이 어려움	과제를 동시에 여러 개 받음 ▶	한 번에 한 가지씩 하기 ▶
통찰력 및 인식 능력: 스스로의 문제점을 충분히 인식하지 못함	문제가 있음을 부인함 ▶	부드럽게 문제를 지적 ▶
좌절에 대한 인내심 저하: 쉽게 화냄	가르치려는 말투로 지적함 ▶	부드럽지만 단호하게 말하기 ▶
감정의 유연성: 쉽게 울고 웃음	과한 반응-"너 정말 불쌍하구나" ▶	문제를 인식하고 관심을 다른 곳으로 전환 ▶
감정 둔마: 무감정, 동기 부족	혼자 견뎌내도록 내버려 둠 ▶	계획수립 도와주기, 관심거리 찾기, 보상 제공 ▶
기타(나의 생각)	▶	▶

이 활동은 어떠셨나요? 쉽다 ☐ 보통이다 ☐ 어렵다 ☐ 당신은 이것을 통해 무엇을 배우셨나요?

26 과잉보호-과소보호

활동 설명

뇌 손상 환자의 가족 및 보호자는 어떻게 대처할지 판단하기가 어렵다. 지나치게 보호하는 것과 너무 보살피지 않는 것 사이에 적절한 지점이 있다.

1. 아래 사례들을 보면서 어떤 것이 과잉보호이고, 어떤 것이 과소보호가 될 수 있는지 알아본다.

A 김 씨는 기억력이 좋지 않아 대처 전략을 사용하지만, 어머니는 그가 길을 잃을까 봐 혼자 외출하는 것을 좋아하지 않는다. 20대 남성인 그는 평생 가족들과 집에서만 살아왔다.	
B 45세 여성 신 씨는 대가족을 이끌어왔다. 아이들은 자라서 10대 후반과 20대가 되었는데 여전히 집에서 함께 산다. 그녀는 요리하고 장보고 청소하고 아르바이트까지 하고 있다. 뇌 손상 이후, 피로가 심해지고 많은 일을 감당하느라 힘들어졌다. 자녀들과 남편은 그녀가 늘 잘 견딜거라 생각하며 잘 도와주지 않는다.	

2. 나와 가까운 사람이 지나치게 나를 과잉보호하고 원치 않는 일을 해주었을 때가 있는지 생각해 보고, 상황을 이야기해 본다.

3. 나와 가까운 사람이 지나치게 나를 방치하고 내가 감당할 수 없는 일을 하도록 했던 때가 있는지 생각해 보고, 상황을 이야기해 본다.

4. 사람들이 나에게 과잉보호 또는 과소보호 상태일 때, 어떤 생각이 드는가? 나는 어떻게 반응하는가?

5. 뇌 손상 환자들이 과잉보호 또는 과소보호 상태가 되지 않도록 하려면 어떻게 하는 것이 좋은가?

이 활동은 어떠셨나요? 쉽다 □ 보통이다 □ 어렵다 □ 당신은 이것을 통해 무엇을 배우셨나요?

27 "야 너 좋아 보인다"

활동 설명

1. "너 참 좋아 보인다"라고 말하는 사람에게 당신이 할 수 있는 반응이 아래에 제시되어 있다. 당신은 기분이 좋지 않다. 이때 당신은 어떻게 대답할 수 있을지 가능성이 높은 순서대로 번호를 적고 참여자들과 이야기해 본다.

1 남들이 보기에는 좋아 보일지 모르지만, 나는 아직 문제가 많아. 시간 있을 때 내가 얘기해 줄게.	
2 너는 뭘 잘 모르는구나. 저리 가.	
3 누가 나한테 그렇게 말하는 게 정말 싫어. 난 정말 힘들어.	
4 넌 나를 이해 못 해.	
5 난 좋아지고 있고 좋아 보이지만, 사실은 문제가 좀 있어.	
6 그래 잘 지내고 있어. 고마워.	

2. 나의 안부를 궁금해하는 사람에게 하고 싶은 말을 아래에 적어본다. 어떤 사람은 이렇게 적었다. '나는 장애인이라고 말하기에는 너무 정상인 같고, 정상인이라고 하기에는 장애가 많은 편이다.'

이 활동은 어떠셨나요? 쉽다 ☐ 보통이다 ☐ 어렵다 ☐ 당신은 이것을 통해 무엇을 배우셨나요?

28 인생 그래프

활동 설명

인생 그래프, 삶의 경로를 계획해 본다. 그림이나 단어를 사용하여 출생, 결혼, 가까운 사람의 죽음, 이사, 취직 등 삶의 중요한 순간들, 터닝포인트들을 그림으로 표시해 본다. 출생에서부터 뇌 손상이 될 때까지를 적어본 다음, 미래에 펼쳐질 일들도 예측해 본다.

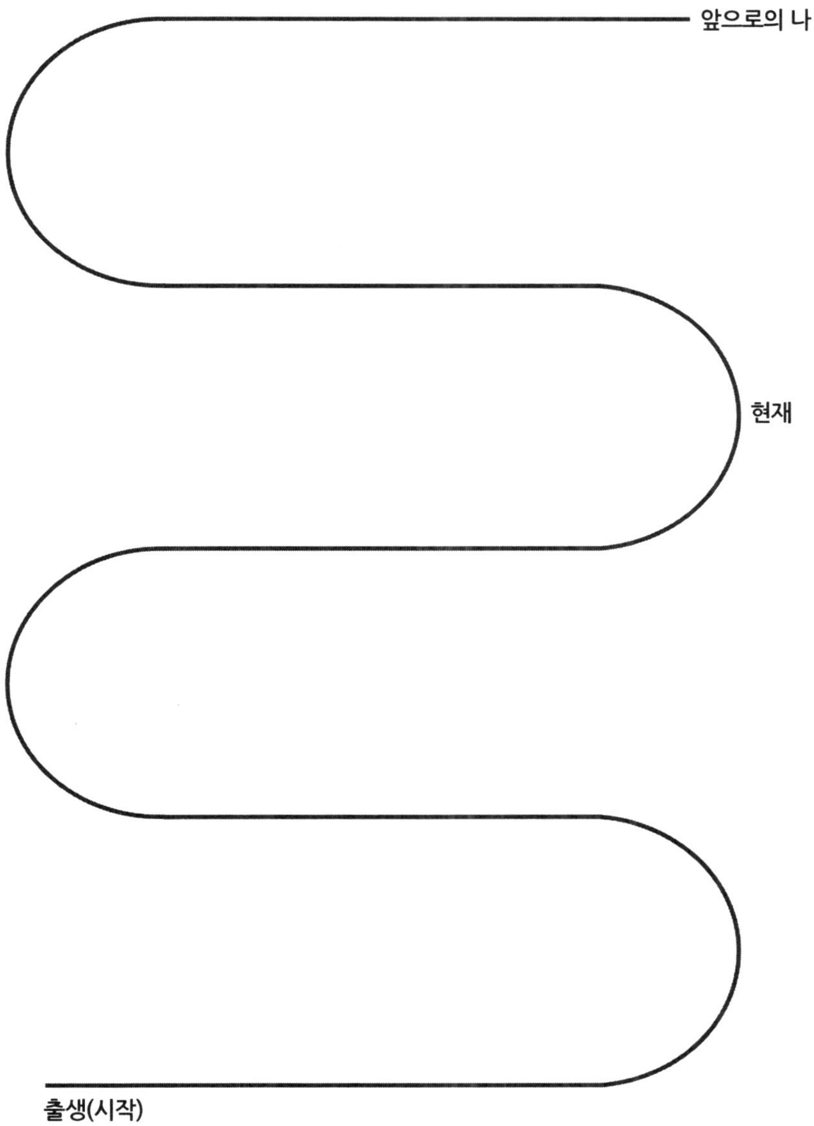

이 활동은 어떠셨나요? 쉽다 □ 보통이다 □ 어렵다 □ 당신은 이것을 통해 무엇을 배우셨나요?

29 한 주 계획수립

활동 설명

계획을 세우는 것은 중요한 과정이다. 당신의 주간 계획을 세워본다.

월	화	수	목	금	토	일
아침						
점심						
저녁						

1. 당신의 주간 계획표에 대해 어떻게 느끼는가? 무엇을 더 추가하거나 제외해야 하는가?

이 활동은 어떠셨나요? 쉽다 □ 보통이다 □ 어렵다 □ 당신은 이것을 통해 무엇을 배우셨나요?

30 말을 할까, 하지 말까?

활동 설명

1. 나의 뇌 손상과 그에 따른 어려움에 대해 다른 사람들에게 말하는 것이 얼마나 어떠한가?

   쉬움 □ 보통 □ 조금 어려움 □ 매우 어려움 □

2. **김 씨 이야기**

   23세 남성 김 씨는 5년 전에 심각한 뇌 손상을 겪었다. 잘 회복되었지만, 여전히 기억력, 집행 기술, 피로, 인내력 저하 등의 문제가 있다. 지난 18개월간 작은 컴퓨터 회사에서 전화로 영업하는 일을 해왔다. 직업에 그런대로 만족하지만 일을 지속하기 위해서는 장시간 근무를 하고 때로는 집에 일을 가져와야 하는데, 점점 스트레스가 쌓이고 있다. 직장 상사와 좋은 관계이지만 뇌 손상에 대한 이야기를 아직 하지 못했다. 직장 상사와 동료들은 그가 뭔가 잘 잊어버리고, 일의 우선순위 정하기 및 계획수립을 잘 못하고, 효율성이 떨어져서 항상 일이 늦게 끝난다는 것을 알게 되었다.

   직장 상사에게 뇌 손상 병력에 대해 이야기하는 것의 장점과 단점에 대해 이야기해 본다.

장점	단점
▶	▶
▶	▶
▶	▶

3. 나의 어려움에 대해 이야기할 때, 사람들이 가장 많이 할 것 같은 반응을 생각해 보고 순서대로 점수를 적어본다(0 = 전혀 가능성 없음, 10 = 매우 가능성 높음). 점수를 적은 후, 함께 이야기해 본다.

부정적 반응	점수
"뇌 손상이라고? 그럼 일할 때 생각이 잘 안되겠구나. 이제 네가 다르게 보인다."	
"이젠 괜찮아질 때도 되었을텐데. 꾀병 부리는 거 아니니?"	
"그러면 누가 불쌍하게 생각할 것 같니?"	
기타 의견:	

긍정적 반응	점수
"말해줘서 고마워. 도와줄 수 있는 방법이 있을지 생각해볼게."	
"뭔가 문제가 있다고는 생각했는데, 이제 이해가 되어 다행이야."	
"괜찮아, 우리는 다 문제가 있어. 너의 솔직함이 참 좋다."	
기타 의견:	

4. 나의 어려움에 대해 어떻게 이야기하는 것이 좋을까? 어떤 단어를 사용할 것인가?

이 활동은 어떠셨나요? 쉽다 □ 보통이다 □ 어렵다 □ 당신은 이것을 통해 무엇을 배우셨나요?

31 탈억제 및 인내력 저하

활동 설명

신 씨의 이야기

신 씨는 어젯밤에 친구와 무용 수업을 했다. 친구는 선생님이 춤을 잘 추는 것 같다고 말했다. 나는 선생님이 별로 좋은 교사가 아닌 것 같다고 말했다. 친구는 내 말을 잘 이해하지 못한 것 같았고, 나는 같은 말을 다시 반복했다. 그러다 다소 언성이 높아졌다. 그녀는 내 목소리 톤이 화난 것 같다며 당황했다. 뇌 손상 이후로 나는 절제를 잘 못하고 감정이 저절로 튀어나올 때가 있다. 누가 내 도화선에 불을 붙인 것처럼 촉발된다. 나는 예전에는 감정조절을 잘하는 사람이었는데, 지금은 어린아이 같고 이런 내가 창피하다. 이렇게 된 내가 싫고 어떻게 해야 좋을지 모르겠다.

1. 위 이야기는 뇌 손상 이후에 인내력 저하 및 억제 문제의 미묘한 측면을 잘 보여주고 있다. 당신은 탈억제 경향을 보였던 상황이 있었는가? 아니면 감정을 절제하지 못하고 밖으로 튀어나와서 문제가 된 적이 있었는가?

2. 이야기 속 여성은 3년 전 경미한 뇌 손상이 있었고, 신체적 장애는 전혀 없었다. 이러한 상황에 대처할 방법을 제시할 수 있는가? 그녀의 과도한 감정 표현이 뇌 손상과 관련된 것이라고 친구에게 말할 경우, 좋은 점과 나쁜 점은 무엇인가? 당신이라면 사람들에게 이야기하겠는가?

이 활동은 어떠셨나요? 쉽다 □ 보통이다 □ 어렵다 □ 당신은 이것을 통해 무엇을 배우셨나요?

32 역할 변화

활동 설명

뇌 손상 이후, 적응하기 가장 어려운 점은 당신과 가족들이 변화된 역할을 감당해야 한다는 점이다. 다음 두 가지 사례를 보고, 자신에 대한 질문에 답해본다.

나는 쉽게 짜증을 내고 선입견을 잘 표출하며, 흑백논리의 사고방식이 있고 결혼 관계에서도 관용이 부족한 사람이다. 반면, 아내는 나를 차분하게 가라앉혀주는 천사 같은 사람이었다. 아내가 뇌 손상을 겪은 후, 우리의 역할은 바뀌었고, 이제는 아내가 짜증을 자주 내고, 너그러움도 부족한 예전 내 본성을 다 가져가버렸다. 이런 상황에 어떻게 대처해야 할지 잘 모르겠다.
과거에는 집이나 직장에서 나에게 조언을 구하러 오는 사람들이 있었다. 아이들은 "아빠, 이런 상황을 어떻게 생각하세요?"라고 묻곤 했다. 이제 아이들은 더 이상 나에게 물어보지 않는다.

역할	감소/상실	그대로	증가
1 집안의 가장, 가족의 경제적 부양자			
2 휴가, 나들이, 모임 등 사교 활동의 기획자			
3 청구서 납부 및 재산 관리자			
4 모임 분위기를 주도하고 농담을 잘하는 사람			
5 주변 사람들의 고민을 들어주는 조언자			
6 문제가 발생할 때 상황을 정리하고 가라앉히는 해결사			
7 장 보기, 요리, 청소 등 가정관리자			
8 물건 수리 및 조립 등 어려운 일을 도맡는 사람			
9 에너지와 아이디어가 넘치는 추진력 있는 사람			

뇌 손상 이후, 줄어들었거나 상실했다고 생각하는 역할은 무엇인가요? 대표적인 것들을 생각해 보세요.

▶

▶

뇌 손상 이후, 얻었다고 생각하는 새로운 역할은 무엇인지 생각해 보세요.

▶

▶

이러한 역할 변화에 대해 어떻게 생각하시나요?

이 활동은 어떠셨나요? 쉽다 ☐ 보통이다 ☐ 어렵다 ☐ 당신은 이것을 통해 무엇을 배우셨나요?

33 의존성

활동 설명

어떤 형태의 뇌 손상이든 사고 이후 사람들은 다른 사람에게 더 의존적이 될 때가 많다. 이는 매우 힘든 일이 될 수 있는데, 원래 독립적인 성향이 강했던 사람들은 더 견디기 힘들 것이다.

1. 다른 사람에게 더 많이 의존하게 되었는가? 그렇다면 의존성은 어느 정도인지 아래 표시해 본다.

☐	☐	☐	☐	☐
전혀 없음	약간	보통	심각	매우 심각

2. 어떤 상황에서 의존적이 되는가? 예를 들어, 집안일하기, 여행하기, 재정적 · 사회적 측면에서 생각해 본다.

3. 의존적으로 된 것에 대해 어떤 생각이 드는가? 문장으로 적어본다. 어떻게 견디고 있는가? 자신에게 어떻게 말하고 있는가? 추후에 집단 활동으로 이야기하는 시간을 가져본다. 예를 들어, "매우 힘들다. 왜냐하면 나도 도움을 받은 만큼 무언가 해주어야 할 것 같다는 생각이 드는데 할 수 있는 일이 별로 없다."

4. 스스로 잘 할 수 있는 활동은 어떤 것들이 있는지 생각해 본다. 독립성을 향상시키는 것을 목표로 하여 구체적인 활동 수행 단계를 적어본다.

이 활동은 어떠셨나요? 쉽다 ☐ 보통이다 ☐ 어렵다 ☐ 당신은 이것을 통해 무엇을 배우셨나요?

34 목표 수립 1

활동 설명

아래 활동은 당신의 사고를 넓혀서 핵심 가치를 파악하도록 도와주고, 계획 수립을 위한 긍정적인 생각을 갖게 하는 유용한 방법이다. 제한된 시간 내에 각 질문에 가능한 빠르게 답해본다.

1. 인생의 중요한 가치는 무엇인가? 5가지를 말해본다(예:우정, 돈 등).

제한 시간: 60초

2. 인생의 중요한 3가지 목표는 무엇인가?

제한 시간: 30초

3. 앞으로 살 날이 6개월 밖에 남지 않았다면, 무엇을 하고 싶은가?

제한 시간: 30초

4. 갑자기 백만장자가 된다면 나의 삶을 어떻게 변화시킬 것인가?

제한 시간: 30초

5. 나에게 가장 중요하고 만족감을 주는 활동은 어떤 것인가?

제한 시간: 60초

6. 늘 하고 싶었지만 시도하기 두려웠던 일은 무엇인가?

제한 시간: 30초

이 활동은 어떠셨나요? 쉽다 □ 보통이다 □ 어렵다 □ 당신은 이것을 통해 무엇을 배우셨나요?

35 목표 수립 2

활동 설명

1\. 향후 12개월 동안 달성하고자 하는 목표 2가지를 적어본다.

목표 1:

목표 2:

2\.

목표 1	목표 달성을 위한 5단계 계획	잠재된 장애물 2가지
	▶ ▶ ▶ ▶ ▶	▶ ▶

3\.

목표 2	목표 달성을 위한 5단계 계획	잠재된 장애물 2가지
	▶ ▶ ▶ ▶ ▶	▶ ▶

이 활동은 어떠셨나요? 쉽다 □ 보통이다 □ 어렵다 □ 당신은 이것을 통해 무엇을 배우셨나요?

36 업무 복귀 1

활동 설명

1. 어떤 직업이든 여러 가지 세부적인 기술을 생각해 보아야 한다. 당신이 뇌 손상 이전에 마지막으로 했던 직업의 세부사항이나 기술을 3가지 적어본다. 아래 목록을 참고하고 필요하면 내용을 추가한다.

체력	지구력	민첩성	기동성
학습 능력	멀티태스킹	계획 및 조직하기	문제 해결능력
신속한 사고	시간관리능력	의사결정능력	스트레스 관리능력
협동성	장시간 근무	동기부여능력	다른 사람 관리감독

▶ 핵심 기술 1:

▶ 핵심 기술 2:

▶ 핵심 기술 3:

2. 뇌 손상 이후, 당신이 일을 하는데 어려움을 야기하는 주요 문제점이 무엇인지 파악해 본다. 아래 목록을 참고하고 필요하면 내용을 추가한다.

기억력	피로 증가	멀티태스킹	계획 및 조직하기
구술 및 대화 능력	사고 속도	화를 잘 내는 성격	부주의한 실수
시각-감각 능력	감정적인 성향	스트레스 관리	탈억제/충동성

▶ 문제 1:

▶ 문제 2:

▶ 문제 3:

3. 나에게 적합하다고 생각되는 직업의 3가지 요건을 파악해 본다. 아래 목록을 참고하고 필요하면 내용을 추가한다.

익숙한 일	시간적 압박이 없는 일	일정한 스케줄과 루틴
새롭게 배울 일이 거의 없음	이해심 많은 직장 상사	한 번에 한 가지씩 하는 일
관리, 지도를 잘 받을 수 있음	흥미로운 일	근무시간이 짧은 일

▶ 핵심 요건 1:

▶ 핵심 요건 2:

▶ 핵심 요건 3:

4. 현재 나에게 가장 실현 가능한 직업은 어떤 것인지 이야기해 본다.

이 활동은 어떠셨나요? 쉽다 ☐ 보통이다 ☐ 어렵다 ☐ 당신은 이것을 통해 무엇을 배우셨나요?

37 업무 복귀 2

활동 설명

1. 파트타임으로 직장을 구한다면 가장 큰 장애요소가 되는 것이 무엇인지 아래 내용을 보고 숫자를 적어본다(1=가장 큰 장애물, 6=가장 작은 장애물).

왼쪽 다리가 약해서 오랜 시간 걷는 것이 어렵다.	
쉽게 피곤해진다.	
문제에 대한 통찰력, 인식능력의 부족: "난 문제가 없어"라고 생각하는 경향이 있다.	
경미 또는 중증의 기억력 손상이 있다.	
참지 못하고 쉽게 화를 낸다.	
후각과 미각의 저하가 있다.	

2. 아래 직업을 보면서 뇌 손상 이후 기억력, 집행 기술(동시에 여러 가지 일을 하고 결정하는 능력), 정보처리 속도, 인내력 저하 등의 문제가 있는 사람에게 적합한 직업 3가지가 무엇인지 순서를 적어본다.

작은 회사의 관리직	
컴퓨터 소프트웨어 회사의 영업 사원	
작은 도서관의 사서	
강남역 패스트푸드 카운터 직원	
식물을 키우는 정원사	

3. 뇌 손상 후유증으로 남아있는 문제들을 고려하여 현재 내가 할 수 있는 직업 3가지를 이야기해본다.

4. 나의 직업과 관련된 장점이나 우수한 기술 2가지를 적어본다.

이 활동은 어떠셨나요? 쉽다 ☐ 보통이다 ☐ 어렵다 ☐ 당신은 이것을 통해 무엇을 배우셨나요?

38 뇌 손상 이후의 직업

활동 설명

일을 성공적으로 하는 데는 아래 4가지 기본 요소들이 필요하다.

- 협동성(cooperativeness): 타인과 협력하고자 하고 할 수 있는 능력, 일을 완수하기 위해 당장의 쾌락을 미룰 수 있는 능력
- 신뢰성(reliability): 하겠다고 말한 것을 해내며 책임을 다해 완수하는 능력
- 효과성(effectiveness): 목적이나 계획에 맞는 능력과 자원이 있어야 함
- 효율성(efficiency): 정해진 시간 안에 적당한 속도로 완수할 수 있는 일을 완료할 수 있는 능력

1. 아래 모델을 사용하여 당신의 문제가 일의 생산성에 대한 4가지 기본 요소를 실현하는데 어떻게 장애가 되는지 알아본다. 각 항목과 관련된 손상 후유증과 성격적인 측면을 분류하여 적어본다.

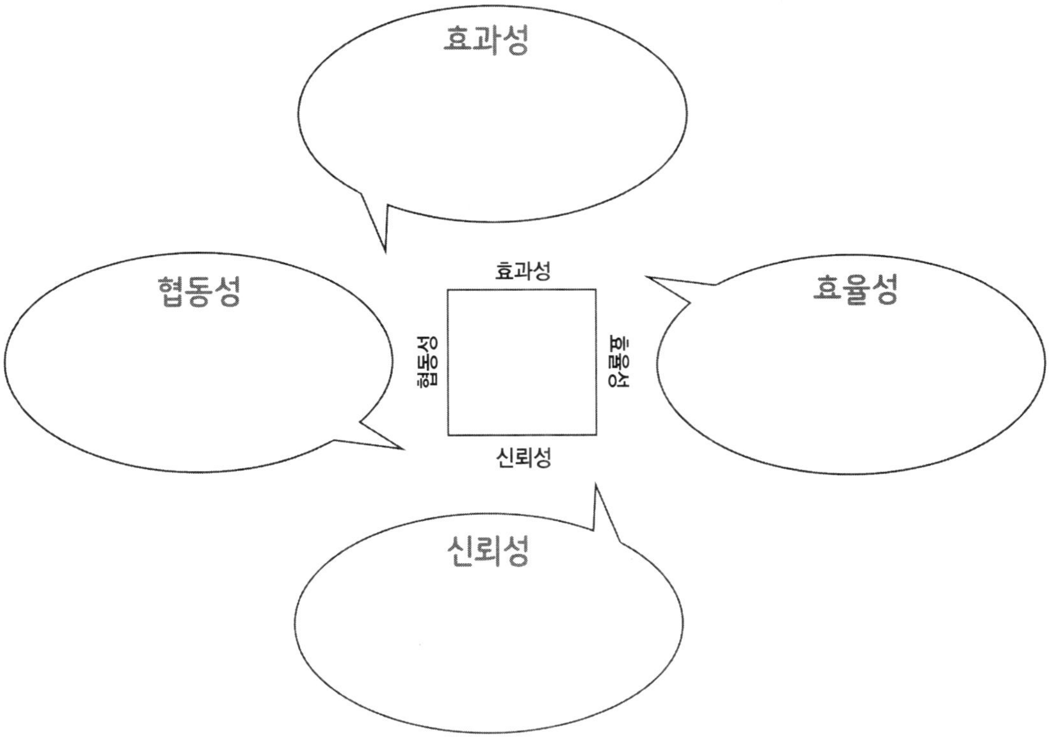

2. 직장에 복귀하고 현재 직업을 수행하는 것과 관련한 주요 문제점은 무엇인가?

이 활동은 어떠셨나요? 쉽다 □ 보통이다 □ 어렵다 □ 당신은 이것을 통해 무엇을 배우셨나요?

39 일하지 않고 살아가기

뇌 손상 이후, 직장으로 돌아가지 못하고 직업이 없이 살아가야 하는 상황이 종종 발생한다. 이는 개인에게 삶의 한 가운데 구멍이 뚫린 것 같은 심각한 기분이 들게 한다. 어떻게 대처할 수 있는가?

1. 일이 당신에게 제공한 것들은 무엇인가? 중요한 요소를 적어본다(예: 사회생활, 성취감, 계획적인 삶).

2. 직업이 없다면 당신이 가장 그리워하게 될 부분을 3가지 측면으로 생각해 본다.

3. 직업의 대안으로 무엇을 해야 하는가? 취미, 자원봉사… 직업을 대신할 일들을 목록으로 작성해 본다.

4. 직장이 없는 생활을 주 단위 계획표로 만들어본다.

5. 직장생활을 하지 않아서 갖게 된 새로운 기회가 있다면 무엇인가?

이 활동은 어떠셨나요? 쉽다 □ 보통이다 □ 어렵다 □ 당신은 이것을 통해 무엇을 배우셨나요?

40 좋은 관계 유지하기

활동 설명

뇌 손상 이후, 당신 혼자만 힘든 것이 아니다. 가족, 배우자, 파트너, 친구들이 모두 영향을 받는다. 관계는 서서히 힘들어질 수 있다. 이번 활동에서는 관계에 도움이 되거나 해가 될 만한 일을 생각해 본다.

1. 가까운 사람과의 관계를 생각해 본다(예: 친구, 아버지, 아들 등).

2. 다음 중 당신의 어떠한 행동이 관계를 향상시키는데 가장 도움이 될 수 있을지 순위를 매겨본다 (1=가장 긍정적인 효과, 6=가장 부정적인 효과).

1 애정과 사랑을 적극적으로 표현하기	
2 나에게 문제가 있음을 부인하기. 즉, 어려움을 외면하고 타인을 비난하며, 진짜 문제에 대해 이야기하기를 거부하기	
3 '나를 견뎌주는' 사람들에 대해 자주 '감사'의 표현을 하기	
4 가능한 한 스스로 하려고 하기: 사회 생활, 취미 생활을 스스로 하고 가능하면 약간의 일도 하기	
5 자주 감정의 동요가 있고 공격적으로 대하기	
6 마음을 편안히 하고 한 발짝 물러서서 어떠한 염려도 하지 않고 있기	

3. *가까운 사람을 화나고 힘들게 하는 당신의 행동 중 하나는 무엇인지 말해본다.*

4. *관계의 질을 향상시킬 수 있는 긍정적인 조치(방법)에는 어떤 것이 있는가?*

이 활동은 어떠셨나요? 쉽다☐ 보통이다☐ 어렵다☐ 당신은 이것을 통해 무엇을 배우셨나요?

41 관계의 변화

54세 성인 남자인 준호는 5년 전 뇌 손상을 겪었으며, 여러 가지 미묘하고 숨겨진 문제들을 가지고 살아가고 있습니다. 그의 아내 윤희는 부부 관계가 완전히 변했다고 느낍니다. 그녀는 다음과 같이 말합니다.

"준호 씨는 30년 전 제가 결혼했을 때와 완전히 다른 사람이에요. 사람들은 제가 예전의 준호 씨를 잃었다는 것을 잘 몰라요. 그는 겉보기에는 멀쩡해요. 하지만 우리는 더 이상 평등한 파트너 관계가 아니에요. 부부로서 이야기 나누고 함께 의사결정을 하지 않아요. 내가 모든 청구서 지불과 재산 관리를 도맡아 하고 있어요. 나는 뭔가 계획하고 나눌 사람이 없어 혼자 사는 것 같아요. 그는 더 이상 내가 기대서 울 수 있는 어깨를 내어주지 않아요. 사실 내 기분을 전혀 이해할 생각도 못하고, 자신에게만 몰두하고 있어요. 최근에 제가 매우 가깝게 지내던 신부님이 돌아가셨는데 그는 아무런 감정도 없고 저를 위로해 주지도 않더라고요. 영화를 같이 보면서도 이야기를 나누기가 어려워요. 그는 자신의 생각에만 몰두해 있고 세세한 것은 놓쳐요. 그는 화를 잘 내고 내가 너무 오래 외출하거나 하면 질투심도 느껴요. 가장 큰 문제는 자신에게 문제가 없다고 생각한다는 거예요."

1. 윤희의 입장이 되어본다. 윤희의 짧은 이야기 속에서 결혼 관계에서 달라진 것이 무엇인지 3가지 적어본다.

▶

▶

▶

2. 나와 주요 감정적 교류를 하는 지인(배우자, 가족 또는 친구)을 생각해 보고, 그들의 입장에서 아래 활동을 생각해 본다. ________ 안에 나의 이름을 적어서 생각해 본다.

나는 ________입니다. 나는 ________의 배우자, 부모, 자녀, 형제, 친구(하나에 표시) 입니다.
그/그녀가 뇌를 다친 이후로 우리의 관계는 2가지 면에서 달라졌습니다.

▶

▶

3. 관계를 향상시키기 위해 당신이 할 수 있는 일은 무엇인지 토론해 본다.

이 활동은 어떠셨나요? 쉽다 ☐ 보통이다 ☐ 어렵다 ☐ 당신은 이것을 통해 무엇을 배우셨나요?

42 친밀한 관계 유지하기

활동 설명

뇌 손상 이후, 환자들의 이혼 및 별거율은 상당히 높은 편이다. 연구에 따르면, 뇌 손상 환자의 배우자들이 감당하기 어려워하는 특정 행동들이 있다고 한다. 관계를 유지하려면 이러한 문제가 무엇인지 알아보고, 논의하고 대처하는 것이 중요하다. 아래 내용을 보고 자신에게 해당하는 문제가 있는지 알아본다.

관계에서 발생할 수 있는 문제	나의 경향은?			가능한 대처방안
	없음	약간	있음	
1 의존성이 강해짐: 혼자 활동하지 않고(일, 사회생활, 취미활동), 주로 혼자 지냄				가능하면 독립적으로 하려고 한다(예: 어떤 일을 시도하거나 전진해나간다).
2 나의 감정을 있는 그대로 표현하지 않음. 어떤 환자의 부인은 "나는 그가 무슨 생각을 하는지 전혀 모르겠다."라고 말함				당신의 감정을 표현하고자 노력한다. 감정 둔마 또는 감정 과다 표현을 경험하고 있다면 그에 대해서도 표현한다.
3 인내심이 약해짐: 분노가 폭발하고 짜증을 내며 사회적으로 받아들이기 힘든 행동을 함				당신의 문제점을 인식하고 무언가 노력하고 있음을 보여준다. 대처 전략을 논의하고 치료사를 만나본다. 문제를 부인하지 않는다.
4 감사를 과하게 표현함: "지금 내 옆에 있어줘서 정말 감사합니다."라는 말을 매번 말함				파트너의 수고에 감사하는 표현을 하되, 자기연민 투로 말하지 않는다.
5 통찰력과 인식능력이 부족하여 문제를 부인함				타인에게 이야기하라. 변화에 직면하고 받아들인다. 피드백을 경청한다.
6 감정이나 자발적 의지가 없음. 일을 수행하지 못하고 너무 물러나 있음				당신의 문제를 인식하고 대처방안을 실천한다. 계획 수립, 목표 설정, 실행계획 등을 짜본다.

당신의 관계를 악화시키는 문제점들은 무엇이며, 개선할 수 있는 실천 사항은 무엇인가요?

이 활동은 어떠셨나요? 쉽다 ☐ 보통이다 ☐ 어렵다 ☐ 당신은 이것을 통해 무엇을 배우셨나요?

43 흔한 오해들

활동 설명

1. 아래 질문지는 일반 사람들이 작성한 것이다. 여기에는 뇌 손상에 대해 잘못된 생각도 있다. 아래 질문에 자신의 생각을 체크해 본다.

		맞다/틀리다
1	안전벨트를 해도 많은 사고가 발생할 수 있다.	
2	사람이 쓰러지지 않은 경우에도 뇌 손상이 발생할 수 있다.	
3	약간의 뇌 손상이 있어도 뇌의 다른 부분을 사용할 수 있기 때문에 큰 문제가 되지 않는다.	
4	대부분의 뇌 손상 환자들은 자기 행동이 어떤 영향을 주는지 잘 인식하지 못한다.	
5	의식을 잃고 쓰러진 사람들은 대부분 빠르게 깨어나며, 후유증이 없다.	
6	뇌 손상보다 유방암이 더 흔하다.	
7	뇌 손상 환자는 새로운 것을 배우는 것보다 과거를 기억하는 일이 더 어려울 것이다.	
8	가끔은 머리에 2차적 충격이 가해지면 잊어버린 기억이 되살아나기도 한다.	
9	뇌 손상이 한 번 발생하면 두 번째도 발생할 가능성이 높아진다.	
10	뇌 손상 환자들 스스로가 '나는 정상적이 되었어'라고 느끼면 회복이 완료되었다고 본다.	
11	심각한 뇌 손상의 경우, 환자가 아무리 노력해도 완전한 회복은 불가능하다.	
12	뇌 손상 이후 알코올 섭취는 이전과 다른 방식으로 뇌에 영향을 준다.	

2. 일반 사람들이 이해하기 어려울 것 같은 뇌 손상의 특징 중 하나를 본인의 경험에 비추어 이야기해 본다.

이 활동은 어떠셨나요? 쉽다 ☐ 보통이다 ☐ 어렵다 ☐ 당신은 이것을 통해 무엇을 배우셨나요?

정답: 238쪽

44 오해 대처하기

활동 설명

대부분의 사람들은 뇌 손상이 구체적으로 무엇인지에 대해 잘 알지 못한다. 한 설문 조사에서, 참여자 50%는 뇌 손상 이후에 의식이 잘 돌아오고 후유증도 없을 것이라고 생각한다. 사람들은 종종 "너 좋아 보인다. 전혀 문제가 없는 것 같아"라고 말한다.

1. 사람들이 나에게 하는 말 중에 대표적인 오해인 것, 즉 뇌 손상에 대해 잘 모르고 있는지를 보여주는 말을 적어본다.

2. 나의 어려움을 어떻게 이야기할 수 있는가? 많은 사람들은 '뇌 손상(brain damage)' 등의 강한 단어보다는 '머리 문제' 등의 좀 더 무난한 단어를 선호한다. 어떤 사람은 "내가 쓰러진 적이 있어서, 모든 게 조금씩 느려졌다."라고 표현했다. 나의 어려움을 최대한 거부감 없이 표현할 수 있는 문구를 적어본다.

3. 내가 사용하고 싶지 않은 단어나 문구는 무엇인지 적어보고, 이야기해 본다.

이 활동은 어떠셨나요? 쉽다 ☐ 보통이다 ☐ 어렵다 ☐ 당신은 이것을 통해 무엇을 배우셨나요?

45 사고(생각)와 우울

활동 설명

자신에 대해 좋은 감정 또는 나쁜 감정을 갖게 하는 사고방식이나 생각이 있다. 우울한 기분이 자주 든다면 기분을 저하시키는 부정적인 생각들이 무엇인지, 그것에 어떻게 대처할지를 알아본다.

1. 아래의 점수 표를 보면서 나는 이러한 생각을 얼마나 자주 경험하는지 표시해 본다.

부정적인 생각	자주 한다	가끔 한다	거의 안 한다
내 인생은 망했다.			
뇌 손상 전의 삶이 훨씬 나았다.			
아무것도 할 수 없고, 성취할 수 없고, 즐길 수 없다.			
다시는 직업이나 생산적인 활동을 하지 못할 것이다.			
나는 가족과 친구들에게 짐이다.			

2.

내가 가장 많이 하는 부정적인 생각 (예: '나는 이제 아무것도 할 수 없어.')	이러한 생각에 긍정적으로 대처할 수 있는 생각은 무엇인가? (예: '여러 가지를 할 수 있지만, 다른 방법으로 해야 해.')

3. 나의 기분을 전환시켜줄 수 있는 두 가지 긍정적인 생각을 적어본다. 예를 들어, '뇌 손상 직후보다 지금 많이 좋아졌어.'

4. 기분이 가라앉을 때, 기운이 나게 하는 긍정적인 생각을 만들어본다(집단활동 가능).

이 활동은 어떠셨나요? 쉽다 ☐ 보통이다 ☐ 어렵다 ☐ 당신은 이것을 통해 무엇을 배우셨나요?

46 부정적인 생각들

활동 설명

우리는 때때로 부정적인 생각에 취약하다. 이러한 생각들은 종종 우리를 흑백논리적 사고방식에 가두고, 자세히 보면 사실이 아닌 말들에 치명적으로 사로잡히기도 한다. 아래의 부정적인 생각들에 대처할 긍정적인 생각들을 만들어본다.

	부정적인 생각	긍정적인 생각
1	왜 이런 일이 나에게 일어났지?	
2	나는 아무것도 할 수 없어.	
3	나는 모두에게 짐이고, 쓸모가 없어.	
4	예전으로 돌아가야 해.	
5	내 인생은 망했어.	
6	기타	

이 활동은 어떠셨나요? 쉽다 □ 보통이다 □ 어렵다 □ 당신은 이것을 통해 무엇을 배우셨나요?

47 분노를 일으키는 요소

활동 설명

감정을 조절하는 방법을 알기 위해서는 나를 화나게 하는 미묘한 요소들이 무엇인지 알아야 한다. 이러한 것들은 주로 다른 사람들이 하는 말이나 행동이다. 아래 두 가지 사례를 보고 나의 사례를 추가해본다. 표 왼쪽의 말과 행동이 왜 나를 화나게 하는지를 생각해 보고 그 이유를 적어본다.

	나를 화나게 하는 타인의 말이나 행동	왜 나를 화나게 하는가?
1	아내가 약을 먹으라고 하거나 양치질하라고 할 때	아내의 말투가 나를 어린애 취급하는 것 같이 느껴진다. 잊고 싶은 나의 문제를 상기시킨다. 자존심에 상처를 받는다.
2	너는 아무것도 할 수 없어.	내가 사람들의 말을 이해하지 못하는 것 같다. 주의를 전환하는 것도 잘되지 않는다. 내가 모임에 적합하지 않고 소외된 사람 같다.
3		
4		

위의 상황을 개선하기 위해서 할 수 있는 일은 무엇인지 알아보세요.

이 활동은 어떠셨나요? 쉽다 □ 보통이다 □ 어렵다 □ 당신은 이것을 통해 무엇을 배우셨나요?

48 분노를 촉발시키는 요인은?

활동 설명

뇌 손상 이후, 좌절을 견디는 인내심이 저하될 때가 많은데 이것은 전두엽이 손상되었기 때문이다. 분노 조절에는 두 가지 요소가 있다: (1) 분노 촉발 단서 파악–당신을 화나게 하는 상황 인식, (2) 그러한 상황이나 생각, 감정에 대처하는 것을 배움

1. 아래 상황 중에서 당신과 가장 많이 관련된 상황 5가지를 골라본다. 그 후 1~5점 사이에서 점수를 매겨본다(1 = 가장 자주 발생, 5 = 가장 적게 발생).

	순위
소음: 주변의 시끄러운 소음을 들었을 때	
피로: 피곤하고 지쳤을 때	
알코올: 알코올 음료를 섭취했을 때	
건망증: '사소하고 작은 일'을 잊어버리거나 부주의한 실수를 했을 때	
소외감: 대화를 이어나가기 어려워지고 무시당하는 느낌이 들 때	
사람들이 나를 무시하고 어린아이처럼 대한다는 느낌이 들 때	
갈등: 나에게 반대하는 사람들 – 내가 원하는 대로 따라와 주지 않을 때	
지루함: 흥미를 끌만 한 일이 없을 때	
스트레스 및 과도한 업무: 할 일은 많고 시간은 없어서 감당이 어려울 때	
기다려야 함: 인내심 부족 – '지금 당장 해야 돼'	
기타	

2. 감정의 동요가 있었던 경험을 이야기해 본다. 분노 촉발 요인은 무엇이었나? 그때에 어떤 생각이 들었는가? 이야기해 본다.

상황: 분노 촉발 요인: 생각:

3. 다르게 행동해야 했다면 어떻게 하면 좋았는가?

이 활동은 어떠셨나요? 쉽다 □ 보통이다 □ 어렵다 □ 당신은 이것을 통해 무엇을 배우셨나요?

49 분노 대처 방안

활동 설명

왼쪽에는 분노를 촉발하는 흔한 상황들이 나와있다. 오른쪽에는 대처 방안들이 나와 있다. 적절한 대처 전략과 적절한 촉발요인을 매칭해 본다. 빈칸에 해당하는 대처전략 알파벳을 적어본다.

	분노촉발요인	매칭		대처전략
1	알코올 섭취 과다		A	자신을 용서-기억할 것을 적는다.
2	피로		B	흥미로울 만한 활동을 계획한다.
3	시끄럽고 혼란스러운 환경		C	"우리는 서로 다른 것에는 동의해"라고 말한다.
4	사소한 것을 잊어버림		D	"네가 그렇게 말할 때 나를 어린아이 취급한다는 생각이 들어" 라고 말한다.
5	가족과의 대화에서 소외된 느낌		E	'노'라고 말하고, 그렇게 많은 일을 할 수 없다고 말한다.
6	지루함-할 일이 없음		F	당신을 유연한 사람이라고 생각한다(심호흡을 한다).
7	기다리는 것을 못 참음		G	페이스 조절-필요하면 수면을 취한다.
8	당신의 의견에 반대하는 사람		H	"소외감이 느껴진다"라고 말하고, 가볍게 이야기해 본다.
9	어린아이 취급을 받는다고 느낄 때		I	비알콜 음료를 마신다.
10	누구 때문에 계획을 마지막에 갑자기 바꾸어야 할 때		J	"지금 할 수 있는 일이 없어"라고 스스로에게 말하고 휴식의 기회로 생각한다.
11	타인의 여러 가지 요구에 압도될 때		K	주변 소음을 걸러내지 못한다고 설명하고, 일부 소음을 차단한다.

당신의 문제점은 어떤 것인가?

다른 분노 요인과 대처방안을 알아보세요.

이 활동은 어떠셨나요? 쉽다 ☐ 보통이다 ☐ 어렵다 ☐ 당신은 이것을 통해 무엇을 배우셨나요?

정답: 238쪽

50 감정을 다스리는 방법

활동 설명

대부분의 뇌 손상 유형의 후유증 중 하나는 좌절을 견디는 능력이 떨어지고 쉽게 화를 내는 경향이 있다는 것이다. 이것은 종종 주요 장애요인이 될 수 있다. 대처전략 목록을 보고, 어떤 전략을 사용할 수 있는지 알아본다.

		해본 것
1	**분노촉발 요인 파악:** 화나게 하는 상황을 인지하고, 피하거나 대처전략을 생각한다. 그리고 준비해야 한다.	
2	**호흡 운동:** 숨을 깊게 들이마시면서 마음을 차분하게 한다. 숨을 천천히 내쉰다.	
3	**10까지 세기:** 간단하지만 주의를 환기시키는 좋은 방법이다. 숫자를 천천히 세면서 말한다.	
4	**자신에 대해 긍정의 말하기:** 어려운 상황에서 자신에게 할 수 있는 긍정의 키워드를 생각해 본다. 예) '도전'–'이것은 네가 부딪혀야 하는 커다란 도전이야'	
5	**대처방안 그려보기:** 어려운 상황에서 대처할 방법을 준비하고 연습한다. 눈을 감고 어려운 시나리오를 그려본다.	
6	**상황 떠나기:** 당신이 '못 참겠다'고 느낀다면 상황에서 벗어나서 마음을 가라앉힌 후 돌아온다.	
7	**'이래야 한다', '저래야 한다'는 자신의 생각을 바꾼다:** 분노를 유발하는 당신만의 신념이 있는지 살펴본다. 다른 사람 때문이 아니라 나는 이래야 한다는 신념 때문에 화가 나는 것은 아닌지 살펴본다.	
8	**스트레스 관리:** 할 일이 많아 압도되고 지치지 않도록 미리 일정을 계획한다. 숨 쉴 공간을 남겨둔다. 일이 과도하게 몰리는 것을 피한다.	
9	**이완 운동:** 어깨에 힘을 빼고, 손에 힘을 빼고, 요가 등의 심신을 안정시키는 운동을 한다.	
10	**신체 운동:** 에너지와 아드레날린을 소진하는 운동, 체력 증진 운동을 한다.	
11	**분노 기저의 감정 표현:** 분노 기저에는 종종 상처, 거절, 약점, 좌절감 등이 있다. 상대방에게 상처받았다고 말한다.	
12	**자신을 솔직하게 표현:** 속으로 쌓아서 분노를 키우지 말고 바로 이야기한다. "나는 지금 화가 나, 왜냐하면…" 라고 말하는 연습을 한다.	
13	**주의산만 요인 제거:** 다른 몰두할 일을 생각해 보고, 다른 일을 해본다.	
14	기타 분노의 감정을 다스리는 방법 추가:	

이 활동은 어떠셨나요? 쉽다 □ 보통이다 □ 어렵다 □ 당신은 이것을 통해 무엇을 배우셨나요?

51 두려움과 공포에 직면하기

활동 설명

우리는 누구나 두려움과 불안감이 있고, 두려움 때문에 피하고 싶은 상황이 있다. 뇌 손상 이후에도 여러 가지가 있을 수 있다. 대중교통을 피하고 싶고, 길을 건너기 두렵고, 여행, 전화로 이야기하기, 각종 사교모임 등이 두렵기도 하다. 이번 활동의 목적은 특정한 두려움의 대상을 여러 가지로 구체화하여 극복할 방법을 생각해 보는 것이다.

당신을 불안하게 하고 피하고 싶게 하는 상황을 생각해 본다. 상황을 되도록 자세하게 묘사해 본다. 예를 들어, '토요일 오전에 혼자 17번 버스를 타고 시내로 갔을 때'. 그리고 그 상황의 불안감의 정도를 0~10점으로 나타내본다(0=전혀 불안하지 않다, 10=매우 불안하다). 아래 상황 표에 적어본다.	**불안감 점수**

당신을 두렵게 하는 여러 가지 상황을 살펴보고 불안감의 정도에 점수를 매겨본다(예: 버스정류장으로 걸어가는 일=4, 파트너와 버스 타기=7). 그 후, 상황의 불안감 정도를 난이도별로 정렬한다. 제일 아래쪽에 쉬운 일을 놓고 가장 어려운 일을 위에 배치한다. 활동은 쉬운 것부터 하고 점점 어려운 것에 도전함으로써 두려움을 극복하는 방향으로 나아간다.

	상황	불안감 점수(0~10)
1	단계(가장 어려움)	
2		
3		
4		
5		
6		
7		
8	(가장 쉬움)	

이 활동은 어떠셨나요? 쉽다 □ 보통이다 □ 어렵다 □ 당신은 이것을 통해 무엇을 배우셨나요?

52 피로

활동 설명

뇌 손상 이후에는 과로와 피로로 고통받는 일이 흔하다. 특히 집중력을 요하는 정신 활동을 하고 나서 자주 발생한다.

1. 당신에게 피로는 얼마나 문제가 되는가?

   문제 되지 않음 ☐　　약간 문제임 ☐　　꽤 심각한 문제임 ☐　　매우 심각한 문제임 ☐

2. 하루 동안 얼마나 자주 피로를 느끼며 어떤 활동을 할 때 피로를 느끼는가?

3. 당신의 피로 초기 경고 신호는 무엇인가?

4. 피로에 어떻게 대처할 수 있을지 아래 질문에 답해보고 이야기 나누어본다.

	전혀 아니다	가끔 그렇다	항상 그렇다
1 나는 너무 과하거나 너무 적게 일하지 않도록 신중하게 계획을 세운다.			
2 나는 일정에 휴식 또는 수면 시간도 포함시킨다.			
3 나는 '마음먹기에 달렸다'라고 생각하며 무시하려고 한다.			

5. 피로에 대처하기 위해 어떤 전략을 사용하는가?

6. 피로 문제를 다른 사람에게 어떻게 이야기하는가? 어떻게 말하는가? 어떤 이미지를 사용하는가? 예: "휘발유가 떨어져가는 차가 달리는 것과 같다." 또는 "커튼이 내려오는 것 같다."

7. 최근 뇌 손상을 겪은 사람이 피로를 잘 관리하도록 도와주려면 어떤 조언을 해 줄 것인가?

이 활동은 어떠셨나요?　쉽다 ☐　보통이다 ☐　어렵다 ☐　당신은 이것을 통해 무엇을 배우셨나요?

53 피로에 대처하기

활동

1. 당신이 '과로'하거나 '지나치게 밀어붙이게'되면 어떤 일이 벌어질지 알아본다.

신체적 변화
정신적 변화
감정적 또는 행동적 변화

2. 피로를 관리하기 위해 평소에 자신이 사용하는 전략에는 어떤 것이 있나?

	그렇다	가끔 그렇다	아니다
너무 무리한 요구에는 "아니요"라고 말한다			
일정을 계획할 때, 속도 조절에 신경 쓰면서 한다.			
늦은 오후에 45분의 수면 또는 휴식 시간을 가진다.			
피로의 조기 경고 신호를 잘 알아차린다.			
내 몸의 배터리를 충전하기 위해 규칙적인 휴식 시간을 가진다.			

3. 피로를 관리하기 위해 사용하는 방법을 적어본다.

이 활동은 어떠셨나요? 쉽다 □ 보통이다 □ 어렵다 □ 당신은 이것을 통해 무엇을 배우셨나요?

54 자존심

"아빠는 자존심이 너무 세요"

아래의 사례를 읽고 상황을 상상해 보세요.

전직 해군이었던 50세 남성 배 씨는 5년 전에 뇌 손상을 입었고 분노 조절에 문제가 생겼다. 자신이나 다른 사람들에게 자주 감정이 폭발하곤 한다. 수납장을 올리거나 정원에 전등을 설치하는 일 등 예전에는 할 수 있었던 일을 지금은 하지 못하게 될 때 화가 폭발하곤 한다. 그는 오토바이를 타고 나갔을 때 다른 사람들이 자신의 생각대로 비켜주지 않을 때에도 화를 내곤 한다. 그는 원래 독립적인 성향이 강해서 도움을 요청하는 것을 좋아하지 않는다. 아들은 기꺼이 아빠를 도와주려고 하지만, 그가 요청하는 법은 거의 없다. 그의 딸은 "아빠는 자존심이 너무 세요."라고 말한다.

1. 배 씨의 근본적인 문제는 무엇이라고 생각하는가? 키워드를 적어본다.

2. 배 씨가 문제를 해결하려면 어떤 도움을 받아야 하는지 이야기해 본다.

3. 배 씨의 상황에서 당신과도 연관 지을 수 있는 부분이 있는가?

이 활동은 어떠셨나요? 쉽다 ☐ 보통이다 ☐ 어렵다 ☐ 당신은 이것을 통해 무엇을 배우셨나요?

55 회복탄력성: 당신만의 회복탄력성 모델 만들기

활동 설명

회복탄력성이란 어렵고 도전적인 상황을 극복하는 능력이다. 우리는 삶의 여러 영역에서 회복력 기술을 가지고 있다. 마라톤이나 등산을 하면서 회복력을 보이는 사람도 있고, 퍼즐을 하면서 또는 나이든 부모나 자녀, 동물을 돌보는 일을 통해 회복력을 보이는 사람도 있다.

1. 당신이 살면서 성공적으로 수행한 영역이나 기술 한 가지를 생각해본다. 낱말 퍼즐 맞추기, 요리, 테니스, 자동차 수리 등 여러 가지를 이야기할 수 있을 것이다.

2. 이제 그 영역에서 고전하고 있다고 상상해 본다. 활동이 어려워지고 있다. 예를 들어, 낱말 맞추기를 하는데 단어를 찾지 못하고 있다. 당신이 문제나 도전에 직면했을 때 하는 모든 조치들을 생각해 본다. 예를 들어, 낱말을 찾지 못하고 있다면 그냥 두었다가 나중에 다시 해볼 수도 있고, 친구에게 전화를 걸거나 사전을 찾아보거나 그냥 포기할 것이다. 당신이 할 수 있는 모든 행동, 사용할 수 있는 전략, 스스로에게 할 수 있는 말 등을 생각해 본다. 당신이 활동을 수행하는데 도움이 되는 이미지, 노래, 속담, 감정 등은 무엇인지 생각해 본다.
   - 행동 및 전략:
   - 생각과 자기 암시:
   - 이미지:
   - 속담, 문구:
   - 감정:
   - 음악:

3. 위의 모든 것들은 당신의 회복탄력성 모델의 기초가 된다. 상황이 어려워질 때 당신이 계속해서 해나갈 수 있도록 하는 것들이다. 이와 같은 생각, 행동, 이미지 등을 조합해서 하나의 실행 계획으로 발전시킬 수 있다.

4. 이제 당신이 삶에서 직면해야 하는 정말 어려운 도전 과제에 대해 생각해 본다. 뇌 손상에 대처하는 것도 이에 해당한다. 자신만의 회복탄력성 모델을 적용해 본다. 무슨 생각을 하고, 어떤 말을 하며, 어떤 이미지가 떠오르는가? 그 상황을 잘 포착하는 음악이 있는가?

이 활동은 어떠셨나요? 쉽다 ☐ 보통이다 ☐ 어렵다 ☐ 당신은 이것을 통해 무엇을 배우셨나요?

56 적응하기 - 다른 방법으로 해보기

활동 설명

삶에서의 의미와 만족감은 크게 세 가지 원천(일, 사랑하는 관계, 놀이)에서 나온다고 한다. 이 영역은 뇌 손상 이후 종종 영향을 받는 부분들이기도 하다. 그러한 삶이 변했고, 다른 방식으로 해야 할 일들이 있음을 받아들이는 것이 중요하다. 예를 들어, 김 씨는 사진 찍기를 좋아하는데 뇌 손상으로 오른손으로 버튼을 누를 수 없게 되자 카메라를 뒤집어서 왼손으로 버튼을 누르며 사용하고 있다. 이 씨는 그림 그리기를 좋아하는데 뇌 손상 이후에 손이 떨리는 증상으로 활동에 어려움이 있다. 하지만 그것을 흔들림의 기법으로 응용하여 작품에 적용할 수 있었다. 이처럼 적응 결과, 긍정적인 결과가 나오고 창의적으로 새로운 성취를 할 수도 있다.

1. ***놀이:** 좋아하는 활동 또는 취미를 생각해 보고 여전히 그 일을 할 수 있는지, 아니면 다른 방법으로 할 수 있는지 이야기해 본다.*

2. ***일:** 관심 있는 분야의 일이나 자원봉사 활동을 떠올려보고 여전히 그 일을 할 수 있는지, 아니면 다른 방법으로 가능한지 이야기해 본다.*

3. *예전과 다른 방식으로 하고 있는 일 중에 가장 즐겁게 하고 있는 일이 있다면 무엇인가?*

이 활동은 어떠셨나요? 쉽다 ☐ 보통이다 ☐ 어렵다 ☐ 당신은 이것을 통해 무엇을 배우셨나요?

57 뇌 손상 이후 친구관계

활동 설명

질문에 대답하고 집단 활동으로 논의해 본다.

1. 연구에 따르면 뇌 손상 이후 사람들은 오래된 친구들과 연락을 끊는 경향이 많다고 한다. 왜 그렇게 되는지 이유를 생각해 본다.

▶

▶

2. 뇌 손상을 겪은 친구가 있다면 어떻게 하는 것이 좋은가? '해야 할 것'과 '하지 말아야 할 것'으로 나누어 적어본다.

해야 할 것	하지 말아야 할 것

3. 친구로서 당신의 장점과 단점은 무엇인가?

장점	단점

4. 우정이 무엇이라고 생각하는가? 자신의 생각을 짧은 문장으로 작성해 본다.
예) 상대방을 믿어주는 것, 언제라도 전화할 수 있는 사이, 실패해도 이해해 주는 것

이 활동은 어떠셨나요? 쉽다 ☐ 보통이다 ☐ 어렵다 ☐ 당신은 이것을 통해 무엇을 배우셨나요?

58 조력자-도움 요청하기

활동 설명

1. 어떤 사람에게는 도움을 요청하는 일은 매우 어렵다. 도움을 지나치게 요구하는 것과 애써 전혀 도움을 청하지 않는 것 사이에 균형점이 있는 것 같다. 당신은 어떠한가? 아래 질문에 답하면서 이야기해 본다.

	그렇다	약간 그렇다	아니다
다른 사람에게 의존적이 되거나 도움을 청하는 것이 싫다.			
나는 상황에 따라 도움이 필요한 사람임을 받아들이고 있다.			
공개적으로 도움을 요청해도 기분이 나빠지지 않는다.			
너무 도움을 많이 받아서 내 능력이나 스스로 하고자 하는 의지마저 잃고 있다.			

2. 어떤 사람들에게는 '조력자'가 있어서 평소에 스스로 할 수 없을 것 같은 일을 하도록 도와주는 일종의 보호자 역할을 한다. 한 남성은 조력자를 두 명 고용하고 있었는데, 한 명은 음악 쪽을 담당하여 그를 콘서트에 데리고 간다. 다른 한 명은 스포츠와 운동을 전담하여 그가 야외 활동을 할 수 있도록 도와주었다. 당신에게 조력자가 있다고 상상해 본다. 조력자를 제안한다고 상상해 본다. 당신이 시도해보고 싶은 활동, 도움을 받아서 할 수 있을 것 같은 활동 목록을 적어본다. 그리고 어떤 도움이 필요한지 알아본다. 조력자가 대신해주는 일을 줄여본다.

하고 싶은 활동	도움을 받을 수 있는 방법
▶	
▶	
▶	

이 활동은 어떠셨나요? 쉽다 ☐ 보통이다 ☐ 어렵다 ☐ 당신은 이것을 통해 무엇을 배우셨나요?

59 자신을 용서하기

활동 설명

25세 여성 진아는 5년 전에 심각한 뇌 손상이 있어 군사기지에서 사무직으로 근무하던 일을 그만두게 되었다. 그녀는 일을 잘 하고자 하는 의욕이 넘치고 실수를 하기 싫어하는 사람이었다. 그러나 뇌 손상으로 인해 자주 잊어버릴 때가 많고 부주의한 실수도 하게 되었다. 그런 일이 생길 때마다 자신과 다른 사람에게 화가 났고, 비참하고 우울한 기분도 들었다. 그녀는 자신에게 좀 더 관대하고 자신을 더 용서해야 할 필요가 있음을 깨달았다.

진아가 자신에게 화나고 우울해지는 것을 막고 자신을 용서하는데 도움이 되도록 스스로에게 할 수 있는 말들이 아래에 나와있다. 진아에게 가장 도움이 될 만한 말이라고 생각되는 내용에 숫자로 표시해 본다. 이 말들은 당신에게도 적용할 수 있을 것이다.

1	우리는 누구나 실수를 한다. 아무도 완벽하지 않다.	
2	나는 일부러 실수를 한 것이 아니고, 최선을 다하고 있다.	
3	사고 이후 많이 좋아졌고, 지금도 좋아지고 있다.	
4	실망스럽지만 이것도 내 삶의 일부다.	
5	기대를 낮출 필요가 있다. 삶은 뇌 손상으로 인해 더 어려워졌다.	
6	내일은 좀 더 괜찮아질 것이다. 시간이 약이다.	
7	별것 아니다. 삶에는 더 중요한 일들이 많다.	
	자신을 용서하는 생각을 추가해 보자.	

1. 뇌 손상으로 인해 실수를 하고 무언가 잊어버리고, 창피한 일이 있거나 감정조절이 어려워 기분이 상한 경험에 대해 이야기해 본다.

2. 그런 상황에서 나의 기분을 좋게 해주는 말, 자신을 용서해 주는 생각 두 가지를 이야기해 본다.

▶

▶

이 활동은 어떠셨나요? 쉽다 □ 보통이다 □ 어렵다 □ 당신은 이것을 통해 무엇을 배우셨나요?

60 "노(No)"라고 거절하고 위임하기(아니요/싫어요/못해요)

활동 설명

뇌 손상 이후에 당신의 능력은 더 제한적이므로 당신의 한계를 잘 모르는 사람들의 요청으로부터 당신을 보호할 필요가 있다. 이것은 매우 중요한 기술로서 제대로 발휘하지 못하면 스트레스가 커지고 압도당할 수도 있다.

최근 어떤 요청에 대해 못하겠다고 분명히 말하고, 그 일을 다른 사람에게 위임한 사례가 있다면 이야기해 보세요.

다른 사람에게 맡기거나 "노(No)"라고 말하고 싶은 일이 있는지 생각해 보세요.

사람들은 여러 가지 이유로 "못해요"라고 말하거나, 다른 사람에게 시키는 것을 어려워한다. 어떤 이유들이 있을지 이야기를 나누어본다.

		동의하면 체크
1	"노(No)"라고 말하는 것은 거절하는 일이라 다른 사람이 상처를 받을 수 있다.	
2	"노(No)"라고 말하는 것은 무례하다. 언제나 남을 도우려 노력해야 한다.	
3	"노(No)"라고 말하는 것은 이기적이다.	
4	남에게 시키는 것은 약점을 보여주는 것이며, 견디기 어려운 일이다.	
5	나는 스스로 할 때, 내가 쓸모 있는 사람이라는 생각이 든다.	
6	다른 사람에게 맡기는 것이 싫다.	
7	당신만의 목록을 추가해 본다.	

다른 사람에게 맡기고 "노(No)"라고 말하면, 당신이나 다른 사람에게 좋은 점은 무엇인가요?

이 활동은 어떠셨나요? 쉽다☐ 보통이다☐ 어렵다☐ 당신은 이것을 통해 무엇을 배우셨나요?

61 애도 과정

활동 설명

뇌 손상 이후 적응해가는 단계는 애도의 과정과 비슷하다. 사람들은 감정적 반응의 단계를 거친다.

1. 아래 표의 내용을 보고 당신이 겪은 애도의 단계, 현재 겪고 있는 단계가 있다면 표시해본다. 옳고 그름은 없다. 어떤 사람은 특정 단계를 건너뛰기도 하고 순서를 다르게 겪기도 한다.

애도과정		나에 해당
1 부정	"이런 일이 일어나다니 믿을 수가 없어.", "이제 괜찮아질 거야." 이 단계는 버퍼링 단계라 할 수 있다. 개인적으로 감당하기 어려운 소식이라 부정하는 방법밖에 없다. "곧 정상화될 거야."라고 말하고, 가족들도 부정하는 단계이다.	
2 분노	분노는 상실에 대한 정상적인 반응이다. 원인을 제공한 사람들에게 분노하고 자신에게도 화가 나며 좌절하게 된다. '왜 나일까?', '내가 다르게 했더라면…' 등의 생각을 한다.	
3 타협	상실의 결과를 미루고 최소화하고자 하는 단계이다. "노력하면 내 언어능력이 다시 돌아올 거야."	
4 우울	손상되었음을 더 이상 부인할 수 없고 분노도 한 풀 꺾인 단계이다. 상실을 극복하고자 하는 노력이 잘되지 않아 상실감은 더 커졌다. 상황에 있는 그대로 직면하게 되면, 자연스럽게 우울증으로 이어진다.	
5 수용	현실을 받아들이는 단계이다. 문제와 한계를 인식하고 사람들과 마음을 열어 이야기한다. 부분적으로 회복되거나 약간의 장애를 안고 살아가는 것을 배운다. "삶이 이제 달라졌어."라 말하며 문제에 대한 답을 찾아간다. 해결하고 계획할 수 있다. 수용하고 적응하고 긍정적으로 생각한다.	

2. 당신은 어떤 단계를 거쳤으며 현재 어떤 단계에 있는지 이야기해 본다.

이 활동은 어떠셨나요? 쉽다 □ 보통이다 □ 어렵다 □ 당신은 이것을 통해 무엇을 배우셨나요?

62 적응하기 위한 방법

활동 설명

1. 뇌 손상 이후 삶에 감정적으로 적응하는 일은 '일어난 일을 이해하고 받아들이며 그에 맞게 삶의 방식을 수정하고, 나의 상황에 더 이상 과도하게 우울해하지 않는' 상태라 말할 수 있다. 당신의 '감정적 적응' 단계는 어느 단계인지 아래 표에 체크해 본다.

1	2	3	4	5
적응을 잘못함		꽤 적응한 상태		매우 잘 적응

2. 뇌 손상 이후에 적응을 잘하는 방법이나 조언을 살펴보고, 가장 유용할 것 같은 다섯 가지 항목을 선택한다(1 = 가장 높은 순위, 5 = 낮은 순위). 아래 항목 중에 동의하지 않는 것은 무엇인가?

1	무슨 일이 일어나고 있는지 이해하기 위해 책에서 정보를 찾고, 질문을 해본다. 인식 능력을 향상시킨다.	
2	비슷한 상황에 있는 사람들을 만나본다. 혼자 고립되지 않는다.	
3	회복과 적응은 긴 여정임을 인지하고 인내한다.	
4	실천할 수 있는 목표를 작은 것부터 세워본다. 뜻이 있는 곳에 길이 있다. 포기하지 말자.	
5	스스로에게 친절하고, 페이스 조절을 한다. 실수를 할 때 자신을 용서한다.	
6	손상 이후에 진행상황을 모니터하고 개선된 것에 감사한다. 당신의 행운을 세어본다.	
7	한계를 인정하고 기대를 낮춘다. 하고 싶은 일은 여전히 할 수 있다. 다만 방식을 약간 다르게 해야 한다.	
8	앞으로 나아가려 하기보다 현재에 감사하는 법을 배운다. 하루를 최선을 다해 산다. 제2의 기회가 주어진 삶이다.	
9	어려움에 대처하는 전략을 잘 사용하는 방법을 배운다. 앞으로 경험하게 될 어려움을 미리 예측하여 대비한다.	
10	필요시, 할 수 없는 일은 못한다고 말하고 다른 사람에게 위임한다.	

도움이 될 수 있다고 생각하는 조언을 추가한다.

이 활동은 어떠셨나요? 쉽다 □ 보통이다 □ 어렵다 □ 당신은 이것을 통해 무엇을 배우셨나요?

63 수용, 변화 및 새로운 기회

"변화해야 할 때 변화할 수 있는 힘을 주시고, 할 수 없는 것이 있을 때 수용할 수 있는 인내를 주시고, 이 두 가지를 구별하는 지혜를 주소서."

Saint Francis의 기도

받아들이기 힘든 어려움을 우리는 어떻게 받아들일 수 있는가? 사고로 인해 우리가 받아들이고 싶지 않은 변화가 생기기도 한다. 우리는 모두 같은 과정을 겪는가?

1. 무언가 받아들이기 어렵다고 느껴지는 상황을 생각해 본다(예: 관계가 단절될 때, 좋아하는 스포츠나 여가활동을 나이 또는 뇌 손상으로 인해 포기해야 할 때, 가까운 사람의 죽음 등).

그것을 받아들이는데 시간이 얼마나 걸렸는가?	
무엇을 했으며, 그것을 한 효과는 어땠는가? (예: 다시 노력해 보기, 정보 찾아보기, 울기, 사람들 피하기 등)	
자신이 경험한 감정, 사고 행동의 단계는 어떤 것들이었는지 이야기해 본다. (예: '믿어지지 않아', 우울증, 다른 것에 몰두해 보기 등)	
어떤 과정이 중요했는가? (예: 다른 사람과 이야기하는 것, 다른 사람의 피드백을 받는 것)	

2. 개별 또는 4인 이내의 집단 활동을 통해, 뇌 손상 이후, 삶의 변화 및 할 수 없는 일을 받아들이는 과정에서 많은 사람들이 겪는 단계는 어떤 것들인지 이야기해 본다. 아래 단계들을 적어본다.

3. 뇌 손상 이후, 나에게 새롭게 열린 기회가 있다면 어떤 것들인가? 관계가 긍정적으로 바뀐 부분이 있는가? 기타 긍정적인 결과는 어떤 것들이 있었는가?

이 활동은 어떠셨나요? 쉽다 ☐ 보통이다 ☐ 어렵다 ☐ 당신은 이것을 통해 무엇을 배우셨나요?

64 변화와 회복

- 뇌 손상 재활에 대한 기존의 접근법은 이전의 상태로 되돌리는 모델 위주였다. 회복(restoration, recovery), 재활(rehabilitation), 치료(remediation)에 사용되는 're'라는 말은 '되돌아간다'는 의미를 내포한다.
- 보통 능력치를 부분적으로 회복하는 일은 가능하다. 이는 실망, 애도, 비관주의가 따른다.
- 이러한 부정적 결과를 피하려면 '새로운 사람'으로 발전해간다는 점에도 똑같은 무게를 두어야 한다. 이것은 변화와 발전의 의미를 내포한다.

아래 문장을 완성하면서 자신이 변화되었다고 느끼는지 확인해본다.

1 나의 성격 중 바뀐 점은,
2 나의 감정적 변화는,
3 내가 예전보다 약해진 성향은,
4 나의 삶의 바뀐 점은,
5 내가 중요하게 생각하는 것은,
6 내가 받아들이게 된 점은,
7 나의 어려움을 이해하게 된 계기는,
8 내가 달라진 점은,
9 내가 예전과 변함없는 점은,
10 뇌 손상이 내 삶에 가장 큰 영향을 미친 부분은,

이 활동은 어떠셨나요? 쉽다 □ 보통이다 □ 어렵다 □ 당신은 이것을 통해 무엇을 배우셨나요?

65 가치관의 변화

활동 설명

뇌 손상은 삶을 송두리째 바꾸는 사건이며, 자신에 대한 생각, 세계관, 가치관에 영향을 준다.

1. 아래 이야기를 읽어보고, 나의 가치관 변화와 관련하여 의견을 나누어본다.

박 씨의 이야기

나는 미래를 계획하고 스스로 통제하려고 하기보다 조금 느슨하고 상황에 따라 조절하는 편이다. 예를 들어, 음악 페스티벌에 서로 다른 집단의 친구들을 초대했는데 일부는 서로 잘 알고 서로 잘 모르는 친구들도 있었다. 이전 같으면 그렇게 하지 않았거나, 서로 어떻게 잘 지낼지 걱정을 많이 했을 것이다. 이제는 편안하게 생각하고 순간순간 부딪히며 살고 있다. "그럴만해서 생긴 일이야", "어떻게든 되겠지."라고 말하면서.

2. 아래 질문지를 채우고 이야기해 본다. 어떤 가치관이 가장 많이 바뀌었는가?

가치관	그렇다	아니다
A 나는 현재가 중요하고 미래에 대해 신경을 덜 쓰는 편이다.		
B 내 가족이나 친구가 소중하다.		
C 나는 장애가 있는 사람을 조금 더 이해하고 받아들이게 되었다.		
D 나는 예전보다 욕심이 없어졌으며, 물욕이나 돈에 대한 관심도 덜하다.		
E 나는 내면의 힘과 나 자신을 더 잘 알게 되었다.		

3. 뇌 손상 이후 나의 태도와 가치관, 우선순위에서 어떤 부분이 변화되었는가?

이 활동은 어떠셨나요? 쉽다 ☐ 보통이다 ☐ 어렵다 ☐ 당신은 이것을 통해 무엇을 배우셨나요?

66 무인도에서의 기억

활동 설명

혼자 무인도에 있다고 상상해본다. 가진 것은 상상력과 기억들뿐이다. 아래 활동을 통해 당신의 상상력과 기억력을 확장시키는 훈련을 해본다. 받아 적거나 집단 활동 시간에 이야기를 나누어본다.

1. 특정한 시간이나 공간을 떠올려주는 노래 한 가지를 생각해 본다. 시간, 장소, 노래에 대해 이야기해 본다.

2. 당신의 머릿속에 영화를 상영해 주는 극장이 있다고 상상해 본다. 어떤 영화를 보고 싶으며, 그 이유는 무엇인가?

3. 극장에서 당신은 현명하다고 생각되는 한 사람을 초대해서 이야기를 나눌 기회가 있다. 당신은 누구를 초대할 것이며 그가 당신에게 어떤 말을 할 것 같은가?

4. 당신의 삶에 가장 큰 영향을 준 중요한 사람이 누구인지 이야기해 본다.

5. 당신의 인생에서 전환점이 되었던 사건은 무엇이었는지 이야기해 본다.

6. 뇌 손상이 당신의 삶을 변화시키는데 어느 정도 영향을 주었는가? 이 과정을 이미지로 상상하여 시각화하거나 창의적인 문장 한두 개를 사용하여 표현해 본다.

이 활동은 어떠셨나요? 쉽다 ☐ 보통이다 ☐ 어렵다 ☐ 당신은 이것을 통해 무엇을 배우셨나요?

67 당신이라면 어떻게 조언하겠는가?

활동 설명

최근에 뇌 손상을 겪은 사람을 만났는데 그가 당신에게 앞으로 어떻게 삶에 적응할지에 대해 조언을 구한다고 상상해 본다. 이번 활동은 당신이 어떤 말을 하고 어떤 말을 하지 말아야 할지 결정하는데 도움이 될 것이다.

1. 아래 내용 중 가장 바람직한 조언의 순위를 매겨보고(1=매우 바람직한 조언, 2=조금 바람직한 조언, 3=보통, 4=바람직하지 않은 조언, 5=매우 바람직하지 않은 조언), 이야기해 본다.

긍정적으로 생각해. 너보다 더 못한 사람들도 많아.	
회복하는 데는 시간이 오래 걸려. 인내심을 갖고 참아야 해.	
자조모임에 참여해 봐.	
너는 여전히 하고 싶은 일을 할 수 있어. 다만 방법을 좀 다르게 해야 해.	
살아있는 것이 운이 좋은 거야.	

2. *뇌 손상을 겪은 사람에게 해줄 수 있는 최고의 조언은 무엇인가요?(두 가지 문장으로 적어보세요)*

▶

▶

3. *뇌 손상이 있었던 사람에게 하지 말아야 할 조언은 무엇인가요? 당신이 받았던 좋지 않았던 조언은 무엇인가요?*

이 활동은 어떠셨나요? 쉽다 □ 보통이다 □ 어렵다 □ 당신은 이것을 통해 무엇을 배우셨나요?

68 긍정적으로 생각하기

활동 설명

뇌 손상은 어떤 유형이든 많은 부정적인 결과와·손실이 따르는 일생일대의 사건이다. 그러나 어떤 면에서는 긍정적인 측면이 있다고 말하는 사람들도 있다. "모든 구름에는 한 줄기 햇살이 있기 마련이다."

1. 뇌 손상으로 인해 얻을 수 있는 긍정적인 결과로 가능한 내용들을 읽어보고, 내가 동의하는 것과 동의하지 않는 것에 표시해 본다.

긍정적인 결과	그렇다	약간 그렇다	아니다
가족들과 더 가까워졌다.			
마음이 더 편안해지고 느긋한 사람이 되었다.			
일을 더 이상 하지 않으므로 나를 위한 시간이 더 많아졌다.			
더 착한 사람이 된 것 같다.			
미래를 계획하기보다 오늘을 사는 일에 더 신경 쓰게 되었다.			
장애인에 대해 더 이해하고 공감하게 되었다.			

2. 뇌 손상 이후의 긍정적인 결과에 대해 작은 일이라도 적어본다. 위 표의 내용과 중복되는 것이라도 좋다. 생각한 것을 토대로 이야기해 본다.

3. 뇌 손상 이후로 내가 더욱 감사하게 된 것들은 무엇인지 적어본다.

4. 나의 가치관이 변화되었음을 느끼는가? 영적인 측면은? 있다면 어떤 변화인지 이야기해 본다.

이 활동은 어떠셨나요? 쉽다☐ 보통이다☐ 어렵다☐ 당신은 이것을 통해 무엇을 배우셨나요?

69 유용한 불교 명언들

활동 설명

뇌 손상이 심각했던 한 남성이 말했다. "물질만능주의인 세상에서 더 이상 경쟁하며 살 수 없다. 내 뇌는 그만큼 빠르고 유능하지 않다. 이제 불교에 귀의하여 사는 방법을 배우고 있으며, 매일의 기적을 받아들이는 것을 배우고 있다."

아래 불교의 내용을 본다. 당신에게 적용 가능한 내용을 찾아보고, 어떤 의미가 있는지 개인적으로 말해본다. 집단 활동에서 이야기해 본다.

1	매일의 소중함을 깨닫도록 노력해 보자.
2	영원한 것은 없다: 해와 달이 뜨고 진다; 밝고 맑은 대낮이 지나면 깊고 어두운 밤이 온다. 매 시간마다 모든 것이 변한다.
3	삶의 귀중함과 덧없음을 보면서 놓아주는 것은 영적인 연습의 핵심이다.
4	우리는 모두 자신 행동의 노예이다. 왜 서로 화를 내는가?
5	우리 삶에서 중요한 것들은 화려하거나 거창하지 않다. 우리가 서로를 나누는 순간들이 중요하다.
6	행복의 기본적인 뿌리는 우리의 마음속에 있다. 바깥의 환경은 적대적이거나 우호적인 것 이상도 이하도 아니다.
7	용감한 사람은 일반적으로 두려움이 없다고들 말한다. 사실은 그들도 두려움이 있다.
8	어려운 상황에 빠지는 것은 일종의 치유 과정이 될 수 있다. 무너진 곳에서 우리의 마음은 더 강인해진다.
9	초자연에 이르는 유일한 방법은 자연을 통해서이다.
10	당신이 물결을 멈출 수는 없지만, 그 위를 서핑하는 방법을 배울 수는 있다.
11	행복해하지 않는 것에 현명함은 없다.
12	마음의 평화는 애정과 공감에 뿌리를 두고 있다.

기억에 남는 문장과 그것이 자신의 특정한 상황에 어떤 의미가 있었는지 적어보고, 이야기를 나누어 보세요.

이 활동은 어떠셨나요? 쉽다 ☐ 보통이다 ☐ 어렵다 ☐ 당신은 이것을 통해 무엇을 배우셨나요?

70 명언 모음

활동 설명

아래 문장을 살펴보고 삶에서 그 문장이 적용되는 상황에 대해 생각해본다. 그리고 그 이야기를 집단 참여자들과 이야기해 본다. 활동 참여자들은 상황에 대한 이야기만을 듣고 관련된 명언을 찾아본다.

1	계획을 세우는데 실패하는 것은 실패하는 계획을 세우는 것이다.
2	돈과 사랑은 용감한 사람이 쟁취하는 것이다.
3	밤이 충분히 어두워져야 별을 볼 수 있다.
4	감사함을 느끼고 표현하지 않는 것은 선물을 포장해두고 주지 않는 것과 같다.
5	어려움은 나누면 반이 된다.
6	질병의 원인도 음식, 치료도 음식이다.
7	고통은 우리를 배울 수 있게 하는 스승이다.
8	우리가 무엇을 보는지는 어디에 앉아있는지에 달려있다.
9	삶에서 두려워할 일은 없다. 이해할 일만 있을 뿐이다.
10	불만족은 진보로 가는 첫걸음이다.
11	걷는 것은 최고의 약이다.
12	미루는 것은 시간 도둑이다.
13	문제는 작업복을 입는 기회이다.
14	우리가 다른 사람들 때문에 짜증이 나는 모든 요소들은 결국 우리 자신을 이해하도록 도와줄 것이다.
15	다른 사람을 위해 사는 삶만이 가치 있는 삶이다.

당신에게 의미 있는 명언들은 무엇인지 이야기해 보세요.

이 활동은 어떠셨나요? 쉽다 □ 보통이다 □ 어렵다 □ 당신은 이것을 통해 무엇을 배우셨나요?

71 행복과 만족

활동 설명

행복과 만족에 관한 많은 정의가 있다.

> "사람은 행복하기로 결정하면 행복하다, 그리고 아무것도 그를 막을 수 없다."
> "행복은 목적지가 아니다. 사는 방법이다."
> "당신이 원하는 것 몇 가지가 없이 살아가는 것은 행복의 필수불가결한 조건이다."
> "만족은 가난한 사람을 부자로 만들어준다: 불만족은 부자를 가난하게 만든다."

1. 아래 내용을 보고 가장 많은 행복을 가져다주는 순서대로 우선순위를 정해본다(1=가장 많은 행복을 가져다줌, 8=가장 적은 행복을 가져다줌).

어려운 일을 완수했을 때		억대 복권에 당첨되는 것	
정기적으로 만날 수 있는 좋은 친구들이 있을 때		삶을 함께 나눌 파트너가 있을 때	
진정으로 즐길 수 있는 취미생활이 있을 때		당신을 지지하는 가족들이 있을 때	
아주 매력적인 사람이 되는 것		당신의 팀이 경기에서 우승하는 것	

2. 행복을 나만의 방법으로 정의해 본다.

3. 나는 얼마나 자주 만족하고 행복한가?

항상 ☐ 매우 자주 ☐ 자주 ☐ 가끔 ☐ 아주 가끔 ☐ 전혀 없음 ☐

4. 나를 행복하고 기분 좋게 하는 것들을 적어본다.

5. 내가 미뤄왔던 것 중에 다음 주에 할 수 있고 행복을 높여줄 수 있는 한 가지 활동/목표/사물을 선택하여 이야기해 본다. 목표를 이룰 수 있도록 노력해 본다.

이 활동은 어떠셨나요? 쉽다 ☐ 보통이다 ☐ 어렵다 ☐ 당신은 이것을 통해 무엇을 배우셨나요?

72 영웅의 모험

활동 설명

'영웅의 모험'이라는 개념이 예수, 율리시즈, 부처 등 대부분의 문화와 세계의 종교에 내재되어 있는데, 뇌 손상 이후의 삶을 이해하는 적절한 비유가 된다. 그 여정에는 여러 가지 단계가 있다. 첫째, 집이라는 안전망을 벗어날 것(상실), 둘째, 가장 두려운 것에 직면할 것(두려움), 셋째, 두려움을 극복하기 위해 지략과 용기를 발휘할 것(대처), 넷째, 다른 길을 통해 집으로 돌아오기(목표)이다. 이것을 당신의 삶에 어떻게 적용할 수 있을지 생각해 본다.

1. 내가 잃어버린 것, 떠나보내고 있는 것들은 무엇인가(예: 직장, 관계, 취미)? (상실)

2. 내가 가장 두려워하는 것에 직면했을 때 해야 할 일은 무엇인가(예: 실패, 일하지 못하게 된 상황, 다른 사람의 반응)? (두려움)

3. 이러한 도전에 대처하기 위해 나는 무엇을 하는가(예: 사고 이후 나의 발전된 상황 돌아보기, 유머 구사하기, 일기쓰기)? (대처)

4. 다른 방법으로 위로와 안정이 있는 집으로 돌아오기가 있다. 다른 길이란 어떤 길인가? 당신을 안전으로 이끄는 새로운 길은 무엇인가? 어디에 정착하고 있는가? (목표)

이 활동은 어떠셨나요? 쉽다 ☐ 보통이다 ☐ 어렵다 ☐ 당신은 이것을 통해 무엇을 배우셨나요?

73 삶의 질

활동 설명

질문에 대답하고, 집단 활동을 통해 이야기해 본다.

1. 삶의 질은 저마다 다른 의미가 있다. 심신이 건강한 상태 또는 삶에 대한 만족감을 설명하는데 사용되기도 한다. "가치 있는 삶으로 만들어주는 것, 삶에 가치를 부여하는 것은 무엇인가?"라고 묻는다면 사람들의 대답이 여러 가지로 나올 수 있다. 아래 내용 중에 삶에서 중요하다고 생각되는 순서대로 번호를 적어본다(1=매우 중요, 2=중요, 3=별로 중요하지 않음).

가족		휴가		성생활	
종교		편안한 가정		친구	
좋은 직업		신체 건강		환경	
돈		예술 및 창작 활동		사교 생활	
스포츠		친밀한 관계		교육	

2. 뇌 손상과 같은 큰일을 겪으면 우선순위가 바뀌기도 한다. 전에는 당연하게 생각되었던 것들이 더 소중하게 여겨지기도 한다. 예전에 비해 중요하게 생각하게 된 것들 중 두 가지를 이야기해 본다.

▶

▶

3. '일, 사랑, 놀이'는 사람들을 회복으로 이끌어주는 세 가지 영역이다. 각 영역에 따라 일주일동안의 활동 계획을 적어본다.

일 - 매일 의도적으로 하는 일

사랑 - 친구, 동료 및 여러 가지 관계

놀이 - 여가활동, 좋아하는 일, 재미있는 일

이 활동은 어떠셨나요? 쉽다 □ 보통이다 □ 어렵다 □ 당신은 이것을 통해 무엇을 배우셨나요?

74 나 자신에게 하는 말

활동 설명

연구에 따르면, 뇌 손상 이후 감정적으로 잘 적응하거나 자신에 대해 느긋하게 생각하는 사람들은 생각하는 방식에 특징이 있다는 것을 알 수 있다. 연구자들은 자신의 상황을 어떻게 이해하는지 파악하기 위해 다른 사람들이 자신에게 하는 말과 개인적 내용들을 살펴보았다.

아래 이야기를 나의 경험에 비추어 보았을 때 공감이 되는 것은 어느 것인가? 가장 관련이 높은 것부터 점수를 매겨보고(1 = 관련성 높음, 5 = 관련성 낮음), 이야기해 본다.

1 "상황이 더 안 좋을 수도 있어. 나보다 더 안 좋은 사람들도 있어. 나는 죽었을 수도 있어. 나는 복이 참 많아."	
2 "이것 때문에 내가 성장했던 것 같아. 나는 더 강하고, 인내심 있고, 내면의 강인함을 알게 되었어. 어려운 일을 겪고 이겨냈어."	
3 "나는 계속 발전하고 있고 계속 좋아지고 있어. 이미 이루어온 것에 대해 집중하고 있어."	
4 "지금, 여기에 더 집중하고, 계속 무엇인가 성취하려고 하기보다 현재에 더 감사하게 되었어. 현재의 시간과 사람들을 더 소중하게 여기게 되었어."	
5 "나의 경험을 잘 활용해서 좋은 일에 쓰고 싶어. 나의 에너지를 모으고 건설적인 일을 하며 다른 사람들을 도와주고 싶어."	

나 자신에게 하는 말을 1~2문장으로 적어보세요.
뇌 손상 이후에 나의 경험을 납득하기 위해 나 자신에게 하는 말이라 할 수 있습니다.

이 활동은 어떠셨나요? 쉽다 □ 보통이다 □ 어렵다 □ 당신은 이것을 통해 무엇을 배우셨나요?

75 뇌 손상 이후 몸과 마음의 건강

활동 설명

몸과 마음의 건강(웰빙)과 관련된 영역을 살펴본다. 아래 내용을 보면서 중요도에 따라 순서를 정해보고 (1 = 가장 중요함, 12 = 가장 중요하지 않음), 이야기해 본다.

	순서
1 **정보와 지식** 나의 뇌 손상과 결과에 대해 알 필요가 있다.	
2 **감정적 지지** 급격한 발전보다는 지속적이고 꾸준해야 한다. "내가 요즘 어떤 것 같아?"라고 물어볼 수 있는 신뢰할 만한 사람들을 만난다.	
3 **일과 및 계획** 일정한 스케줄, 일과 삶의 리듬이 필요하다.	
4 **타임아웃, 휴식, 수면** 휴식, 타임아웃의 시간을 계획에 포함하고, 과도하게 자극받는 일은 피한다.	
5 **전략** 단순한 전략을 사용할 필요가 있다[예: 한 발자국 물러서는 능력(생각할 시간 주기), 목록 만들기, 일정 기록하기 등].	
6 **인지적 활동** 주의집중력, 문제해결력, 기억력 향상 관련 활동을 해본다. 단순한 활동부터 시작하여 점차 집중해야 하는 일로 늘려간다.	
7 **신체 활동** 과도한 운동보다 꾸준하고 절제된 방법으로 운동한다.	
8 **긍정적 태도** 긍정적인 태도를 가지도록 노력한다. 비관보다 낙관적인 태도에서 건강이 증진된다. 현재에 감사하고 영적 문제에 대해서도 탐구해 본다.	
9 **변화, 도전 및 고양** 이룰 수 없는 도전 과제에 참여한다. 피하지 말고, 변화를 기회로 받아들인다.	
10 **목표** 실현 가능한 목표를 세운다. 작은 단계로 나누고 시작할 때부터 진행 상황을 적어본다.	
11 **우선순위와 가치관에 대한 성찰** 삶이 변했으므로 무엇이 중요한지 시간을 내어 생각할 필요가 있다.	
12 **보상** 나에게 보상을 하고, 자주 격려하는 것을 잊지 않는다.	
기타 내가 중요하다고 생각되는 것을 추가해 본다.	

이 활동은 어떠셨나요? 쉽다 ☐ 보통이다 ☐ 어렵다 ☐ 당신은 이것을 통해 무엇을 배우셨나요?

훈련 정답

Part II: 인지재활 훈련

19. 단어 연결

90쪽

- ▶ 칼
- ▶ 다리미
- ▶ 제비
- ▶ 책상
- ▶ 횡단보도
- ▶ 가위
- ▶ 버스
- ▶ 신용카드
- ▶ 옷걸이
- ▶ 골프
- ▶ 가로등
- ▶ 식기세척기
- ▶ 놀이터
- ▶ 연
- ▶ 단추
- ▶ 안개
- ▶ 해/태양
- ▶ 은행
- ▶ 병원
- ▶ 세탁기
- ▶ 냉장고

21. 다의어

92쪽

단어	첫 번째 의미	두 번째 의미	세 번째 의미
배	신체	먹는 것	타는 것
감	과일	느낌	옷감 세는 단위
전기	에너지의 형태	몸의 느낌	한 개인의 생애와 업적
먹다	식사	마음속으로 작정함	피거나 펴짐
눈	내리는 눈	사물을 보는 눈	싹이 터져 돋아나는 자리
다리	신체	건너갈 수 있도록 연결한 구조물	물건의 아래 받쳐주는 부분
지다	등에 짊어짐	해가 짐	상대에게 이기지 못하고 꺾임
벌	곤충	잘못에 대한 대가로 주는 고통	옷을 세는 단위
사과	과일	잘못에 대한 용서	박과에 속한 덩굴 풀
말	동물	사고의 표현 수단	곡식이나 가루의 부피의 단위
밤	열매	해가 진 뒤 동트기 전까지	
차	교통수단	잎을 따서 만든 음료	장기짝의 하나
머리	신체	덩어리의 수량 정도	물건의 꼭대기나 앞부분
말다	계속하지 않고 그만둠	국물에 넣어서 품	빙빙 돌려 감음
걷다	다리를 움직여 이동함	구름이나 안개가 흩어져 없어짐	널거나 깐 것을 다른 곳으로 치움
시내	도시의 중심가	산골짜기 흐르는 내	
깎다	물건의 겉을 싸고 있는 것을 얇게 벗겨냄	금액을 줄임	낮추어 평함

22. 비유

93쪽

▶ 신발이 발과 관계가 있듯이 장갑은 **손** 과(와) 관계가 있다.

▶ 사자가 정글이라면 박쥐는 **동굴** 이다.

▶ 바나나가 껍질을 벗긴다면 빵은 **잘라** 먹는다.

▶ 총이 총알이라면 호스는 **물** 이다.

▶ 머리가 가발이라면 치아는 **틀니** 이다.

▶ 심장은 가슴이라면 뇌는 **머리** 이다.

▶ 기타가 줄이라면 피아노는 **건반** 이다.

▶ 시계가 스트랩이라면 바지는 **다리** 이다.

▶ 1월이 겨울이라면 9월은 **가을** 이다.

▶ 운전기사가 자동차라면 파일럿은 **비행기** 이다.

▶ 병원이 의사라면 경찰서는 **경찰** 이다.

▶ 립스틱이 입술이라면 마스카라는 **속눈썹** 이다.

▶ 에어컨이 바람이라면 수도꼭지는 **물** 이다.

▶ 배가 바다라면 비행기는 **하늘** 이다.

▶ 사과가 빨강이라면 귤은 **노랑** 이다.

▶ 냉장고가 음식이라면 세탁기는 **빨래** 이다.

23. 특이한 것 가려내기

94쪽

사과	포도	**오이**	수박	참외	귤
기차	버스	자전거	택시	**세탁기**	지하철
사자	원숭이	호랑이	개	말	**독수리**
민들레	봉선화	장미	수국	**소나무**	국화
컴퓨터	책상	식탁	의자	서랍장	쇼파
한국	**미국**	일본	중국	태국	베트남
기타	피아노	실로폰	**마이크**	바이올린	첼로
커피	율무차	**떡**	오미자차	녹차	홍차
5	7	**2**	1	9	3
치마	바지	양말	속옷	**모자**	티셔츠
초콜릿	과자	사탕	아이스크림	**갈비**	푸딩
3	6	9	**10**	12	15
철수	영희	수지	지영	영숙	순자
수영복	물감	크레파스	붓	도화지	색연필
쌀	**빵**	현미	콩	보리	밀

28. 정확한 해석

99쪽

	속담	의미	O/X
1	일찍 일어난 새가 벌레를 잡는다.	일찍 시작하면 보상이 따른다.	○
2	돼지 목에 진주 목걸이	값어치를 모르는 사람에게는 보물도 아무 소용 없다.	○
3	뜻이 있는 곳에 길이 있다.	굳건한 마음이 있으면 성공할 것이다.	○
4	부전자전	아버지는 아들만 좋아한다.	X
5	꿩 먹고 알 먹기	한 가지 일을 하여 두 가지 이상의 이득을 얻는다.	○
6	도토리 키 재기	비슷하여 견주어 볼 필요가 없다.	○
7	다 된 밥에 재 뿌리기	마무리하기 전에 한번 더 확인한다.	X
8	가는 말이 고와야 오는 말도 곱다.	감정을 솔직히 드러내면서 말하는 것이 좋다.	X
9	미운 놈 떡 하나 더 준다.	미워하는 사람에게 더 잘 해주면 나에게 도움이 된다.	○
10	돌다리도 두드려 보고 건는다.	익숙한 일이라도 주의를 기울여야 한다.	○
11	지렁이도 밟으면 꿈틀한다.	세상 모든 것을 하찮이 여기고 괴롭히면 안 된다.	○
12	작은 고추가 맵다.	몸집이 작은 사람이 더 야무지고 행동이 빠르다.	○
13	종로에서 뺨 맞고 한강에서 눈 흘긴다.	속상한 일이 있을 때, 상관없는 다른 사람에게 화풀이 한다.	○

30. 로고 매칭하기

101쪽

1. 로고 12번째 - 옐로우 페이지스
2. 로고 4번째 - 포드
3. 로고 6번째 - 레고
4. 로고 3번째 - 펭귄 북스
5. 로고 1번째 - 더 네셔널 로터리
6. 로고 8번째 - 아디다스
7. 로고 11번째 - 펩시
8. 로고 10번째 - 메르세데스 벤츠
9. 로고 5번째 - 파라마운트
10. 로고 2번째 - 리바이스
11. 로고 7번째 - 이케아
12. 로고 9번째 - 채널 4

32. 교통 신호 연결하기

103쪽

1. 교통신호 4번째
2. 교통신호 5번째
3. 교통신호 7번째
4. 교통신호 6번째
5. 교통신호 9번째
6. 교통신호 8번째
7. 교통신호 1번째
8. 교통신호 2번째
9. 교통신호 3번째

33. 여러 가지 집중하기(분할 주의력) 1

104쪽

1. 줄무늬 1개, 직선 1개
2. 동물 17개, 음식 15개
3. 런던, 당근, 바위, 음악, 고양이, 깃발, 다이아몬드, 사각형, 실크, 풍선, 종이

달걀 장미 런던 테이프 연필 물고기 기린 음악 조직 고양이 풀 밝은
마트 날다 미국 깃발 다이아몬드 별 스위치 앵무새 마녀 춤추다 벨크로
사각형 부엌 줄무늬 종이 컴퓨터 휴일 아이스크림 바위 바코드 펜 잔디
파랑 넷 바위 토끼 베개 자 백조 치킨 외국인 길 좌회전 테니스
까마귀 벌 보일러 유리 차가운 사탕 양고기 산 이발소 막대 실크 아프리카
바닷가 머리 클립 항구 콜라 달 삼각형 다섯 이불 침대 실크 런던
구름 과학 종이 물 파이 수학 지하철 풍경 음악 털 피아노 키보드 알약
소고기 지갑 손목 호랑이 가수 잼 우유 시계 모래 호수 다리 연 고양이
직선 지도 풍선 원숭이 막대기 당근 클립 광선 말벌 다이아몬드 목욕 치즈
프랑스 깃발 책 염소 벽지 영어 사각형 당근 오리발 수평선 수영 양말
사슴 벽돌 레이저 뜨거운 곤충 개미 풍선 맹세 캥거루 멋진 라디오
무너지다 속옷 꿀 글자 자동차 의사

34. 여러 가지 집중하기(분할 주의력) 2

105쪽

1. 뜨거운 1개, 이발소 1개
2. 악기 6개, 나라 11개
3. 불, 바위, 태양, 고양이, 풀, 쥐, 다이아몬드, 유리, 이불, 막대기, 프랑스, 피아노, 당근, 깃발

불 바이올린 로마 테이프 바위 곰 기린 태양 조직 하나 고양이 풀 유황 쥐
미국 깃발 다이아몬드 스위치 두더지 마녀 춤추다 벨크로 셋 부엌 타다 컴퓨터
휴가 아이스크림 노트 바코드 펜 유리 파랑 넷 바위 토끼 이불 자 닭 상처
외국인 길 좌회전 테니스 늑대 불 유리 캐나다 사탕 양 산 이발소 막대기
태양 아프리카 바다 드럼 클립 용암 콜라 달 삼각형 다섯 이불 침대 구름
피아노 종이 프랑스 빵 수학 지하철 풍경 음악 털 피아노 키보드 알약 소
지갑 풀 손목 호랑이 가수 잼 우유 시계 호수 후추 돌 고양이 지도 떨리다
원숭이 한국 막대기 당근 파리 용광로 고백 쥐 다이아몬드 스페인 파프리카
프랑스 깃발 기타 염소 벽지 파스타 사각형 당근 오리발 수평선 수영 브라질
사슴 벽돌 뜨거운 햄스터 영양 풍선 지휘자 캥거루 멋진 라디오 쿠바 속옷 꿀
글자 차 카레 의사

35. '고'가 몇 번 나왔는지 세어보기 1

106쪽

베토벤의 삶과 작품은 여러 가지 복잡한 의문을 불러일으킨다. 그는 왜 괴짜로 알려져 있을까? 어설프**고**, 사회성이 부족하**고**, 여성에게 청혼을 거절당한 한 가지 이유만으로 봐서는 못생겼을 거 같**고**, 화를 잘 내며, 말년에는 은둔생활로 더 들어갔**고** 편집증에도 시달렸다는 사실 때문에? 왜 그는 30세가 되기도 전에 청력을 상실하게 되었을까? 그리**고** 모든 질문에 앞서 가장 의미심장한 질문은, 어떻게 그가 음악 역사상 세 손가락 안에 드는 위대한 작곡가가 되었을까?

미국에서 나온 새로운 증거에 따르면, 이 모든 것이 납과 관계가 있다는 것이다. 그는 어렸을 때부터 세균성 감염 등 각종 질환에 시달렸다. 1802년 형제들에게 쓴 그의 편지를 보면 들리지 않게 되었으며, 그로 인해 절망에 빠졌**고**, 자살도 생각하**고** 있었다**고** 쓰여 있다. 그는 어려운 환경 속에서도 살아남았다. 하지만 그의 문제는 더 악화되었다. 그의 머리카락을 검사해 본 시카**고** 학자들은 그가 납중독을 앓**고** 있었다**고** 주장한다. 그의 머리카락에서 밝혀진 납 농도는 보통 사람들보다 100배 이상 높았다는 것이다.

작곡가들의 죽음은 종종 의문스러운 것들이 많다. 살리에르가 모짜르트를 살해했나요? 차이코프스키가 자살했나요? 벨리니가 사랑하는 여인의 전 연인에게 살해당했을 가능성을 제기하며 부검을 하려는 계획도 있었다. 베토벤의 경우, 살해당했을 가능성은 적다. 마시는 물, 음식, 식사도구로 감염되었을 가능성이 있다.

우리는 이제 1802년 한 작곡가가 삶에 대한 절망에 압도 당해 생을 마감했다면 얼마나 많은 것을 잃었을지를 안다. 그러나, 그가 작곡한 음악이 그의 병을 나아지게 했는지, 오히려 악화시켰는지, 우리는 여전히 잘 모른다.

총 11번

36. '고'가 몇 번 나왔는지 세어보기 2

107쪽

창틀에 가볍게 톡톡거리는 소리가 나서 그는 창문으로 갔다. 다시 눈이 내리**고** 있었다. 졸린 눈으로 눈송이를 지켜본다. 은색 또는 어두운 색으로 가로등을 비스듬히 가로지르며 내린다. 이제 그는 서쪽을 향해 다시 여정을 시작할 시간이 되었다. 그렇다, 신문 기사가 맞았다. 눈이 아일랜드 전역에 온다**고** 했다. 어두운 벌판에도, 나무 없는 언덕에도, 엘런 이탄지대에도. 그리**고** 더욱 서쪽으로도, 어둡**고** 거친 섀논 웨이브에도 부드럽게 내린다. 마이클 퓨리가 누워있는 언덕 위 외로운 교회당에도 내리**고** 있었다. 구부러진 십자가와 비석에도, 작은 출구의 창에도, 황량한 가시덤불에도 내렸다. 그들의 마지막 후손처럼 산 사람과 죽은 사람을 모두 뒤덮으며 우주 전체에 희미하게 떨어지는 눈 내리는 소리를 들으면서 그의 영혼은 서서히 황홀감에 취해갔다.

총 5번

37. 여러 가지 정보 기억하기

108쪽

7 + 2 =	2 − 1 =	5 + 4 =	5 + 2 =
2 + 3 =	M5 + 8 =	7 ★ 3 =	7 − 6 =
4 − 2 =	9 − 6=	8 − 5 =	5 ★ 3 =
6 + 2 =	3 ★ 4 =	4 ★ 3 =	3 − 2 =
5 ★ 2 =	2 + 7 =	7 ★ 2 =	6 ★ 2 =
6 − 4 =	3 ★ 2 =	M5 + 5 =	5 − 4 =
M7 + 4 =	M6 + 2 =	1 − 1 =	M9 + 3 =
9 − 7 =	3 − 3 =	2 + 3 =	1 + 2 =
M8 − 3 =	4 + 2 =	M4 − 3 =	3 + 4 =
5 ★ 1 =	6 + 6 =	5 + 5 =	5 − 3 =
4 + 5 =	×7 + 4 =	6 − 3 =	2 + 3 =
3 + 4 =	2 + 2 =	M6 + 6 =	9 ★ 4 =
×6 + 3 =	9 ★ 6 =	3 + 3 =	×4 − 3 =
6 − 4 =	1 − 1 =	×2 + 1 =	2 + 6 =
2 ★ 5 =	3 + 3 =	1 + 2 =	8 ★ 8 =
1 + 4 =	7 + 1 =	8 + 9 =	7 − 2 =
합계 = 53	**합계 = 39**	**합계 = 52**	**합계 = 48**

41. 주제 찾기: 휴가 관련 메일

112쪽

1. (d) 크루즈 특별 이벤트 제공 내용
2. 설, 주, 설, 설
3. (d)

51. 어떤 감정일까?

122쪽

1. 무관심한
2. 매우 화가 난
3. 충격적인
4. 적대적인
5. 슬픈
6. 행복한
7. 지친, 피곤한
8. 혐오스러운
9. 수줍은 웃음
10. 걱정되는
11. 회의적인
12. 슬픈, 눈물이 나는

52. 감정 인지하기

123쪽

1. 놀란
2. 분노한
3. 걱정되는
4. 생각에 잠긴
5. 허영심이 많은
6. 행복한
7. 지루한
8. 슬픈/눈물이 나는
9. 혐오스러운

56. 다중작업: 5가지 과제 4

127쪽

가로

1. 바지
2. 우산
3. 무지개

세로

1. 삼바
2. 지우개
3. 지하철

60. 문장 연결

131쪽

정답: 다, 바, 사, 가, 마, 나, 라

61. 코스 계획하기

132쪽

영희: 트램폴린 방배동-초급반 금요일 4:45~5:30pm

철수: 다이빙 서초동-금요일 중급반 6:00~6:30pm

72. 두뇌운동 1

143쪽

더하기

48, 43

빼기

인생, 황금기

합계 값 골라내기

29 + 25 = 54

낱말 맞추기

1. 토마토
2. 소금쟁이
3. 깨
4. 화전
5. 떡볶이
6. 이이

신조어

1. 공부의 신
2. 고속터미널
3. 무슨 일이야
4. 카페에서 공부
5. 군침이 싹 돈네

73. 두뇌운동 2

144쪽

더하기

30, 35

숫자 집어넣기

153

빼기

당신, 최고, 사랑

암산하기

24

단어의 글자 재배열하기

1. 조리개
2. 살쾡이
3. 순발력
4. 자아도취
5. 어처구니
6. 일취월장
7. 잉여인간

74. 두뇌운동 3

145쪽

더하기

40, 71

합계 값 골라내기

19 + 13 = 32

신조어

1. 낄 때 끼고 빠질 때 빠진다.
2. 금방 사랑에 빠지는 사람
3. 답은 정해져 있어, 너만 대답하면 돼
4. 근거 없는 자신감
5. 안 물어보고 안 궁금함

빼기

함께 가자

75. 두뇌운동 4

146쪽

앞 글자 퀴즈

1. 사과
2. 포도
3. 오렌지
4. 딸기
5. 바나나
6. 망고
7. 파인애플
8. 수박
9. 석류
10. 블루베리

합계 값 골라내기

26 + 4 = 30

단어 집어넣기

식사

빼기

웃자, 또

음식 만들기

1. 식혜
2. 비빔밥
3. 김치볶음밥
4. 삼계탕
5. 떡볶이

피라미드

1. 또
2. 식혜
3. 비빔밥
4. 잠복근무
5. 이산화탄소
6. 거짓말탐지기

76. 두뇌운동 5

147쪽

더하기

113

글자 재배열하기 1

1. 사과
2. 오렌지
3. 포도
4. 딸기
5. 복숭아
6. 베트남
7. 인도
8. 필리핀
9. 파키스탄
10. 이집트

글자 재배열하기 2

1. 씨앗준비
2. 씨뿌리기
3. 흙덮기
4. 갈무리하기
5. 수확하기
6. 섞어심기
7. 퇴비주기
8. 이랑만들기
9. 모종심기
10. 아주심기

글자 재배열하기 3

1. 시금치
2. 콩나물
3. 양상추
4. 애호박
5. 미나리

빼기

내가 최고

합계 값 골라내기

25 + 11 = 36

Part III: 감정조절 훈련

11. 사회성 문제

164쪽

1. 민주: 1, 3, 5
2. 선우: 3, 5

18. 지금 농담하니?

171쪽

1. 베어먹지
2. 피카소
3. 이발소
4. 선물
5. 동물의 왕국
6. 키친타올
7. 별똥별
8. 치과
9. 북북
10. 요강
11. 커용
12. 양말
13. 돼지

43. 흔한 오해들

196쪽

맞다: 1, 2, 4, 9, 11, 12

틀리다: 3, 5, 6, 7, 8, 10

49. 분노 대처 방안

202쪽

1-I

2-G

3-K

4-A

5-H

6-B

7-J

8-C

9-D

10-F

11-E